KB275324

BT
REPORT

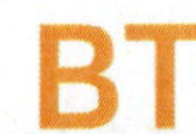

# 국내 의료기기 관련 산업분석보고서

2023년 개정판

저자 비피기술거래 비피제이기술거래

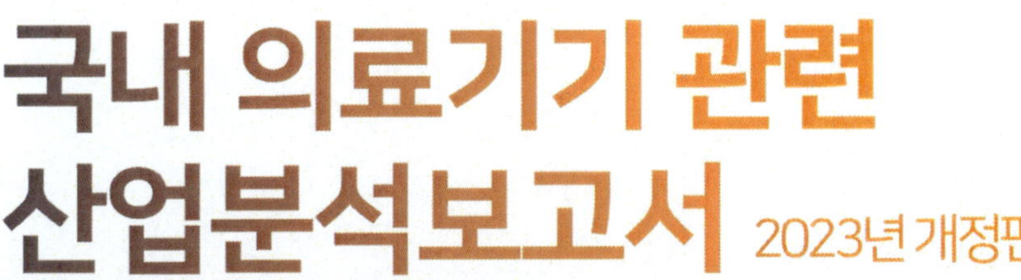

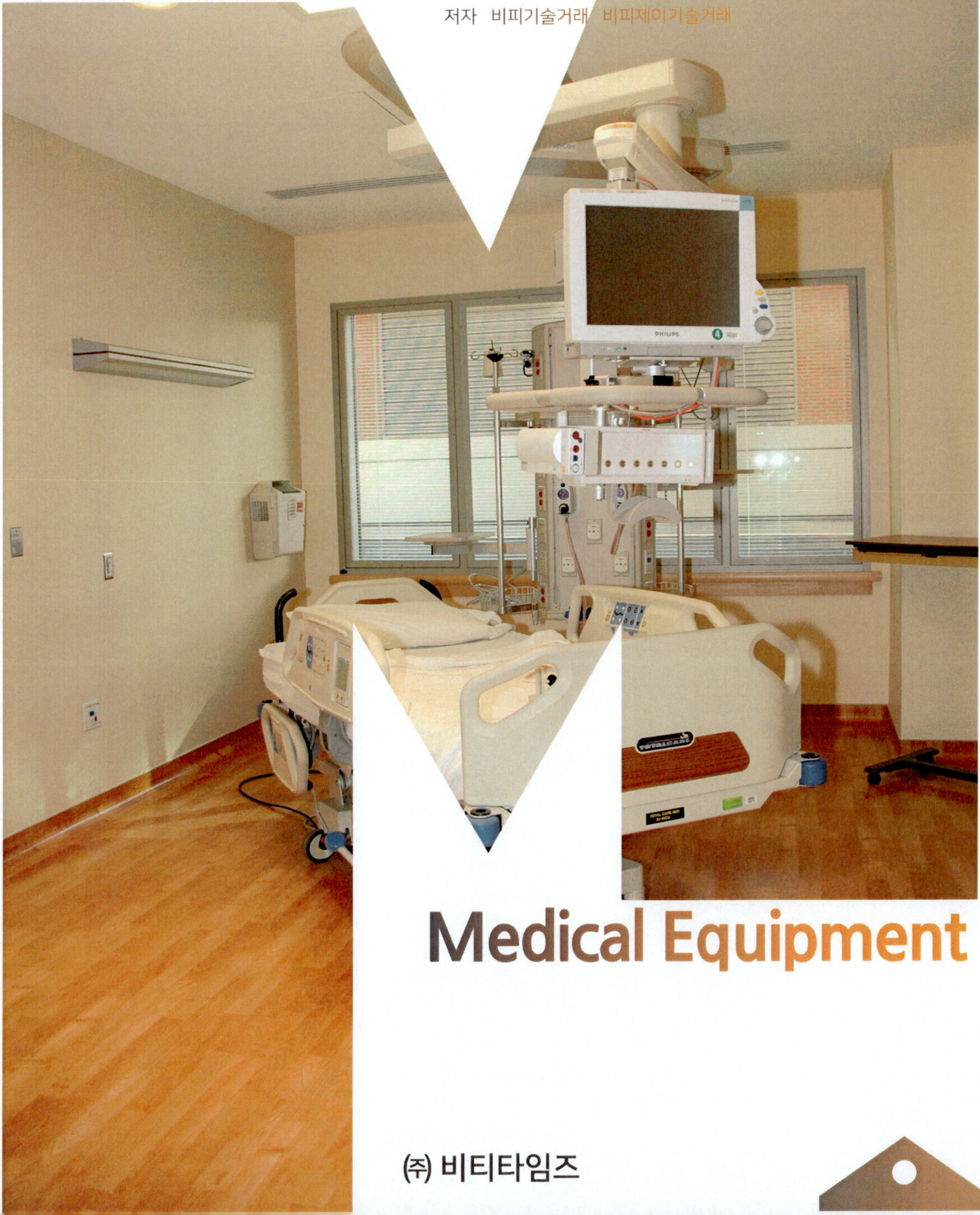

Medical Equipment

(주) 비티타임즈

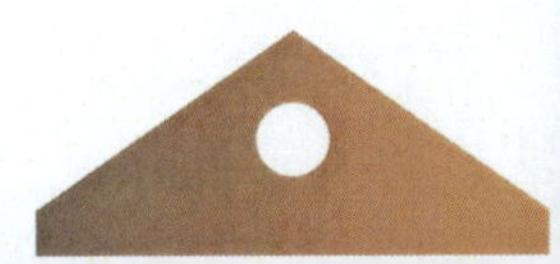

<제목 차례>

# 1 서론

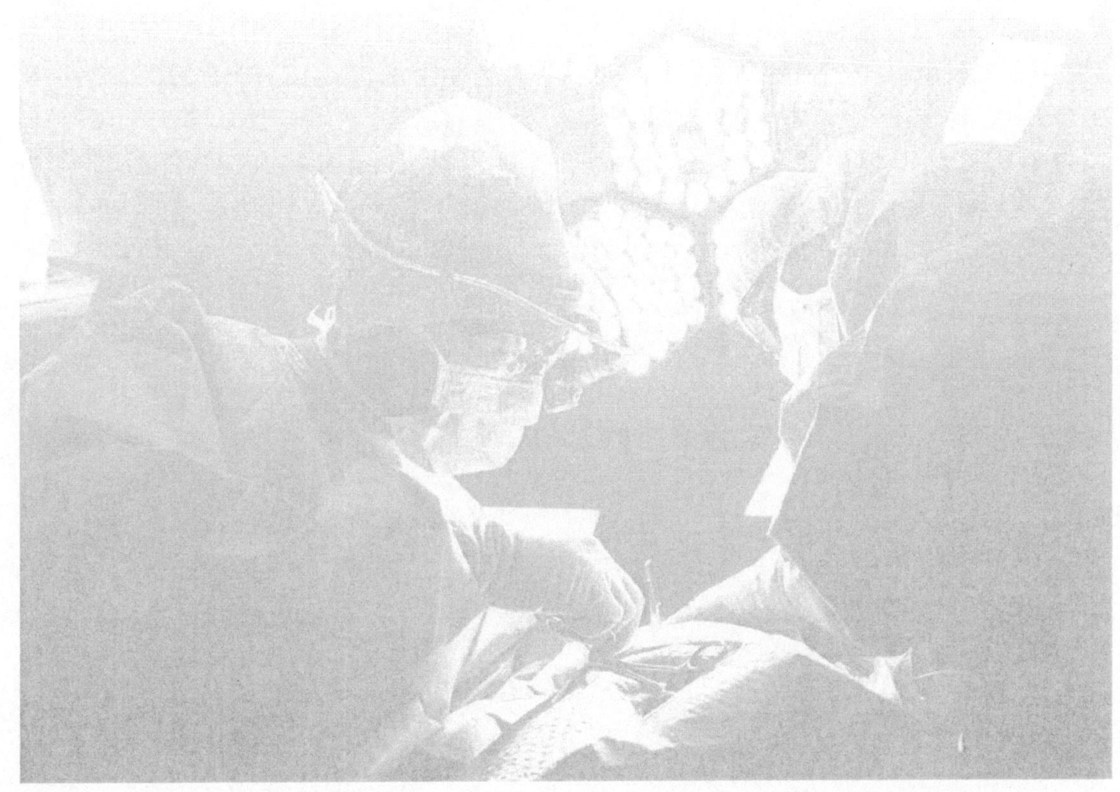

# 1. 서론

건강에 관한 관심 증대는 코로나 팬더믹이 가져온 변화 중의 하나라고 할 수 있다. 생활의 제약 속에서 건강과 접목된 다양한 의료기기들이 조명되고 있고, 이 또한 지속적인 성장세가 이어지고 있다. 이러한 시대적인 변화에 맞춰 새로운 의료계 패러다임의 대비한 선제적인 대응이 요구되는 시점이다.

코로나19를 계기로 우리나라의 우수한 진단검사방법이 주목받은 바 있고, 「의료기기산업 육성 및 혁신의료기기 지원법」과 「체외진단의료기기법」이 시행됨에 따라 국가적 차원의 신규 기술개발 및 시장 진출을 위한 지원이 체계적으로 이루어질 수 있는 법적 근거가 마련되었다. 이를 바탕으로 안전한 의료기기 사용을 위한 제도 완비, 의료기기 국산화를 위한 노력, 환경 변화에 맞춘 혁신의료기기 산업육성 등 경쟁력을 갖추기 위한 노력이 필요하다.

4차산업혁명은 사물인터넷, 인공지능, 빅데이터 기술 등이 질병의 진단과 치료뿐만 아니라, 예방과 관리를 위해 중요한 역할을 감당하게 되면서 의료기기산업 분야의 스펙트럼을 날로 확장시켜 가고 있다.

이렇게 새로운 의료기기의 시대가 도래하며 의료기기 시장도 크게 성장할 것으로 전망되고 있다. 또한 고령화 시대에 맞춰 보청기, 임플란트, 콘텍트렌즈, 전자혈압계 등 개인용 의료기기 인증도 증가하고 있으며, 차세대 핵심의료기술로 대두되고 있는 의료용 소프트웨어, 디지털치료기기, 3D 프린팅 의료기기, 인공지능 의료기기, 전자약등이 새로운 의료기기의 패러다임으로 등장하고 있다.

우리는 이렇게 앞으로 큰 변화를 맞이하고 이에 맞춰 큰 성장이 이루어 질 것으로 전망되는 의료기기산업을 본 보고서를 통해 살펴보고자 한다.

# 2 의료기기 산업 개요

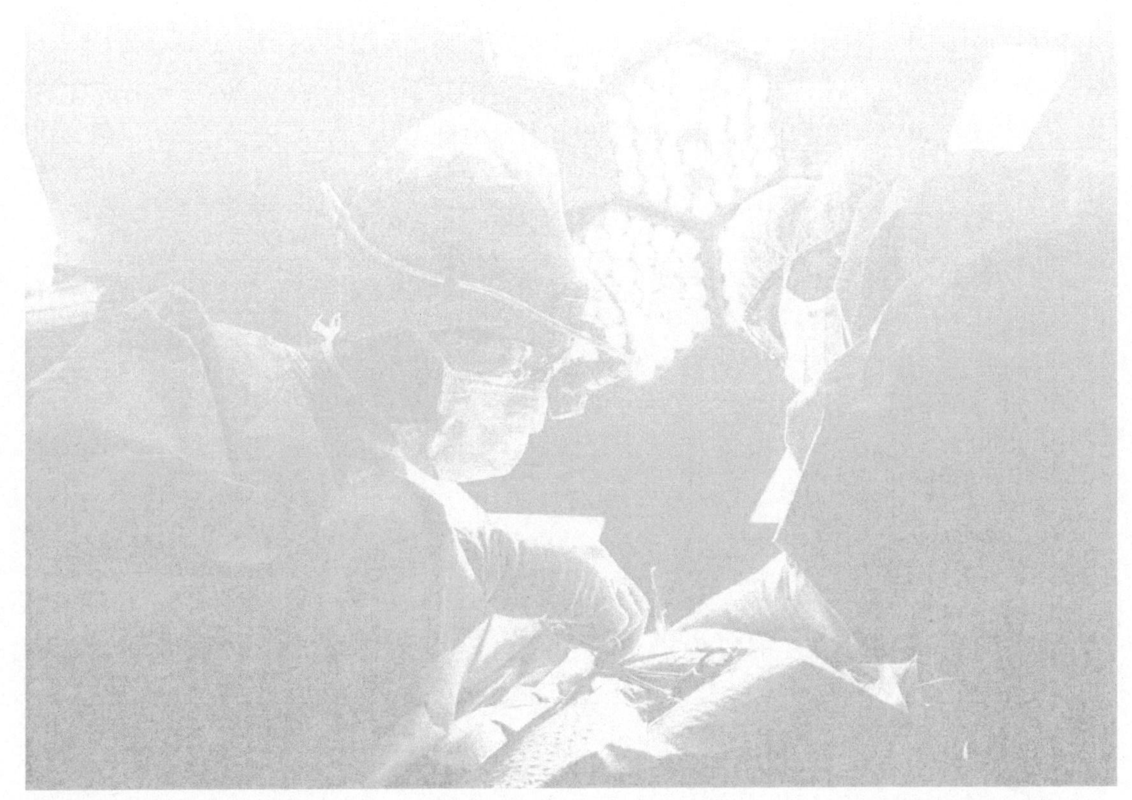

# 2. 의료기기 산업 개요[1]
## 가. 의료기기산업의 정의

의료기기란 의료기기법 제2조에 따르면, 사람 또는 동물에게 단독 또는 조합하여 사용되는 기구·기계·장치·재료 또는 이와 유사한 제품으로서 다음의 어느 하나에 해당하는 제품을 말한다. 하지만, 약사법에 의한 의약품과 의약외품 및 장애인복지법 제65조에 따른 장애인 보조기구 중 의지·보조기는 의료기기에서 제외된다.

| 의료기기의 정의 |
| --- |
| 1. 질병을 진단·치료·경감·처치 또는 예방할 목적으로 사용되는 제품 |
| 2. 상해 또는 장애를 진단·치료·경감 또는 보정할 목적으로 사용되는 제품 |
| 3. 구조 또는 기능을 검사·대체 또는 변형할 목적으로 사용되는 제품 |
| 4. 임신을 조절할 목적으로 사용되는 제품 |

[표 1] 의료기기의 정의

정리해보자면, 의료기기는 질병의 진단·치료 또는 예방의 목적으로 사용되거나, 구조 또는 기능이 검사·대체 또는 변형을 목적으로 사용되는 제품이라고 할 수 있다.

체외진단의료기기란 사람이나 동물로부터 유래하는 검체를 체외에서 검사하기 위하여 단독 또는 조합하여 사용되는 시약, 대조 · 보정 물질, 기구 · 기계 · 장치, 소프트웨어 등 「의료기기법」 제2조제1항에 따른 의료기기로서 다음 각 목의 어느 하나에 해당하는 제품을 말한다.

| 체외진단의료기기의 정의 |
| --- |
| 1. 생리학적 또는 병리학적 상태를 진단할 목적으로 사용되는 제품 |
| 2. 질병의 소인(素因)을 판단하거나 질병의 예후를 관찰하기 위한 목적으로 사용되는 제품 |
| 3. 선천적인 장애에 대한 정보 제공을 목적으로 사용되는 제품 |
| 4. 혈액, 조직 등을 다른 사람에게 수혈하거나 이식하고자 할 때 안전성 및 적합성 판단에 필요한 정보 제공을 목적으로 사용되는 제품 |
| 5. 치료 반응 및 치료 결과를 예측하기 위한 목적으로 사용되는 제품 |
| 6. 치료 방법을 결정하거나 치료 효과 또는 부작용을 모니터링하기 위한 목적으로 사용되는 제품 |

[표 2] 체외진단의료기기의 정의

---

1) 2019 의료기기산업 분석 보고서/한국보건산업진흥원

검체란 인체 또는 동물로부터 수집하거나 채취한 조직·세포·혈액·체액·소변·분변 등과 이들로부터 분리된 혈청, 혈장, 염색체, DNA(Deoxyribonucleic acid), RNA(Ribonucleic acid), 단백질 등을 말하며, 임상적 성능시험이란 체외진단의료기기의 성능을 증명하기 위하여 검체를 분석하여 임상적·생리적·병리학적 상태와 관련된 결과를 확인하는 시험을 말한다.

의료기기산업은 의료기기 제품의 설계 및 제조에 관련된 다 학제간 기술로, 임상의학과 전기, 전자, 기계 재료, 광학 등의 공학이 융합되는 응용기술이며, 궁극적으로 의료기기를 통한 인간의 삶의 질 향상을 목표로 하는 보건의료의 한 분야이다.

국제조화 추진기구(Global Harmonization Task Force; GHTF)에서는 의료기기를 기계, 기기, 기구, 기계장치, 이식, 진단시약 또는 눈금측정기, 소프트웨어, 재료 또는 기타 유사 또는 관련 물품이 단독 또는 조합으로 사용되며, 다음의 목적을 위해 인간에게 사용하도록 제조자가 의도한 것으로 정의하기도 했다.

또한 국제조화 추진기구는 약리적, 면역적 또는 신진대사적 수단으로 인체 내에 또는 인체상에 의도한 주요 작용을 달성하지는 않지만 그런 수단으로 그 기능을 도와줄 수 있는 것으로 의료기기를 정의했다.

국제조화 추진기구는 2012년 말 해체되었으나, 국제조화 추진기구가 맡고 있던 임무는 전 세계 산업계가 아닌 규제 기관의 관리들로 구성된 후속 기구인 국제의료기기규제당국자포럼(IMDRF)에 의해 인수되었다.

| 국제조화 추진기구의 의료기기 정의 |
| --- |
| 1. 질병의 진단, 예방, 감시, 치료 또는 완화 |
| 2. 부상에 대한 진단, 감시, 치료, 완화 또는 보상 |
| 3. 해부 또는 생리적 과정의 조사, 대체 또는 변경 |
| 4. 생명 지원 또는 유지 |
| 5. 수태조절(피임) |
| 6. 의료기기의 소독 |
| 7. 인체로부터 추출된 표본의 시험과 시험에 의해 의료목적을 위한 정보를 제공 |

[표 3] 국제조화 추진기구의 의료기기 정의

국제의료기기규제당국자포럼(IMDRF)은 2011년 2월에 설립되었으며, 10개 회원국(한국, 호주, 브라질, 캐나다, 중국, 유럽연합, 일본, 러시아, 싱가포르, 미국) 의료기기 규제당국자로 구성된 규제조화를 위한 국제 협의체이다.

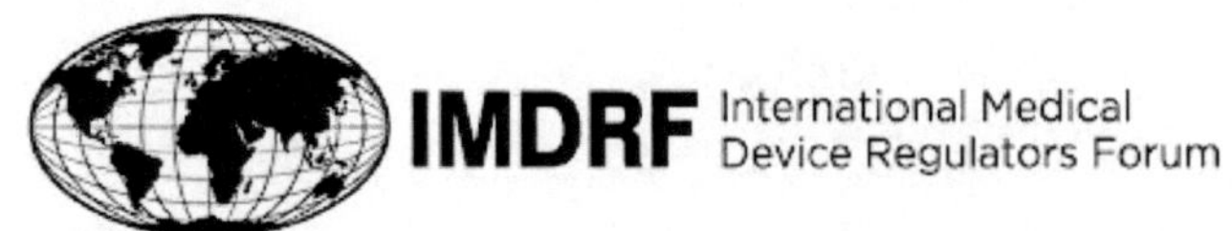


[그림 3] IMDRF

| 국제의료기기규제당국자포럼(IMDRF)의 목적 |
| --- |

1. 국제 의료기기 규제 단일화의 가속화
2. 의료기기 사용자를 위한 혁신적이고 안정적인 효율적 규제지원
3.. 규제당국자간 규제와 정책의 공통관심 정보 공유
4. 국가별 규제 공통점을 부각시키고 불필요한 규제의 철폐 노력
5. 개선되고 혁신적인 최신 기술의 통합 촉진
6. 규제당국자간 과학적 정보공유와 협력 촉진
7. 관련 단체와의 교류 및 협력사업 지속 발굴 및 추진

[표 4] 국제의료기기규제당국자포럼(IMDRF)의 목적

## 나. 의료기기기산업의 특성

### 1) 복잡화와 다양화

의료기기는 다양한 제품군으로 구성되며, 기술발전에 따라 점차 복잡해지고 다양화 되는 추세이다. 의료기기는 제품설계 및 제조단계에서 임상의학, 전기·전자·기계·재료· 광학 등 학제간 기술이 융합·응용되는 특성이 있으며 단순소모품에서 최첨단 전자의 료기기까지 넓은 스펙트럼으로 구성된다.

의료기기는 주사기 등 소모품, 기초의료용품, MRI, CT, 의료용 로봇 및 수술기기 등 광범위한 기기와 장비를 포괄하며, 기술발전에 따라 점차 복잡화 및 다양화 되는 추 세를 보이고 있다.

### 2) 다품종 소량생산 산업

의료기기기산업은 다품종 소량생산 산업이다. 의료기기 제품 종류는 수천 가지가 넘고, 품목당 생산수량도 10만대를 초과하는 품목이 거의 없을 정도로 대표적인 다품종 소량 생산 산업이다.

 저가 또는 일부 시장에서는 전문 중소기업이 시장을 주도하고 있으며, 고가의 첨단 고부가제품은 소수의 대기업이 주도하고 있다.

### 3) 의료정책 및 관리제도와의 밀접한 관련성

 의료기기산업은 정부의 의료정책 및 관리제도와 밀접한 관련성이 있다. 의료기기산업은 인간의 생명과 보건에 관련된 제품을 생산하는 산업으로 국민의 건강증진 및 건강권 확보 등에 직간접적 영향을 받기 때문에 정부의 인허가 등 규제가 필요하다. 따라서 정부는 의료기기 생산 및 제조, 임상시험 등 안전규제, 유통 및 판매 등 안전성·유효성 확보, 지적재산권 보장 등에 대하여 규제하고 있다.

 또한, 인허가 측면에서 국가간 인증 허가제도가 상이하여 국제 교역에서 비관세 장벽으로 작용하고 있다. 미국 FDA의 인허가에 소요 되는 기간이 평균 7.2개월, 중국은 13개월이며 이후 시장에 진입하는 소요기간은 더 늘어나고 있다.

### 4) 한정된 수요

 의료기기는 의료진단과 치료에 전문성을 가진 병원이 주요 수요처이다. 또한, 건강ㄱ허 보건이 관련되므로 제품의 안전성·신뢰성을 우선적으로 고려한다. 따라서 시장 수요자들은 기존 유명제품을 계속 사용하는 보수적인 경향이 강하기 때문에 상대적으로 시장의 진입장벽이 높고 가격 탄력성은 낮다.

 의료기기산업은 제품에 대한 인지도와 브랜드 파워가 매우 중요한 산업이며, 마케팅 장벽 및 충성도가 매우 높아 경기 민감도가 상대적으로 낮은 특성을 보인다.

### 5) 연구개발에 대한 지속적인 투자

 의료기기산업은 연구개발에 대한 지속적인 투자가 필요하다. 의료기기산업은 자본/기술 의존형 산업으로 제품의 개발부터 생산까지 약 3~5년 정도가 소요되어 비용 회수 기간이 길다. 또한, 개별 제품의 시장 규모가 작고 수명 주기가 짧아 연구개발에 대한 지속적인 투자가 요구된다.

## 다. 의료기기의 분류체계

의료기기 분류체계는 크게 일반분류와 산업/시장 분류체계로 구분할 수 있다. 일반분류는 법제화된 의료기기 분류, 과학기술분류상 의료기기 분야 등으로 볼 수 있다. 산업/시장분류체계는 한국표준산업분류, 시장관점 유형분류 등으로 구분할 수 있다.

### 1) 일반 분류

### 가) 식품의약품안전처의 의료기기 분류

의료기기기법 시행규칙 제2조 및 [별표 1] 의료기기의 등급분류 및 지정에 관한 기준과 절차, 2. 등급의 지정절차에 따라 의료기기 품목의 대분류는 총 4개로 나뉜다.

의료기기 품목의 대분류는 ① 기구·기계(Medical Instruments), ② 의료용품(Medical supplies), ③ 치과 재료(Dental Materials), ④ 체외진단용 시약(IVD Reagents)로 분류할 수 있으며, 142개의 중분류는 각 대분류군을 원자재, 제조공정 및 품질관리체계가 비슷한 품목군으로 분류한다. 또한, 마지막으로 2,218개의 소분류로 다시 한번 구성된다.

각 품목은 해당 의료기기가 인체에 미치는 잠재적 위해성을 바탕으로 4개 등급으로 분류되며, 잠재적 위해성에 대한 판단기준은 다음과 같다.

| 잠재적 위해성에 대한 판단기준 |
| --- |
| 1. 의료기기의 인체 삽입 여부 |
| 2. 인체내 삽입·이식기간 |
| 3. 의약품이나 에너지를 환자에게 전달하는지 여부 |
| 4. 환자에게 국소적 또는 전신적인 생물학적 영향을 미치는지 여부 |
| 5. 체내(구강내를 제외)에서의 화학적 변화 유무 |

[표 5] 잠재적 위해성에 대한 판단기준

모든 의료기기의 시장 유통을 위해서는 식품의약품안전처의 인허가 과정을 거쳐야 하는데 인체 위해성이 낮은 1등급 품목은 단순 신고만으로 허가를 받을 수 있다. 그러나 인체 위해성이 있거나 유효성이 요구되는 2~4등급의 품목은 일련의 심사 과정을 거쳐 의료기기 품목허가를 받아야 한다.

| 등급 | 내용 | 비고 |
| --- | --- | --- |
| 1 | 잠재적 위해성이 거의 없는 의료기기 | 의료용 칼, 가위, 영상 저장/조회용 소프트웨어 등 |
| 2 | 잠재적 위해성이 낮은 의료기기 | 전동식 침대, 영상전송/출력용 소프트웨어 등 |
| 3 | 중증도의 잠재적 위해성을 가진 의료기기 | 엑스선촬영장치, CT, MRI 등 |
| 4 | 고도의 위해성을 가진 의료기기 | 심장박동기, 흡수성 봉합사 등 |

최근 IT 기술 발전과 함께 급성장하는 전자의료기기는 의료기기법에서 정한 의료기기 중 "전기 또는 자기를 이용하는 기구·기계·장치"로 정의할 수 있다.

식품의약품안전처에서는 전자의료기기 기준규격(2012)에 따라 전산화단층엑스선촬영장치, 진단용 엑스선장치 등 총 69개의 전자의료기기를 별도로 규격화하였다.

[표 7] 식품의약품안전처의 체외진단용 의료기기 등급 분류기준

| 등급 | 내용 | 비고 |
| --- | --- | --- |
| 1 | 개인과 공중보건에 미치는 잠재적 위해성이 낮은 경우 | DNA 추출시약,검체수송배지, 유전자추출장치 |
| 2 | 개인에게 중증도의 잠재적 위해성을 가지며 공중보건에 미치는 잠재적 위해성이 낮은 경우 | 임신 진단키트, 소변검사 스트립 |
| 3 | 개인에게 고도의 잠재적 위해성을 가지며 공중보건에 중증도의 잠재적 위해성을 가지는 경우 | 감염병 진단키트 |
| 4 | 개인과 공중보건에 고도의 위해성을 가지는 경우 | 혈액형 검사시약 |

각 품목은 해당 체외진단용 의료기기가 인체에 미치는 잠재적 위해성을 바탕으로 4개 등급으로 분류되며, 잠재적 위해성에 대한 판단기준은 다음과 같다.

체외진단용 의료기기의 잠재적 위해성에 대한 판단기준

1. 사용목적과 사용 시 주의사항
2. 사용자의 임상적 경험(사용자가 의사 등 전문가인지 일반인인지 여부 등)
3. 진단정보의 중요성(진단정보를 단독으로 이용할 수 있는지 다른 진단정보와 결합하여 이용할 수 있는지 여부 등)
4. 진단검사 결과가 개인이나 공중보건에 미치는 영향력

[표 8] 체외진단용 의료기기의 잠재적 위해성에 대한 판단기준


### 나) 과학기술표준분류의 의료기기 분야

과학기술기본법 제 27조에 의거 국가과학기술심의회에서 확정한 과학기술표준분류 (2018년 재편)는 33개 대분류, 369개 중분류, 2,899개 소분류로 구분된다. 이 중에서 의료기기 분야는 대분류의 "LC. 보건의료"에 속해 있다.

의료기기기분야에 속한 중분류는 **LC04** 치료/진단기기, **LC05** 기능복원/보조/복지기기, **LC06** 의료정성/시스템, **LC14** 의료기기 안전관리로 구성된다. 소분류가 일부만 포함되는 중분류는 **LC07** 한의과학, **LC10** 치의과학 등이다.

[표 9] 국가과학기술표준체계의 의료기기 관련 분야(소분류 모두 포함)

| 구분 | 중분류 | 소분류 |
|---|---|---|
| 소분류 모두 포함 | LC04<br>치료/진단기기 | LC0401. 생체신호 측정/진단기기<br>LC0402. 임상화학/생물 분석기기<br>LC0403. 지능형 판독시스템<br>LC0404. 중재적 치료기기<br>LC0405. 방사선 치료기기<br>LC0406. 수술용 치료기기<br>LC0407. 수술용 로봇 진단기기<br>LC0408. 분자유전 진단기기<br>LC0409. 초음파 진단기기<br>LC0410. X-ray/CT<br>LC0411. MRI<br>LC0412. 핵의학/분자영상 진단기기<br>LC0499. 달리 분류되지 않는 치료/진단기기 |
| | LC05<br>기능복원/보조/복지기기 | LC0501. 신체기능 복원기기<br>LC0502. 임플란트<br>LC0503. 전자기계식 인공장기<br>LC0504. 생체재료<br>LC0505. 의료용 소재<br>LC0506. 재활훈련기기<br>LC0507. 이동지원기기<br>LC0508. 생활지원기기/시스템<br>LC0509. 인지/감각기능 지원기기<br>LC0599. 달리 분류되지 않는 기능복원/보조/복지기기 |
| | LC06<br>의료정보/시스템 | LC0601. 의료정보 표준화<br>LC0602. 의료정보 보안<br>LC0603. 병원의료정보시스템/설비<br>LC0604. 원격/재택의료<br>LC0605. 의학지식표현<br>LC0606. u-Health 서비스 관련기술 ( u-EHR )<br>LC0699. 달리 분류되지 않는 의료정보/시스템 |
| | LC14<br>의료기기 안전관리 | LC1401. 의료기기 기준규격<br>LC1402. 의료기기 평가기술 개발<br>LC1403. 의료기기 성능/유효성 평가<br>LC1404. 첨단융합기술의료기기 평가<br>LC1405. 의료용 방사선 품질/안전관리<br>LC1499. 달리 분류되지 않는 의료기기안전 관리 |

[표 10] 국가과학기술표준체계의 의료기기 관련 분야(소분류 일부만 포함)

| 구분 | 중분류 | 소분류 |
|---|---|---|
| 소분류 일부만 포함 | LC07<br>한의과학 | LC0704. 한방용 치료기기<br>LC0705. 한방용 진단기기<br>LC0706. 한의정보표준화시스템 |
| | LC10<br>치의과학 | LC1012. 치과의료기기 |

## 다) 산업통상자원부의 산업기술분류(바이오·의료)

산업통상자원부는 산업기술혁신사업을 효율적으로 추진하기 위해서 "산업기술 혁신사업 공통운영요령"을 고시했고, 산업기술혁신사업의 기획 평가관리 업무를 효율적으로 추진하기 위해 산업기술분류표(제16조)를 제시하였다.

산업기술분류는 기계·소재, 전기·전자, 정보통신, 화학, 바이오·의료, 에너지·자원, 지식서비스 등 7개의 대분류로 구분된다. 이 중에서 바이오·의료 분야는 다시 ① 의약바이오, ② 산업바이오, ③ 융합바이오, ④ 치료기기 및 진단기기, ⑤ 기능복원/보조 및 복지기기, ⑥ 의료정보 및 시스템의 6개 중분류로 구분된다. 이 중 의료기기에 해당 되는 분야는 치료기기 및 진단기기, 기능복원/보조 및 복지기기, 의료정보 및 시스템으로 볼 수 있다.

[표 11] 바이오·의료 분야 중 의료기기 관련 기술 분야

| 중분류 | 소분류 |
|---|---|
| 치료기기 및 진단 기기 (16개) | 중재적 치료기기, 방사선 치료기, 수술용 치료기기, 수술용 로봇, 한방용 치료기기, 기타 치료기기, 임상화학 및 생물 분석기기, 한방용 진단기기, 생체신호 측정/진단기기, 분자유전진단기기, 초음파진단기기, X-ray 및 CT, MRI, 핵의학 및 분자 영상 진단기기, 지능형 판독시스템, 기타 치료 및 진단기기 |
| 기능복원/보조 및 복지기기 (10개) | 신체 기능 복원기기, 임플란트, 전자기계식 인공장기, 생체재료, 의료용 소재, 재활 훈련기기, 이동지원기기, 생활지원기기 및 시스템, 인지/감각기능 지원기기, 기타 기능복원/보조 및 복지기기 |
| 의료정보 및 시스템 (6개) | 한의정보 표준시스템, 원격 및 재택 의료기기, 의료정보표준화, U-EHR(Electronic Health Record), 병원의료정보 시스템 및 설비, 기타 의료 정보 및 시스템 |

## 2) 산업 및 시장 관련 분류체계

### 가) 한국표준산업분류의 의료기기산업 관련 분야

한국표준산업분류는 생산단위(사업체단위, 기업체단위 등)가 주로 수행하는 산업 활동을 그 유사성에 따라 체계적으로 유형화한 것이다. 의료기기 산업과 관련된 산업 분류코드는 **C 제조업**, **G 도매 및 소매업**으로 볼 수 있다.

한국표준산업분류와 연계한 의료기기산업분류는 크게 의료용 기기 제조업, 의료용 기기 도매업, 의료용 기기 소매업으로 구성된다.

[표 12] 한국표준산업분류의 의료기기 관련 산업

| 그룹<br>코드 | 분류항목명 | 한국표준산업분류(KSIC-10) 연계 | | |
|---|---|---|---|---|
| | | 코드 | 항목명 | 비고 |
| 2 | 의료기기 산업 | C27 | 의료, 정밀, 광학기기 및 시계 제조업 | |
| 2-1 | 의료용 기기 제조업 | C271 | 의료용 기기 제조업 | |
| 2-1-1 | 방사선 장치 제조업 | C27111 | 방사선 장치 제조업 | 일부 제외 |
| 2-1-2 | 전기식 진단 및 요법 기기 제조업 | C27112 | 전기식 진단 및 요법 기기 제조업 | |
| 2-1-3 | 치과용 기기 제조업 | C27191 | 치과용 기기 제조업 | |
| 2-1-4 | 정형외과용 및 신체보정용 기기 제조업 | C27192 | 정형외과용 및 신체보정용 기기 제조업 | |
| 2-1-5 | 시력교정용 안경 제조 | C27193 | 안경 및 안경렌즈 제조업 | 일부 해당 |
| 2-1-6 | 의료용 가구 제조업 | C27194 | 의료용 가구 제조업 | 일부 제외 |
| 2-1-7 | 그외 기타 의료용 기기 제조업 | C27199 | 그외 기타 의료용 기기 제조업 | |
| 2-1-8 | 의료용품 제조업 | C21300 | 의료용품 및 기타 의약관련 제품 제조업 | 일부 제외 |

[표 13] 한국표준산업분류의 의료기기 관련 산업

| 그룹<br>코드 | 분류항목명 | 한국표준산업분류(KSIC-10) 연계 | | |
|---|---|---|---|---|
| | | 코드 | 항목명 | 비고 |
| 2-2 | 의료용 기기 도매업 | G4644 | 의약품, 의료용품 및 화장품 도매업 | |
| | | G4659 | 기타 기계 및 장비 도매업 | |
| 2-2-1 | 의료용품 도매업 | G46442 | 의료용품 도매업 | 일부 해당 |
| 2-2-2 | 의료기구 및 의료용 기계·기구 도매업 | G46592 | 의료기기 도매업 | 일부 해당 |
| 2-3 | 의료용 기기 소매업 | G4781 | 의약품, 의료용 기구, 화장품 및 방향 제 소매업 | |
| 2-3-1 | 의료용품 소매업 | G47811 | 의약품 및 의료용품 소매업 | |
| 2-3-2 | 의료용 기기 소매업 | G47812 | 의료용 기구 소매업 | |
| 2-3-3 | 콘택트렌즈 및 안경용 렌즈 소매업 | G47822 | 안경 및 렌즈 소매업 | 일부 해당 |

## 나) 식품의약품안전처 의료기기 유형군 분류

[표 14] 의료기기 유형군별 주요 품목

| 유형군명 | 주요 품목 |
|---|---|
| 진료용 일반장비 | 건열 멸균기, 고압 증기 멸균기, 광선 환부 표시기, 기능 회복용 기구, 방사선 치료대, 수술대, 수술용 무영등, 안과용 진료대, 안과용 진료장치 및 의자, 에틸렌옥시드 가스 멸균기, 유아가온장치, 의료용 광원장치, 의료용 교대 부양 매트리스, 의료용 끓임 소독기, 의료용 무균수장치, 의료용 자외선 소독기, 의료용 저온 플라즈마 멸균기, 의료용 침대, 의료용 침대 구동기구, 의료용 헤드램프, 의료용 화학 소독기, 이비인후과용 진료의자, 이비인후과용 진료장치, 이비인후과용 진료장치 및 의자, 진료대, 진료용 의자, 진료용 조명등, 치과용 진료의자, 치과용 진료장치, 치과용 진료장치 및 의자, 환자고정보조대, 환자운반기 |

| 유형군명 | 주요 품목 |
|---|---|
| 수술용 장치 | 가스마취기, 기복기, 레이저 방어용 안경, 레이저 수술기, 모유착유기, 수액세트, 의료용 고주파열상발생기, 의료용 레이저조사기, 의료용 저압지속흡인기, 의료용 전기소작기, 의료용 흡인기, 의약품 주입펌프, 전기 수술기, 전기 수술기용 전극, 초음파 수술기 |
| 의료용 챔버 | 고압산소챔버, 의료용 가온기, 의료용 냉동장치, 의료용 부란기, 의료용 세포·조직 배양기, 의약품정온기, 혈액냉동고, 혈액 냉장고, 혈액보관챔버 |
| 생명유지 장치 | 보육기, 산소공급기, 수동식 인공호흡기, 의료용 가스 공급장치, 의료용 산소 발생기, 의료용 산소 혼합 공급기, 의료용 온습도 조절기, 인공 호흡기, 호흡기용 마스크, 호흡보조기 |
| 내장기능 대용기 | 내장기능 대용기, 인공신장기용 여과기, 인공신장기용 정수장치, 인공신장기용 혈액 회로, 인공심폐용 혈액회로, 체온조절 장치 |
| 진단용 장치 | 감마계수기 , 기타 개인용 엑스선 방어용 기구, 디지털엑스선촬영장치 , 방사선용 필름 카세트, 산란엑스선제거용그리드, 엑스선골밀도측정기 , 엑스선 방어용 안경, 엑스선 방어용 앞치마, 엑스선 방어용 장갑, 엑스선 방어용 칸막이, 유방 촬영용 엑스선 장치, 의료용 엑스선필름, 의료용 영상처리용 장치 ·소프트웨어, 의료용 영상출력기, 의료용 필름 판독장치, 의료용 필름 현상기, 이동형 엑스선 장치, 이미지 인텐시화이어엑스선 투시 촬영장치, 자기공명 전산화 단층촬영 장치, 전산화 단층 엑스선 촬영장치, 진단용 엑스선 촬영장치, 치과 진단용 엑스선 발생장치 |
| 의료용 자극발생 기계기구 | 개인용 광선 조사기, 개인용 온열기. 개인용 자외선 조사기, 개인용 저주파 자극기, 개인용 적외선 조사기, 개인용 전기고유기, 개인용 전위발생기, 개인용 조합자극기, 개인용 초음파 자극기, 고막 자극기, 고주파 자극기, 광선 조사기, 극초단파 자극기, 기능 회복용 기구, 남성 성기 확대기, 로봇 보조 정형용 운동장치, 모발이식장치. 물요법장치, 성기 동맥 혈류 충전기, 수술용 기구, 안과용 진료장치 및 의자, 온구기 , 온욕요법 장치, 의료용 고주파 온열기, 의료용 교대부양 매트리스, 의료용 레이저 조사기, 의료용 온열기, 의료용 이온도입기, 의료용 자기발생기, 의료용 저온기, 의료용 전기자극기, 의료용 전자기 발생기, 의료용 조합자극기, 의료용진동기, 자외선 조사기, 저주파 자극기, 적외선 조사기, 전위 발생기, 정형용 견인장치, 정형용 교정장치, 정형용 운동 장치, 체외 충격파 치료기, 초단파 자극기, 초음파 자극기, 파라핀 욕조, 황달 치료용광 조사기, 흉벽진동기 |

| 유형군명 | 주요 품목 |
| --- | --- |
| 시술용 기계기구 | 공압식 지혈대, 배꼽 폐색기. 사지 압박 순환장치, 소변 유량·용적 측정장치, 심장충격기, 심혈관용 기계 기구, 의료결찰안내기, 의료용 결찰기, 의료용 결찰사수송기 및 운반기, 의료용 괄약근 운동기, 의료용 봉합기, 의료용 봉합 유지기, 의료용 산소 포화도 측정기, 의료용 스태플, 의료용 스태플용 기구, 의료용 클립, 의료용 클립용 기구, 자동 혈액 성분 분리장치, 지방 분리용 기구, 지혈대, 채혈 또는 수혈 및 생체 검사용 기구, 체외 충격파 쇄석기, 치질 결찰기, 포피 제거기, 표본 가공기, 혈관 색전 발생기구, 혈액 처리용 기구 |
| 환자 운반차 | 의료용 스쿠터, 환자 리프트, 환자 운반기, 휠체어 |
| 생체현상측정기기 | 검안용 굴절력 측정기, 검안용 렌즈, 광각·색각 검사기, 근관길이 측정기, 기타 개인용 엑스선 방어용기구, 내시경용 삽입 유도 기구, 뇌파계, 맥파계, 맥파분석기. 보청기, 보행 분석계, 분만 감시장치, 색각 검사표, 수동식 검안용 굴절력 측정기, 쉬머스트립, 시력표, 식도 청진기, 심박수계, 심전계, 안구 운동 감시장치, 안압계, 안저카메라, 안진계, 영상시력측정기, 운동성 시험 평가장치, 운동실조묘화기, 의료용 가아드, 의료용 가이드, 의료용 게이지, 의료용 다기능 측정 기록장치, 의료용 두드림 진단기, 의료용 바이오 피드백 장치, 의료용 소식자, 의료용 솔, 의료용 압력계, 의료용 영상처리용 장치·소프트웨어, 의료용 입체 정위기, 의료용 적외선 촬영장치, 의료용 전극, 의료용 측각도계, 의료용 측정자, 의료용 캘리퍼스, 의료용 패커, 의료용 표시기, 의료용 프로브, 이명 적응용 잡음 발생기, 이식용 의료기기 삽입용 보조기구, 재호흡기 , 전안부 촬영장치, 정형용형판(템플레이트), 지각계, 진단폐활량계, 척수압력계, 청력검사기, 청진기  체액 용적 측정 장치, 체온계, 체지방측정기, 초음파골밀도측정기, 초음파 뇌조영장치, 초음파 도플러 진단장치, 초음파 영상진단장치, 초음파 필스 진단장치, 측정 및 유도용 기구, 치수 진단기, 카테터 삽입기, 카테터안내선, 태아심음측정기, 태아초음파측정기, 틈새등현미경, 피부저항측정기, 혈관내혈압계 , 혈압 검사 또는 맥파 검사용 기기, 혈압 검사용 커프, 혈압계, 호기가스분석기, 홀터심전계, 환자감시장치, 환자중앙감시장치, 회음질압측정기 |
| 의료용 경 | 검이경, 관절경, 내시경용 기구, 내시경용 현미경, 방광경, 방광요도경, 복강경, 식도경, 의료내시경, 의료용 거울, 의료용경, 의료용 카메라, 의료용 현미경, 인두경, 치경 , 코인두경 , 후두경 |

| 유형군명 | 주요 품목 |
| --- | --- |
| 의료처치용 기계기구 | 골막박리기, 공압분사연삭기, 대장 세척장치, 루용세정기, 수동식 의약품 혼합용 기구, 수동식 자궁 경부 확장기, 수술용 기구, 의료용 누르개, 의료용 도포기, 의료용 세정기, 의료용 확장기, 의료용 가위, 의료용 개공기구, 의료용 개창기구, 의료용 겸자, 의료용기자, 의료용 끌, 의료용 누르개, 의료용 도포기, 의료용 드롭수송기, 의료용 레버, 의료용 망치, 의료용 분사식 세정기, 의료용 삭피장치, 의료용 석고 절단기, 의료용 세정기, 의료용 스트리퍼, 의료용 스프레더, 의료용 시멘트 분배기, 의료용 시멘트 혼합기, 의료용 압박주걱, 의료용 올가미, 의료용 절삭기구, 의료용 줄, 의료용 천공기, 의료용 천자기, 의료용 천자기, 천착기 및 천공기, 의료용 충전기, 의료용 치석 제거기, 의료용 칼, 의료용 큐렛, 의료용 클램프, 의료용 톱, 의료용 핀셋, 의료용 핸드피스, 의료용 확장기, 의료용 흡입기, 절골기, 질 세정기, 치과용 브로치, 치과용 아말감 충전기, 치과용 엔진, 치과용 인상재료 혼합기, 치과용 임플란트 시술기구, 치과용 조직 확장용 기구, 카트리지형 주사기, 핸드피스 동력 전달기구, 혀 누르개 |
| 주사기 및 주사침류 | 검체 채취용 도구, 경피카테터, 관장기, 광섬유카테터, 기관용튜브·카테터, 뇌척수용 카테터 기구, 담관용 튜브·카테터, 랜싯, 마취액주입도구한벌, 모세관 채혈 튜브, 범용카테터, 봉합침, 부목, 부항기, 분말의약품 분사기, 분사식 주사기, 비뇨기과용 치골상부 튜브·카테터, 비뇨기과용 튜브·카테터, 산소투여용 튜브·카테터, 생검 침, 생체 검사용 도구 한벌, 세정용 주사기, 수액세트, 수혈세트, 스텐트 제거용 기구, 온구기, 위장용튜브·카테터, 의료용 취관 및 체액 유도관, 의료용 천자기, 의약품 주입기, 의약품 압력 주입기, 의약품 주입 여과기, 의약품 주입용 기구, 의약품 주입펌프, 이식형 의약품 주입기, 인슐린 주입기, 전극카테터, 정맥주사용기, 주사기, 주사침, 주입-배액용튜브·카테터, 진공 채혈관, 채혈 또는 수혈 및 생체 검사용 기구, 채혈기, 채혈세트, 천자침, 치과용 주사기, 침, 카테터캐뉼러, 카트리지형 주사기, 코 인두용 카테터, 투관침, 풍선 카테터, 혈관내튜브·카테터, 혈관접속용 기구, 혈액저장용기, 흡인용 튜브·카테터, 흡인취관 |
| 치과 처치용 기계기구 | 교합기, 교합지, 안궁, 인상용트레이, 치과용 가시광선 중합기, 치과용 고무 방습기, 치과용 주조기, 치과용 탐침 |
| 시력보정용 렌즈 | 소프트 콘택트렌즈, 시력 보정용 안경, 시력 보정용 안경 렌즈, 하드 콘택트렌즈 |
| 보청기 | 보청기 |
| 의료용 물질 생성기 | 의료용 물질 생성기 |

| 유형군명 | 주요 품목 |
| --- | --- |
| 체내 삽입용 의료용품 | 결찰사, 골수내 고정막대, 골시멘트, 골절합용 나사, 골절합용 판, 금속골고정재, 두개성 형판, 비흡수성봉합사, 생체조직용 접착제, 스텐트, 악안면성형용 나사, 악안면성형용 줄, 악안면성형용 판, 안구영역 임플란트, 안면 보형물 부착용 나사, 안면아래턱뼈 인공 보형물, 안면조직고정용실, 원형결찰골고정재, 의료용 실리콘재료, 의안, 이식용 메시, 인공무릎관절, 인공 엉덩이뼈 관절, 체외고정기구, 추간체고정보형재, 치과용 임플란트, 치과용 임플란트 시스템, 합성 폴리머 재료, 흡수성 봉합사 |
| 인체조직 또는 기능 대치품 | 누점플러그, 윤상성형용고리, 이종이식용뼈, 인공수정체, 인공유방, 인조포, 조직수복용 생체재료, 조직수복용 재료, 치과용 골이식재, 치과용 임플란트, 치주조직 재생 유도재, 치주조직 재생 유도재 고정용 나사, 콜라겐 사용조직 보충재 |
| 체외용 의료용품 | 국소 지혈용 드레싱, 누용낭, 데니스브라운부목, 드레이프 접착제, 멸균 의료용 겔, 부목, 비 멸균 의료용 겔, 외과용 드레이프, 외과용품, 의료용 장갑, 인공 유방 삽입용 측정자, 장기용 가방, 창상피복재, 코용 부목, 탄력밴드, 탈장대, 팽창성 부목, 피부 보호대, 흡수성 체내용 지혈용품 |
| 피임용구 | 콘돔 |
| 치과용 합금 | 근관 치료용 페이퍼포인트, 성형된 치관, 절삭용 치과금속, 치과 방수용 재료, 치과용 귀금속 합금, 치과용 비귀금속 합금, 치과용 순금속, 트레이용 레진 |
| 치과처치용 재료 | 가공용 합금, 거타-퍼차, 구외교정장치, 근관삽입재료, 근관용포스트, 근관 충전용 재료, 근관 치료용 페이퍼포인트, 레진충전피막재료, 보철물 분리재, 성형된 플라스틱 의치용 치아, 아말감 합금, 와동이장재, 의치받침, 의치상 재료, 의치상 광택·경화제, 의치상용 레진, 의치착색재, 임시 충전재, 지각과민처치제, 치과교정용 고정장치, 치과교정용 브래킷·밴드, 치과교정용 선재, 치과교정용 시멘트, 치과교정용 장치, 치과교정 장치용 레진, 치과교정 재료, 치과모형 복제용 인상재, 치과수복물제작용 인상재, 치과용 연마재료, 치과용 인상재료, 치과용 교합인기재, 치과용도재, 치과용 매몰재, 치과용 모형재료, 치과용 방습재료, 치과용 부착장치, 치과용 시멘트, 치과용 연마제, 치과용 락스, 치과용 인상재료, 치과용 인상처치재, 치과용 임플란트 시술기구, 치과용 적합시험재, 치과용 접착제, 치과용 충전재, 치과용 클린저, 치관용 레진, 치면열구전색제, 트레이용 레진 |
| 유헬스케어 의료기기 | 유헬스케어 게이트웨이, 유헬스케어 진단지원시스템 |

| 유형군명 | 주요 품목 |
| --- | --- |
| 소프트웨어 | 심혈관 진료용 소프트웨어, 치의학 진료용 소프트웨어, 이비인후과학 진료용 소프트웨어, 위장병학 및 비뇨의학진료용 소프트웨어, 병원진료용 소프트웨어, 신경과 학진료용 소프트웨어, 산보인과학 진료용 소프트웨어, 안과학 진료용 소프트웨어, 정형외과학 진료용 소프트웨어, 재활의학진료용 소프트웨어, 방사선 종양학 및 영상의학 진료용 소프트웨어, |

[표 20] 체외진단용 의료기기 유형군별 주요 품목

| 유형군명 | 주요 품목 |
| --- | --- |
| 검체 전처리 기기 | 범용상온원심분리장치, 의료용고속/초고속원심분리장치, 세포용원심분리장치, 온도조절식원심분리장치, 표본가공장치, 혈액검체처리기, 조직검사용자동염색장치, 핵산추출장치, 핵산추출시약, 검체농록기구, 세포분리기구, 세포및조직배양기, 미생물배양기, 기타전처리일체형시약, 검체수송배지 |
| 임상화학 검사기기 | 의료용플로방식임상화학 자동분석장치, 의료용분리방식임상화학 자동분석장치, 의료용원심방식임상화학 자동분석장치, 의료용건식임상화학 자동분석장치, 의료용팩식임상화학 자동분석장치, 의료용형광분광장치, 의료용광도장치, 의료용분광 광도장치, 의료용비색장치, 의료용염광광도장치, 단백질용전기영동 검사장치, 의료용가스액체크로마토그래피 검사장치, 의료용고압액체크로마토그래피 검사장치, 의료용질량 분석장치, 의료용전해질 분석장치, 전기식단백질 분석장치, 베타계수기, 감마계수기, 혈당측정기, 자동혈구계산기, 체외검사용옥시미터장치, 콜레스테롤 분석장치, 당화혈색소 측정장치, 카테콜아민 분석장치, 크레아티닌분석장치, 젖산측정장치, 빌리루빈측정장치, 자동헤모글로빈 측정장치, 헤마토크릿 측정장치, 혈액가스분석장치, 적혈구침강속도 측정장치, 자동헤파린 분석장치, 혈액점도계, 개인용 체외진단 검사장비, 혈액응고검사장비, 체액 검사장비, 임상검사용 요화학 및 분변 검사장비, 임상화학 검사시약, 혈구 검사시약, 혈액응고 검사시약, 내분비계 검사시약, 임상검사용 요화학 및 분변 검사시약, 임상화학 검사지, 개인용 임상화학 검사지, 기타 임상화학 검사기기, |

| 면역 검사기기 | 의료용효소면역 검사장치, 의료용면역형광 측정장치, 의료용면역발광 측정장치, 의료용면역비탁 측정장치, 의료용면역흡광 측정장치, 유세포 분석장치, 의료용면역희석 판정장치, 면역글로불린 검사시약, 보체성분 검사시약, 심질환표지자 검사시약, 유전성대사질환 검사시약, 일반면역 검사시약, 빈혈 검사시약, 비타민 검사시약, 종양표지자면역 검사시약, 면역검사범용정도 관리물질, 자가면역질환 검사시약, 알레르기검사시약, 수혈및이식용조직면역 검사시약, 교차시험용 보체시약, 질환진단용조직적합성면역 검사시약, 유세포분석용조직적합성 검사시약, 고/저위험성감염체면역 검사시약, HIV·HBV·HCV·HTLV진단면역 검사시약/형정형·아형 검사시약, 감염성염증 검사시약, 심혈관및중추신경계치료약물농도감시 검사시약, 항생제및항바이러스치료약물농도감시 검사시약, 마약및독성물질대사 검사시약, 동반보조진단용면역 검사시약, 동반진단용면역 검사시약, 기타면역검사기기 |
|---|---|
| 수혈의학 검사기기 | 수혈의학 검사장비, 혈액형 검사시약, 기타 수혈의학 검사기기 |
| 임상미생물 검사기기 | 임상미생물 검사장비, 임상미생물 검사시약, 기타임상미생물 검사기기 |
| 분자진단기기 | 핵산전기영동검사장치, 일반유전자 증폭장치, 실시간유전자 증폭장치, 마이크로어레이칩 분석장치, 유전자서열 검사장치, 차세대염기서열 분석장치, 분자진단 검사시약, 약물유전자 검사시약, 혈구세포 항원유전자 검사시약, 감염체 분자진단 검사시약, 기타 분자유전검사기기 |
| 조직병리 검사기기 | 세포및조직병기 검사장치/보조장치, 세포및조직병리 검사시약, 핵산제자리부합 검사시약, 동반진단 병리검사시약, 기타 조직병리검사기기 |
| 체외진단 소프트웨어 | 질환진단검사소프트웨어, 암진단검사소프트웨어, 질환소인검사소프트웨어, 암소인검사소프트웨어, 질환예후…예측검사소프트웨어, 암예후…예측검사소프트웨어, 병리조직진단보조스프트웨어, 염색체변이진단보조소프트웨어, 기타 체외진단관련소프트웨어 |

# 03

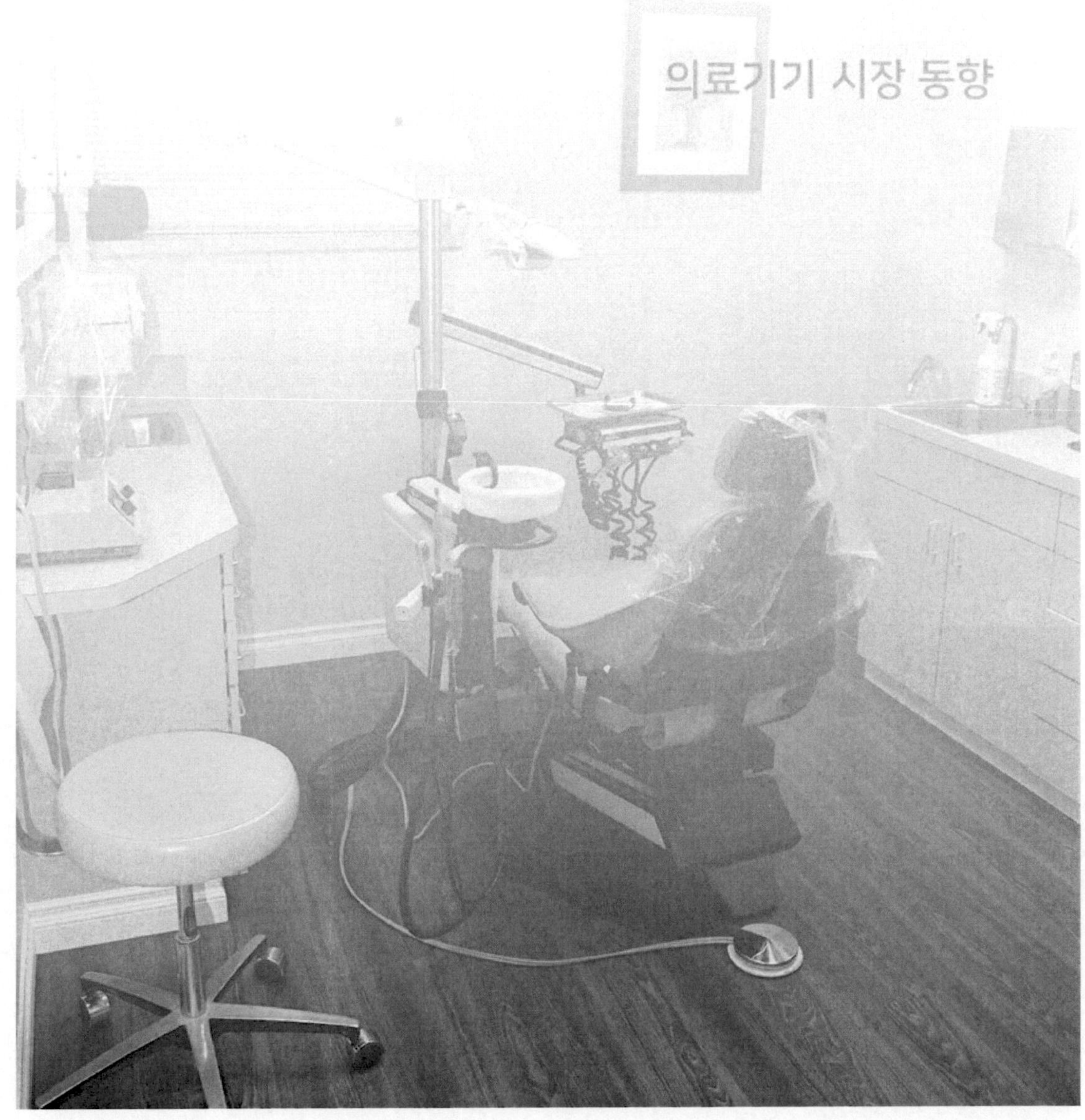

# 3. 의료기기 시장 동향[2]

## 가. 세계 시장[3]

　중소기업 전략기술로드맵 2022-2024 보고서에서 세계 의료기기 시장 규모는 연평균 6.2% 증가하여 2025년까지 5,825억 달러 규모의 시장이 될 것으로 전망하였다. 시장 성장의 주요 요인은 고령화 추세, 건강에 대한 관심 고조 및 웰빙에 대한 사회적 분위기 확산, 주요 국가들의 보건 의료 정책, BRICs 등의 경제 성장으로 인한 의료서비스 수요증가 등이 있다.

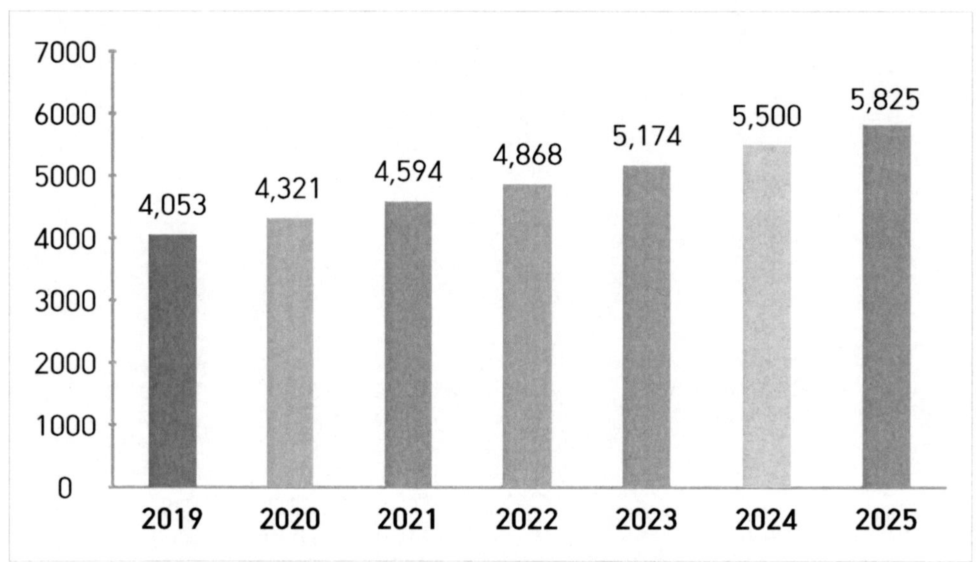

[그림 5] 세계 의료기기 시장 규모 전망 (단위: 억 달러)

　지역별 시장규모 전망은 북미/남미 지역이 2025년 2,585억 달러(44.4%)로 가장 큰 시장을 유지할 것으로 전망되며, 다음으로 서유럽이 1,536억 달러(26.4%), 아시아/태평양이 1,295억 달러(22.2%), 중앙 및 동유럽이 246억 달러(4.2%), 중동/아프리카가 170억 달러(2.9%) 순으로 전망되었다. 의료기기 세계시장은 북미 및 남미 지역의 규모가 가장 크며, 시장의 성장률은 중동 및 아프리카 지역이 8.8%로 가장 높게 전망했다.

---

2) 2020 의료기기산업 분석 보고서/한국보건산업진흥원
3) 중소기업 전략기술로드맵 2022-2024 의료기기

[표 22] 세계 의료기기 지역별 시장규모 전망 (단위 : 억 달러, %)

| 구분 | 2019 | 2020 | 2021 | 2022 | 2023 | 2024 | 2025 | CAGR ('19~'25) |
|---|---|---|---|---|---|---|---|---|
| 북미/남미 | 1,943 | 2,040 | 2,138 | 2,241 | 2,350 | 2,464 | 2,585 | 4.9 |
| 아시아/태평양 | 816 | 880 | 957 | 1,035 | 1,120 | 1,212 | 1,295 | 8.0 |
| 중앙 및 동유럽 | 165 | 177 | 189 | 202 | 216 | 231 | 246 | 6.9 |
| 중동/아프리카 | 103 | 112 | 122 | 133 | 144 | 157 | 170 | 8.8 |
| 서유럽 | 102 | 1,112 | 1,189 | 1,257 | 1,344 | 1,438 | 1,536 | 6.9 |
| 합계 | 4,053 | 4,321 | 4,594 | 4,868 | 5,174 | 5,500 | 5,825 | 6.2 |

*출처: World Medical Devices Market Factbook(Fitch Solutions,2019)

의료기기 제품군별 세계 시장 현황을 살펴보면, 진단영상 기기가 2019년 950억 달러로 전체시장의 23.2%를 차지했다. 다음으로 의료용품이 676억 달러로 전체의 16.5%를, 환자보조기기가 512억 달러로 12.5%의 비중을 차지했다. 치과기기/용품 7.1%, 의료용품, 정형외과/보철 의료기기, 기타의료기기, 진단영상기기 순으로 높았으며, 제품군별로 2.9~4.9% 수준의 성장률을 보였다.

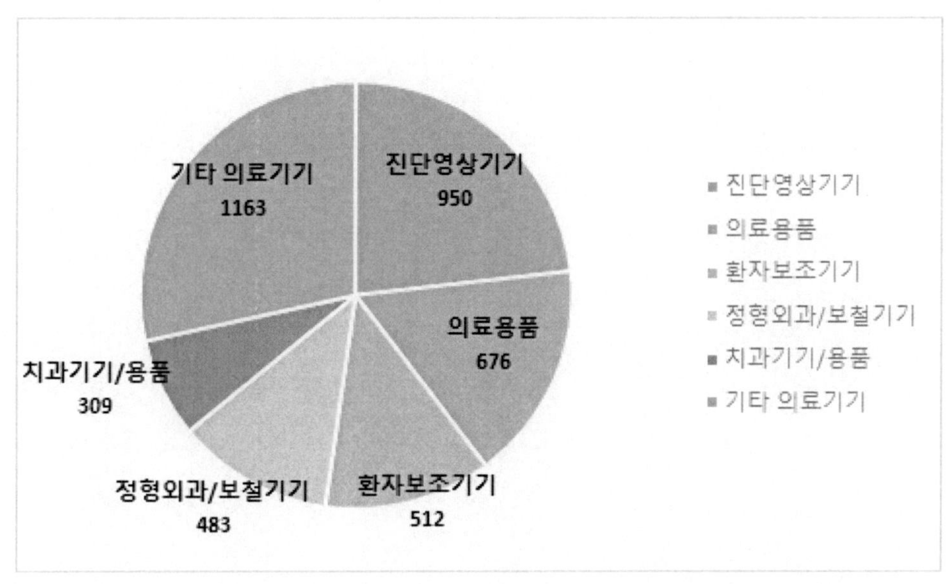


[그림 6] 2019년 세계 의료기기 제품군별 시장규모 (단위: 억 달러)

## 1) 국가별 시장 동향

### 가) 독일

독일의 의료기기 부문은 유럽 최대이며, 미국(39.6%)과 중국(11.1%)에 이어 글로벌 의료 기술 생산의 10.2%를 차지하는 세계 3위 시장이다.

독일은 유럽 전역의 수출 허브로 이상적인 지역에 위치해 있어, 독일 의료 기술 수출의 41%는 EU 회원국으로, 10%는 다른 유럽 국가로 수출된다. 나머지 18%는 북아메리카와 아시아로 수출 된다.

독일의 1인당 총 의료비 지출은 2016년 5,668달러에서 2019년 6,646달러로 증가했다. 이는 덴마크(5,568달러), 프랑스(5,376 달러), 스페인(3,616 달러) 등 다른 주요 OECD 국가들에 비해 상당히 높은 수준이다.

독일 의료기기 시장은 2015년 203억 2천만 달러에서 2020년에 연평균성장률 3%로 235억 4천만 달러에 이르렀다. 특히, 2020년은 코로나19로 인해 독일 경제는 -4.9%의 마이너스 성장을 기록했으나 의료기기 산업은 증가 추세를 이어갔으며, 2021년에는 연평균성장률 13.19%로 266억 달러를 기록했다.

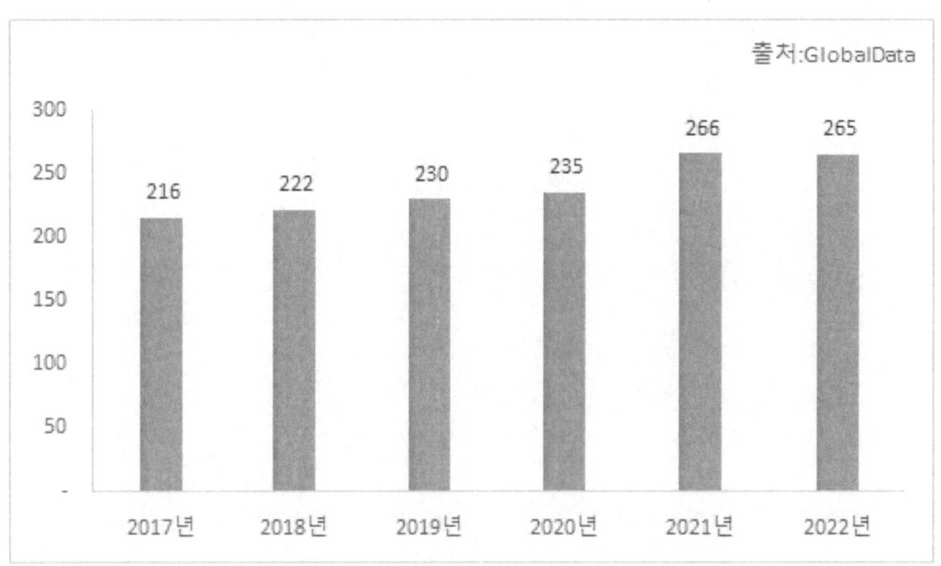


[그림 7] 독일 의료기기 시장 규모 (단위: 억 달러)

독일의 노인 인구가 증가하고 있다. 2019년 인구의 21.5%가 65세 이상이었고, 독일은 전세계에서 "초고령"국가로 지정된 5개국 중 하나가 되었다. 2050년에는 노인 인구가 전체 독일 인구의 41%로 늘어날 것으로 예상된다.

 독일은 2020년부터는 연평균성장률로 4.7%로 성장하여 2025년에는 296억 2천만 달러에 이를 것으로 예상된다.

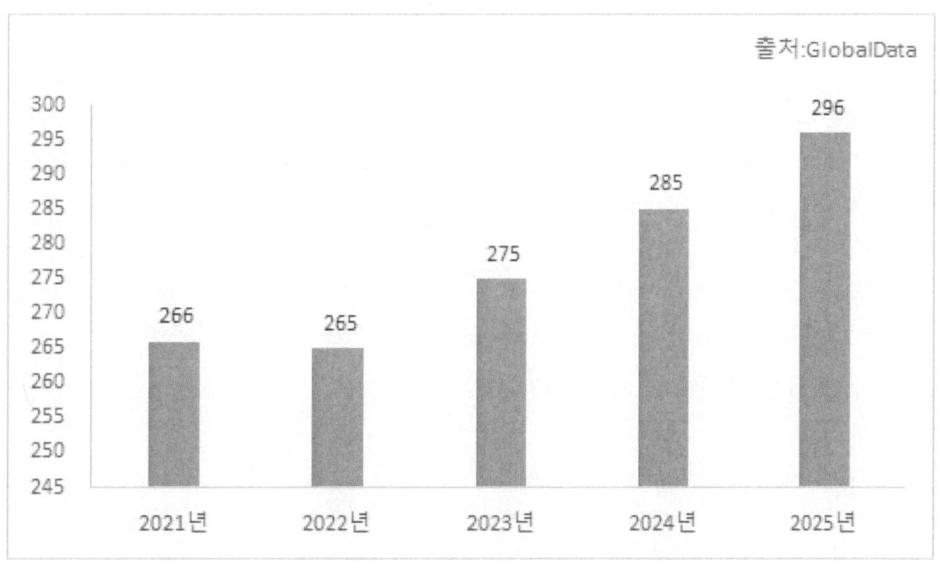

[그림 8] 독일 의료기기 시장 규모 전망 (단위: 억 달러)

 2017년 1월, 독일 연방경제에너지부는 독일 디지털 헬스케어 기업이 제품을 배포할 수 있도록 도울 새로운 디지털 헬스케어 실무 그룹의 구성을 의뢰했다.

 2019년 12월, 독일에서는 디지털화 및 혁신을 통한 의료 개선법(디지털 의료법)이 발효되었다. 이 법은 환자가 어디에서나 가상의 의사를 방문하고 건강 데이터에 접근하기 쉽게 한다.

 2020년 4월 독일 정부는 국가 바이오경제 전략을 발표했다. 이 새로운 프로그램을 통한 독일 의료생명공학 및 디지털 헬스케어 분야의 발전이 기대된다.

 2020년 9월, 독일 보건부의 옌스스판 장관은 병원의 현대적인 응급 역량, 디지털화 및 IT 보안에 30억 유로(36억 달러)를 투자할 것을 발표했다. 이 자금이 프로젝트의 70%를 커버 할 것이고, 나머지 30%는 연방 주/병원 운영자가 추가로 13억 유로(15억 8천만 달러)를 모금하여 지원할 것이다.

 독일은 EU 이사회와 의회가 합의한 955억 유로(1170억 달러) 인센티브 프로그램인 호라이즌 유럽의 구성원이다. 2021년 1월 1일 출범했으며, 건강 부문 관련 연구개발

(R&D)과 혁신에 중점을 두고 있다.

 독일은 또 EU내 최대 의료기기 수입국이며 독일 의료기기 수입액에서 EU제품의 비중은 34%(전년 대비 5% 증가)이고 북미 25.3%(전년 대비 13.5% 증가), 아시아 20%(전년 대비 10.1% 증가)를 차지했다.

 주요 수입 대상국은 미국, 스위스, 중국, 아일랜드, 멕시코 순이고, 주요 수입 품목으로는 영상기기가 있다. 암 환자 비율이 연간 10% 증가 추세이며, 2019년 기준 150만 명의 알츠하이머 환자와 26만 명의 파킨슨 환자 대응의 진단 및 치료 목적으로 수요가 증가한 것으로 보인다.

 영상기기는 엑스레이, MRI, CT, 초음파, 핵이미징 시스템, 유방 조영 기기를 포함하며 독일 시장 수입액 기준 2019년 16억 유로, 2020년 17억 유로로 2020~2025 연평균성장률 5.7% 기록할 것으로 보인다.

 독일 의료기기 제조사의 매출액은 2019년 334억 유로로 전년대비 10.4% 성장했다. 2020년 코로나19 여파로 독일의 의료기기 중 임플란트는 7.9% 감소하고 수술용 기기는 6.7% 감소했지만 의료 기록과 처방전의 디지털화 법제 시행으로 디지털 제품 수요와 디지털화 경향이 두드러지고 있다.

(단위 : 만 USD, %)

| 품목명(HS코드) | 수입액 | | 對한국 수입액 | | | |
| --- | --- | --- | --- | --- | --- | --- |
| | 2019 | 2020 | 2019 | 2020 | 전년 대비 증감률 | 한국산 점유율('20) |
| 진단키트(382200) | 286,563 | 457,708 | 2,963 | 66,775 | 2,153.69% | 14.59% |
| 비접촉식 적외선 체온계(902519) | 32,335 | 40,277 | 51 | 143 | 180.83% | 0.36% |
| 초음파 영상 진단기 (901812) | 35,385 | 32,121 | 6,272 | 4,841 | -22.82% | 15.07% |

자료 : Global Trade Atlas

[그림 9] 독일 의료기기 유망품목내 한국 수입액 점유율

 독일의 의료기기 유망품목으로는  진단키트, 비접촉식 적외선 체온계, 초음파 영상 진단기가 있다. 이는 코로나19 사태로 진단키트와 비접촉식 적외선 체온계의 수요가 증가하고 인구 노령화로 인해 초음파 영상 진단기 수요도 증가할 것으로 보이기 때문이다. 초음파 영상 진단기 2020년 수입액은 전년대비 -22.82%로 감소하였지만 독일 내 점유율 15.07%로 수입 대상국 1위 미국, 2위 일본 다음으로 3위를 차지했다.

(단위 : 만 USD)

| 순위 | 국가명 | 수입액(만 달러) | | | |
|---|---|---|---|---|---|
| | | '18 | '19 | '20 | '19/'20 증감률 |
| 1 | 미국 | 100,660 | 101,485 | 155,425 | 53.15% |
| 2 | 한국 | 3,421 | 2,963 | 66,775 | 2,153.69% |
| 3 | 네덜란드 | 39,634 | 41,313 | 59,764 | 44.66% |
| 4 | 영국 | 32,406 | 31,259 | 35,182 | 12.55% |
| 5 | 일본 | 22,569 | 23,284 | 23,818 | 2.29% |
| 6 | 중국 | 2,063 | 2,312 | 19,595 | 747.47% |
| 7 | 벨기에 | 9,321 | 9,645 | 14,227 | 47.51% |
| 8 | 아일랜드 | 31,624 | 15,606 | 12,860 | -17.60% |
| 9 | 룩셈부르크 | 5,694 | 5,361 | 12,151 | 126.65% |
| 10 | 이탈리아 | 5,434 | 8,039 | 9,050 | 12.58% |
| **총합** | | 300,503 | 286,563 | 457,708 | 59.72% |

자료 : Global Trade Atlas

[그림 10] 독일의 코로나19 진단키트 수입시장

　2020년 독일의 코로나19 진단키트 수입 대상국 1위는 미국이며 한국이 2위를 차지했고 네덜란드와 영국이 뒤를 이었다. 한국의 2020년 수입액은 6억 6,775만 달러로 전년대비 2,153.69% 증가로 최고치를 기록했고 다음으로 중국이 1억 9,595만 달러로 전년대비 747.47% 증가하였다. 비접촉식 적외선 체온계의 2020년 수입액은 143만 달러로 전년대비 180.83% 증가하여 0.36% 점유율을 차지했다. 독일의 비접촉식 적외선 체온계 수입 대상국 1위는 중국, 2위는 미국, 3위는 불가리아이며 한국은 25위를 차지했다.

　다음은 2020년부터 2021년까지 독일내 의료기기 임상시험 현황별, 증상별, 항목별 집계이다.

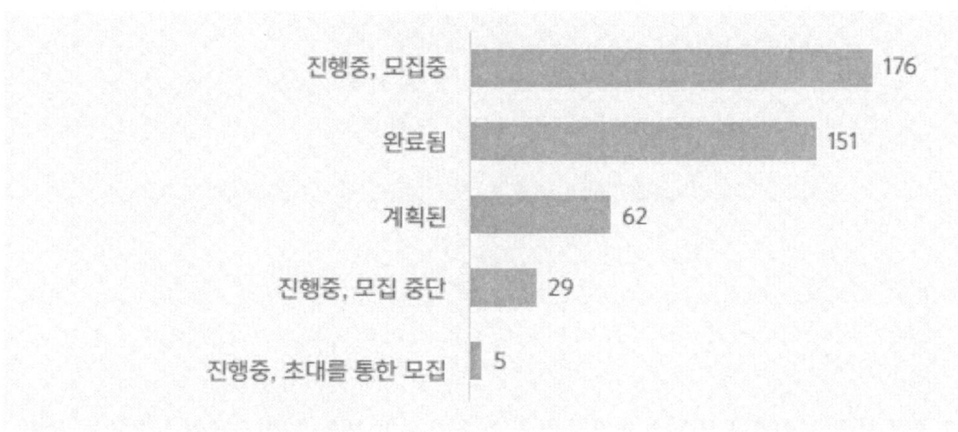


* 출처: GlobalData

[그림 11] 독일 의료기기 임상시험 현황별 집계 (2020-2021년)

코로나19로 관련된 증상이 41%로 가장 많은 임상시험이 이루어졌으며, 체외진단기기 임상시험은 20% 비중을 차지했다. 파킨슨병 임상시험은 22%를 차지하며, 심혈관 기기에 대한 임상시험은 34% 비중을 차지했다.

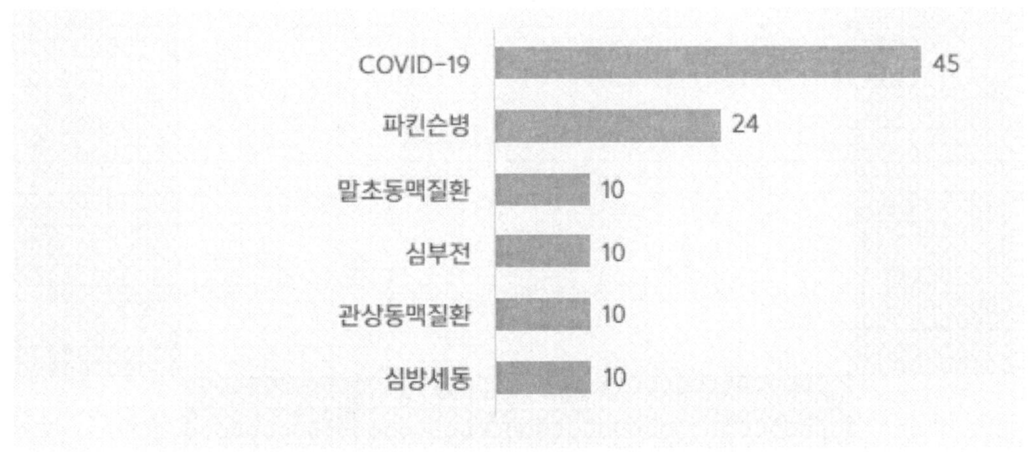


* 출처: GlobalData

[그림 12] 독일 의료기기 임상시험 증상별 집계 (2020-2021년)

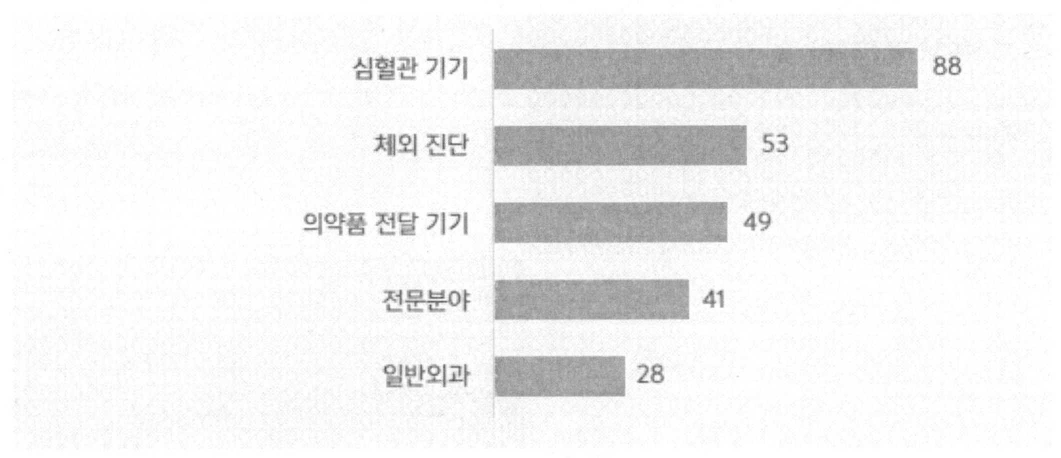


* 출처: GlobalData

[그림 13] 독일 의료긱 임상시험 기기 항목별 집계 (2020-2021년)


### 나) 미국4)

미국 의료기기 시장은 미국 노령 인구 증가, 건강에 대한 관심 증가, 연방 정부의 공공의료 부문 예산 증액 등의 요인으로 증가 추세였으나 2020년 코로나19 영향으로

---

4) 2022년 미국 의료기기 시장 트렌드는?/코트라 해외시장뉴스

시장 규모는 전년대비 5.7% 감소한 531억 달러를 기록했다.

 이는 코로나19의 영향으로 인해 인공호흡기 등을 포함한 코로나19 치료에 사용되는 장치에 대한 수요가 크게 증가하였음에도 불구하고 전반적으로는 성형 의료행위와 같은 선택적 의료행위가 금지되거나 제한되어 의료기기 수요도 다소 감소하였기 때문이다. 그러나 시장 규모는 다시 회복하여 향후 5년간 연평균 2.9%씩 성장할 것이며, 2022년에는 코로나19 발생 이전 수준을 초과하여 2026년에는 약 634억이 될 전망이다.

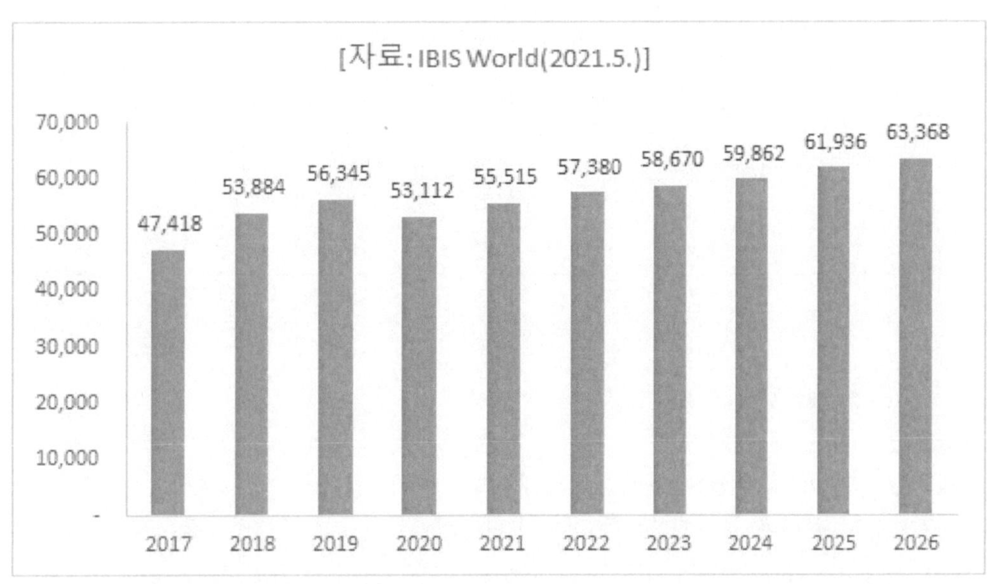


[그림 14] 미국 의료기기 시장 규모 동향 및 전망 (단위: US$ 백만)

 지난 5년간 미국 의료기기 생산시장은 연평균 4.8% 성장하여 2021년 시장 규모가 504억 달러를 나타냈으며, 향후 5년간 연평균 2.9% 성장하여 2026년에는 580억 달러를 기록 할 전망이다.

 미국 의료기기 수출은 지난 5년간 연평균 2.0% 감소하였으며, 향후 5년간도 하락이 예상되나 하락 속도는 다소 둔화될 것으로 보인다. 이는 미국 외 다른 지역으로 의료기기 생산시설을 이전했기 때문인 것으로 분석된다. 수입은 2026년까지 연평균 0.2%씩 감소하여 2026년 수입액은 159억 달러 수준이 될 것으로 전망된다.

 미국 의료기기 수요는 인구의 고령화, 기술 개발로 인해 당분간 증가할 전망이다. 높은 수요는 3D 바이오프린팅 장치 개발과 같은 새로운 제품 개발과 빠른 기술 변화를 주도하고 있다. 또한 노인 인구를 위해 가정에서 사용하는 의료기기 수요도 증가할 것으로 보인다. 한 의료기기 업체 담당자는 KOTRA 달라스 무역관과의 인터뷰에서 노령 인구 증가와 비만 인구로 인해 심혈관 및 신경 관련 기기, 비만 관련 치료 장비 수요가 특히 증가할 것으로 보인다고 예상했다.

[표 23] 미국 의료기기 산업 수급 동향 (단위: US$ 백만)

| 연도 | 생산 | 내수 | 수출 | 수입 |
|---|---|---|---|---|
| 2016 | 39,837 | 43,819 | 12,113 | 16,095 |
| 2017 | 42,744 | 54,418 | 11,819 | 16,493 |
| 2018 | 78,593 | 53,884 | 12,293 | 17,583 |
| 2019 | 50,464 | 56,345 | 12,024 | 17,904 |
| 2020 | 48,137 | 53,122 | 11,562 | 16,546 |
| 2021 | 50,377 | 55,515 | 10,925 | 16,063 |
| 2022 | 52,115 | 57,380 | 10,831 | 16,097 |
| 2023 | 53,241 | 58,670 | 10,685 | 16,114 |
| 2024 | 54,400 | 59,862 | 10,618 | 16,079 |
| 2025 | 56,509 | 61,936 | 10,580 | 16,007 |
| 2026 | 58,013 | 63,368 | 10,549 | 15,904 |

*자료: IBIS World (2021.4.)

 다음은 2019년부터 2021년까지 미국내 의료기기 임상시험 현황별, 증상별, 항목별 집계이다. 미국의 최근 3년간 임상시험이 완료된 건이 3,561건으로 유럽 의료기기 최대시장인 독일이 최근 2년간 176건인거에 비하면 엄청난 수치이다. 또한, 증상별, 항목별로 비중을 살펴보면 14%~ 25%로 10% 이하건이 없이 고르게 분포되어 있다.

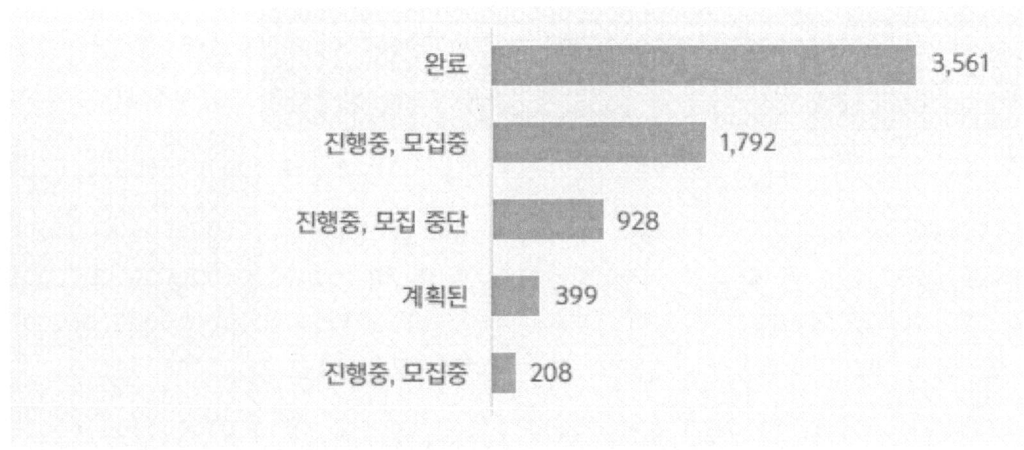


* 출처: GlobalData

[그림 15] 미국 의료기기 임상시험 현황별 집계 (2019-2021년)

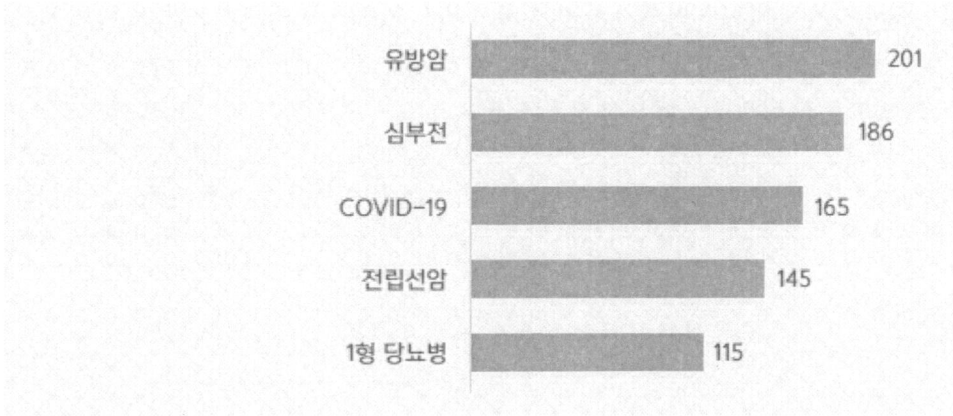


* 출처: GlobalData

[그림 16] 미국 의료기기 임상시험 증상별 집계 (2019-2021년)

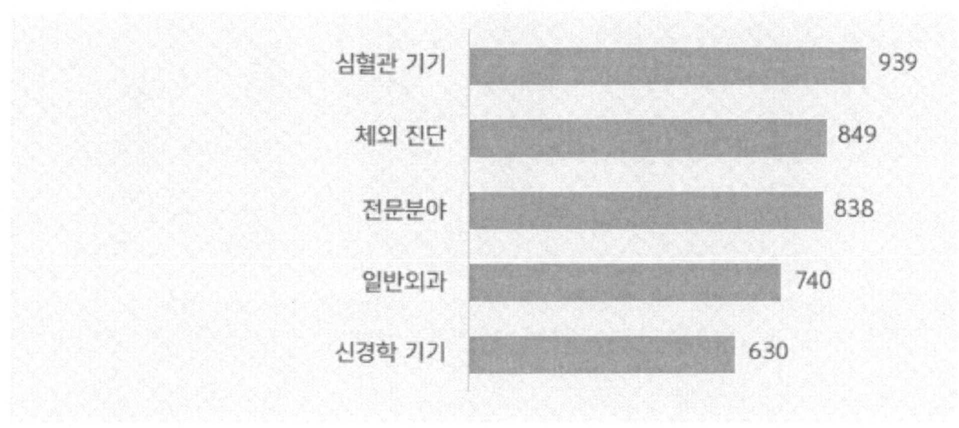


* 출처: GlobalData

[그림 17] 미국  의료기기 임상시험 기기 항목별 집계 (2019-2021년)


### 다) 브라질5)

브라질  지리통계연구소(InstitutoBrasileirodeGeografiaeEstatística,  IBGE)에  따르면, 브라질은 2020년 동안 약 3천만 명의 노인 인구가 증가하고 있으며, 이는 2060년까지 7천340만 명에 이를 것으로 추산된다. 신흥 경제 및 의료 발전으로 남성과 여성 모두의 기대 수명은 소폭 증가하여 2020년에 각각 72.5세와 79.8세에 달했다.

이러한 인구통계학적 변화는 증가하는 나이에 따른 사람들의 신체 상태의 악화로 인해 전염되지 않는, 만성적인, 퇴행성 질환의 수의 증가를 야기시키고 있다.

---

5) 2021 의료기기 산업동향 보고서/한국의료기기안전정보원

브라질 의료기기 시장은 연평균성장률 4.3%로 2015년 160억 2천만 달러에서 2020
년 198억 1천만 달러로 증가했다. 2019년 브라질 의료기기의 수입은 5.4% 증가하여
460억 달러를 기록했으며, 수입 의료기기가 시장의 80%를 차지한다. 브라질 의료기
기 시장에서 미국 점유율이 29%를 차지한다. 브라질은 미국 의료기기 시장에서 14번
째로 가장 큰 시장이었으며 라틴 아메리카, 멕시코에 이어 2번째로 큰 시장이었다.
2019년 브라질에 대한 미국의 의료기기 수출액은 9억 4천 7백만 달러에 이르렀다.

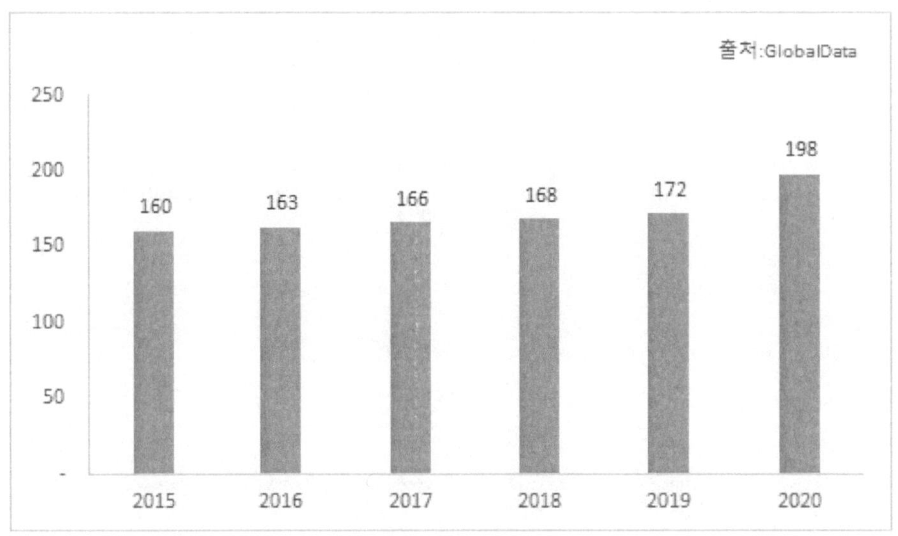

[그림 18] 브라질 의료기기 시장 규모 (단위: 억 달러)

2021년부터 연평균성장률 4.7%로 성장하여 2025년에는 212억 7천만 달러에 이를
것으로 예상된다.

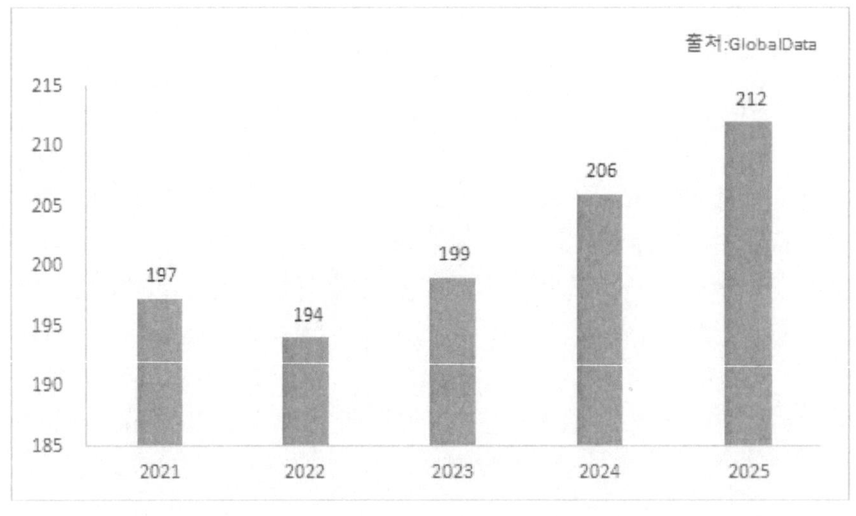

[그림 19] 브라질 의료기기 시장 규모 전망 (단위: 억 달러)

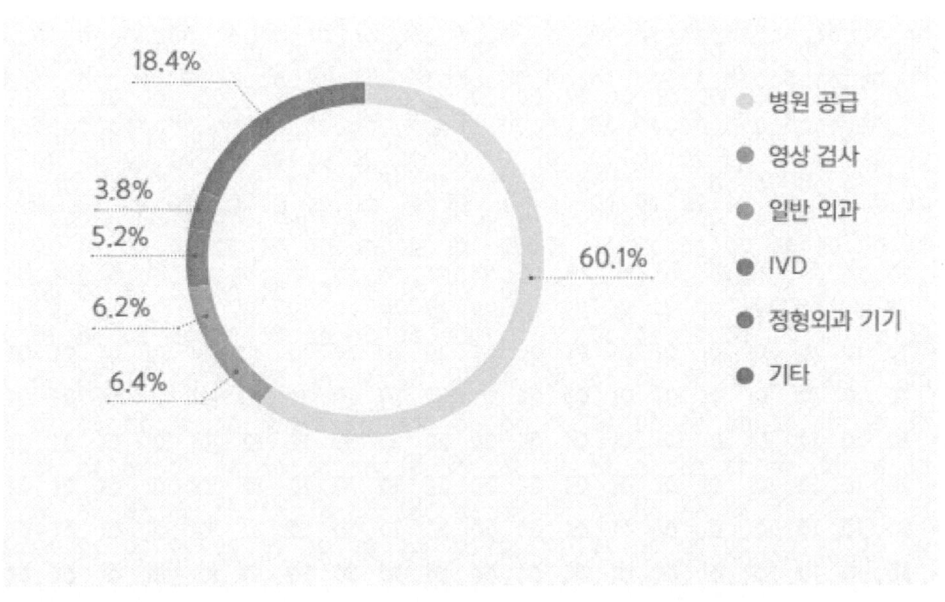



* 출처 : GlobalData.

[그림 20] 브라질 의료기기 시장 주요부문(%), 2020년

브라질 의료기기기 시장에서 주요부문별로 살펴보면, 병원공급이 60%, 기타 18.4%, 영상 검사 6.4%, 일반 외과 6.2%, IVD 5.2%, 정형외과 기기 3.8% 순으로 나타난다. 또한, 병원 의약품이 119억달러로 가장 많은 매출 부분을 차지한다.

[표 24] 브라질 의료기기 시장 주요부문(10억달러), 2020년

| 부문 | 매출(10억 달러) |
|---|---|
| 병원 의약품 | 11.9 |
| 의료 영상기기 | 1.26 |
| 일반 외과 | 1.2 |
| 체외진단기(IVD) | 1.0 |
| 정형외과 기기 | 0.7 |
| 기타 | 3.6 |

출처: GlobalData

2015년 브라질의 1인당 총 보건 의료비 지출은 781.8 달러였으나, 2019년에 836.7 달러로 증가했다. 2019년 11월, 브라질 정부는 새로운 1차 의료 기금 정책인 "브라질

예방 프로그램"을 시행했으며, 해당 정책은 가족건강팀의 치료 비용 및 기본 건강 비용을 SUS(국민의료통합서비스, Sistema Unico de Saude)의 범위에 포함시켰다.

디지털 건강 전환 프로그램인 연방정부의 ConecteSUS는 2020년 5월 28일 자 GM/MS No. 1434의 지침에 따라 상호운용성 플랫폼인 국가 의료 정보 네트워크(RedeNacionaldeDadosemSaúde, RNDS)를 구축했다.

RNDS는 의료 네트워크 간의 정보 교환을 촉진하여 공영 및 민영 부문의 진료 전환과 지속을 가능하게 하는 것을 목표로 한다. 또한, 새로운 서비스, 혁신 및 R&D의 출현을 촉진하여 브라질 국민들에게 혜택을 주는 것을 목표로 하고 있다

브라질은 SUS(국민의료통합서비스)를 통해 1억 명 이상의 인구에게 보편적 건강보험을 제공하는 세계에서 유일한 국가이다. SUS에 의해 구현된 가족 건강 전략은 세계에서 가장 큰 지역사회 기반 1차 진료 프로그램으로 간주된다. 이는 브라질 인구의 약 60%를 맡는다.

하지만, SUS의 활동을 이행하는데 있어서 주요한 장애물 중 하나는 불충분한 예산과 재정자원의 배정으로, 이는 보편적 접근, 통합성 및 형평성의 헌법 원칙을 완전히 준수하고 브라질과 같은 공중보건 시스템을 채택한 다른 나라들과의 공평한 비교를 위함이다.

다음은 2019년부터 2021년까지 브라질내 의료기기 임상시험 현황별, 증상별, 항목별 집계이다.

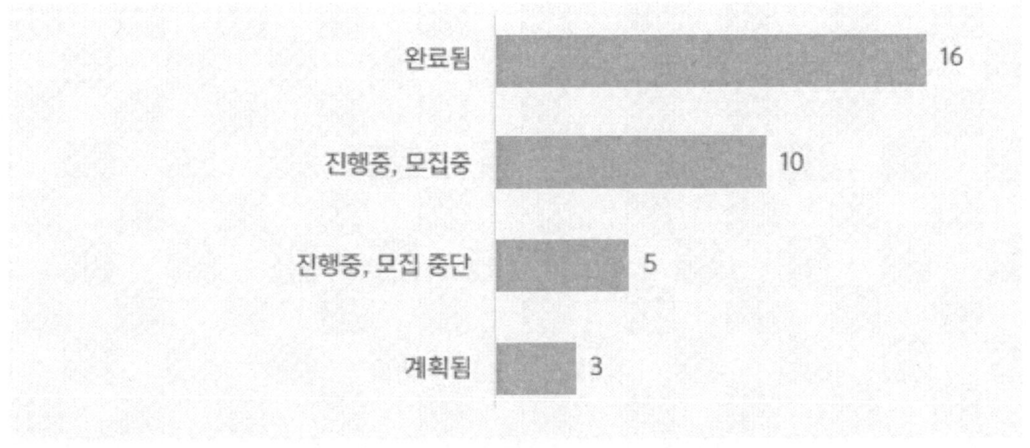



* 출처: GlobalData

[그림 21] 브라질 의료기기 임상시험 현황별 집계 (2019-2021년)

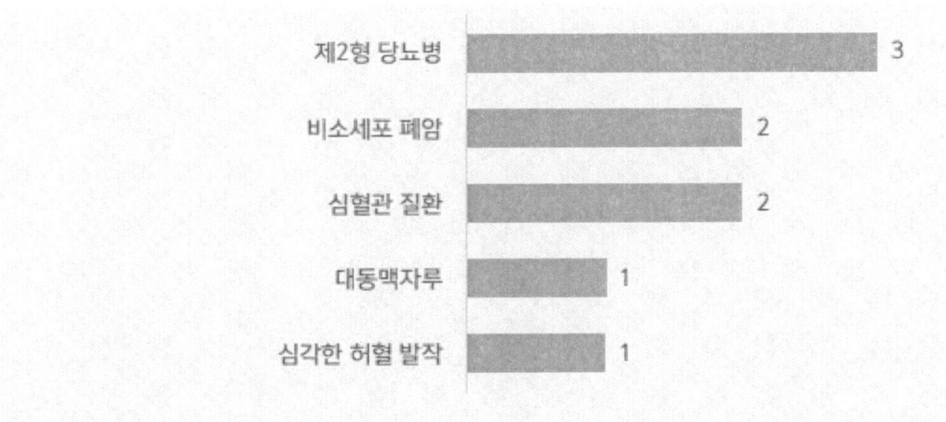



* 출처: GlobalData

[그림 22] 브라질 의료기기 임상시험 증상별 집계 (2019-2021년)

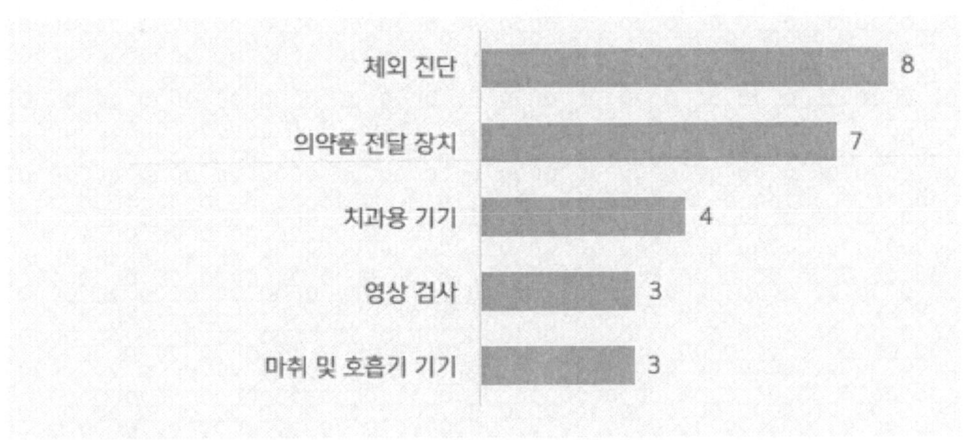



* 출처: GlobalData

[그림 23]  브라질 의료기기 임상시험 기기 항목별 집계 (2019-2021년)


## 라) 일본6)7)

 일본 의료기기 시장규모는 2015년 368억 달러에서 연평균 성장률 3.33%로 2020년 434억 달러로 증가하였고 연평균 성장률 4.03%로 성장하여 2025년은 528억 5천만 달러에 이를것으로 전망된다.

---

6) 2021년 일본 의료기기 산업 정보/코트라
7) 2021 의료기기 산업동향 보고서/한국의료기기안전정보원

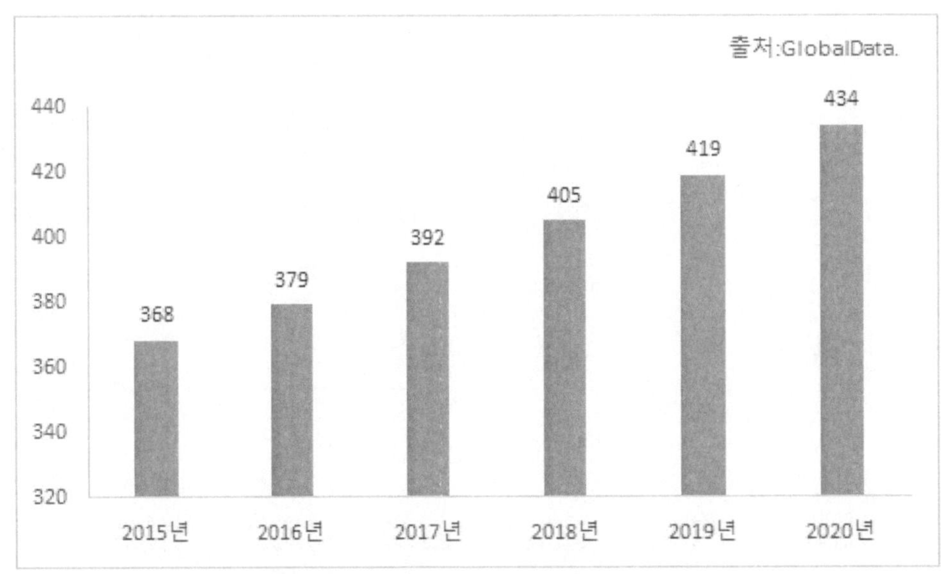

[그림 24] 일본 의료기기 시장 규모 (단위: 억 달러)

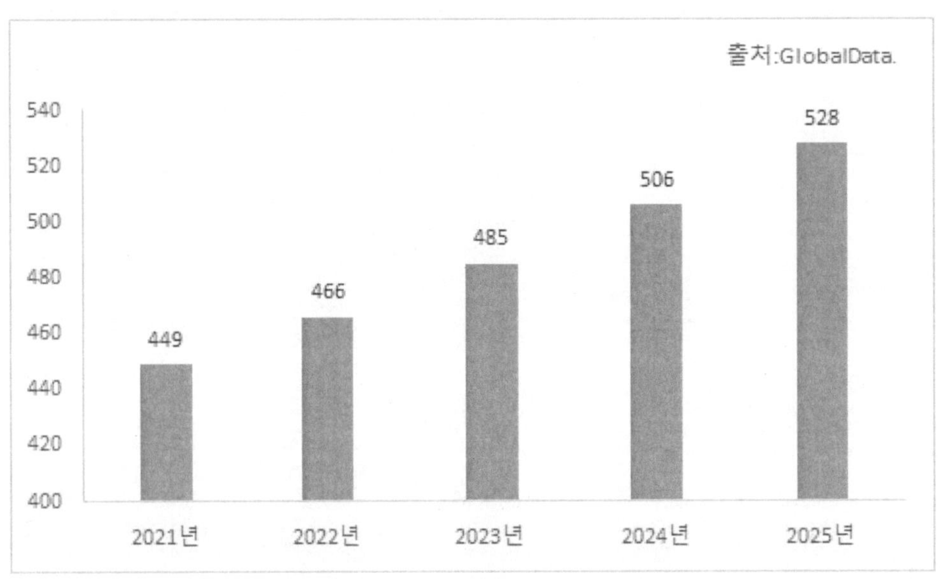

[그림 25] 일본 의료기기 시장 규모 전망 (단위: 억 달러)

2019년 일본의 65세 이상 인구수가 3천 5백만 명에 달했다. 이는 전체 인구의 약 28%에 해당한다. 2050년까지 65세 이상 인구수가 전체 인구의 37.7% 차지할 것으로 예상된다. 이처럼 일본의 의료기기 시장의 성장 요인은 인구 고령화로 인한 의료비 지출이 증대되면서 점진적으로 시장이 확대돼 왔다.

일본기업의 경쟁력이 강한 진단기기 분야는 해외시장에서도 존재감이 크지만, 기본적인 제품 교체 사이클이 완료돼 향후 성장 둔화가 예상된다. 최근 의료기기 제품 교

체 주기가 갈수록 길어지면서 의료기기 제조업체의 매출이 둔화하는 경향을 보이고
있다. 의료기기의 내구성 자체가 향상된 것도 있지만 병원 경영이 압박 받으며 설비
투자 억제 차원에서 교체 사이클을 연장한 것이 시정 성장 둔화에 영향을 미친 것으
로 파악된다.

 시장 리스크에 대비하기 위해 일본 의료기기 기업들은 기존의 제품 판매에서 제품과
서비스를 통합한 원스톱 솔루션 판매로 사업 모델을 전환하고 있다. 단순히 제품을
파는 데서 그치는 것이 아니라 제품의 사용, 검사, 병상 운영 효율화 서비스에도 대
응함으로써 고객사와의 중·장기적 관계 구축에 총력을 기울이고 있다. 한편, 시장규모
도 크고 향후 성장 전망도 밝은 치료기기는 수입 비중이 상대적으로 높은 양상을 보
인다.

 일본 의료기기 시장은 수입초과 구도이다. 수입이 수출을 상회하는 적자 부문은 치
료기기 항목으로 주요 품목으로는 콘택트렌즈, 카테터, 인공관절, 스텐트, 봉합용 기
계/기구 등이 있다. 한편 수출이 수입을 상회하는 흑자 부문은 주로 진단기기 항목으
로, 주요 품목으로는 혈액검사기기, 채혈관, 수혈기기, 투석기, 의료사진 필름, X선
CT장치 등이 있다.

 일본의 의료기기 시장 진출 유망분야로는 크게 질환 예방 및 조기진단 기기, 원격/
재택 의료용 기기, 신체기능을 보완하는 보조기기 등을 꼽을 수 있으며, 그 이유는
다음 표와 같이 정리할 수 있다.

[표 25] 일본 의료기기 유망분야

| 유망분유 | 배 경 |
| --- | --- |
| 질환예방 및 조기진단 기기 | 고령화에 따른 만성 질환자 급증, 보험재정 악화에 따른 예방 의료에 대한 기대, 일본인의 높은 건강의식(건강에 대한 많은 투자) 등을 배경으로 웨어러블 디바이스로 수집된 개인정보에 기초한 건강관리 서비스, 유전자 검사를 통한 질환 리스크 진단 및 발증전 치료가 유망하다. |
| 원격/재택 의료용 기기 | 일본 내 의사 부족 현상으로 인해 재택/원격 진단에 대한 수요가 증가하고 있고, 높은 수준의 통신망(높은 속도, 낮은 요금)이 이미 보급돼 있는 점 등을 배경으로 원격/재택 의료용 기기가 유망하다. |
| 신체기능을 보완하는 보조기기 | 활동적인 중장년층의 증가, 건강수명 연장, 고령화 대책 수요 증가 등을 배경으로, 쇠퇴한 신체기능을 보완하는 보조기기가 유망하다. |

*자료: KOTRA 도쿄 무역관 작성

일본 의료기기 시장은 규제 장벽이 높고 시장 구조가 복잡해 한국 기업이 진출하기 용이하지는 않다. 한편 일본에서 의료기기로 분류되는 품목만 최소 4000종이 넘고, 세부 품목을 기준으로 하면 30만 종 이상에 이르러 품목당 생산규모가 작은 틈새시장도 다수 존재하기 때문에 한국 기업의 시장참여 기회도 충분히 존재한다. 따라서 일본 의료기기 시장 진출을 희망하는 한국 기업이라면, 현지 시장 구조 및 유통구조를 면밀히 조사해 전략적인 진출 계획을 세울 필요가 있다.

다음은 2019년부터 2021년까지 일본내 의료기기 임상시험 현황별, 증상별, 항목별 집계이다.

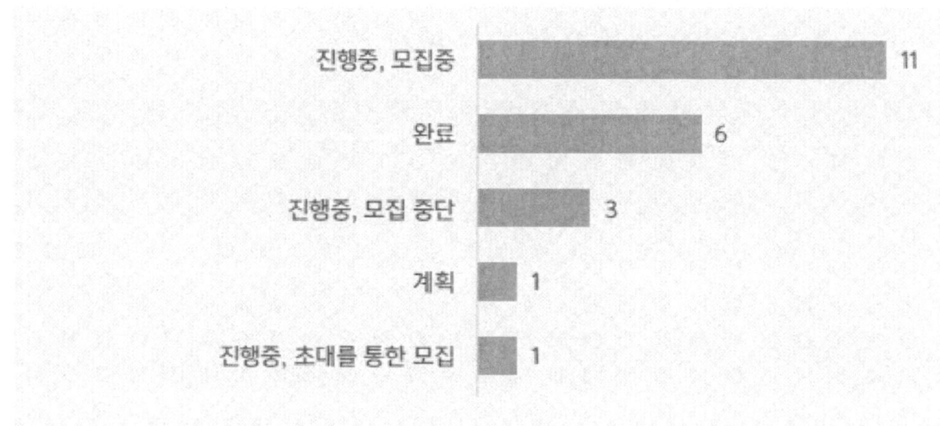



* 출처: GlobalData

[그림 26] 일본 의료기기 임상시험 현황별 집계 (2019-2021년)

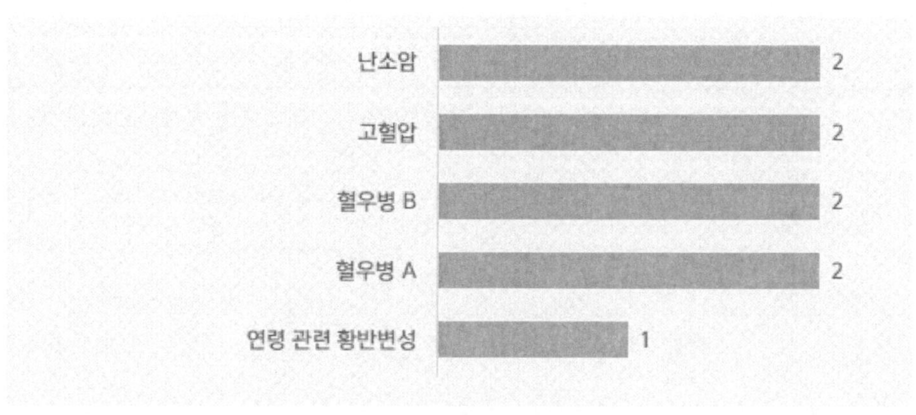



* 출처: GlobalData

[그림 27] 일본 의료기기 임상시험 증상별 집계 (2019-2021년)

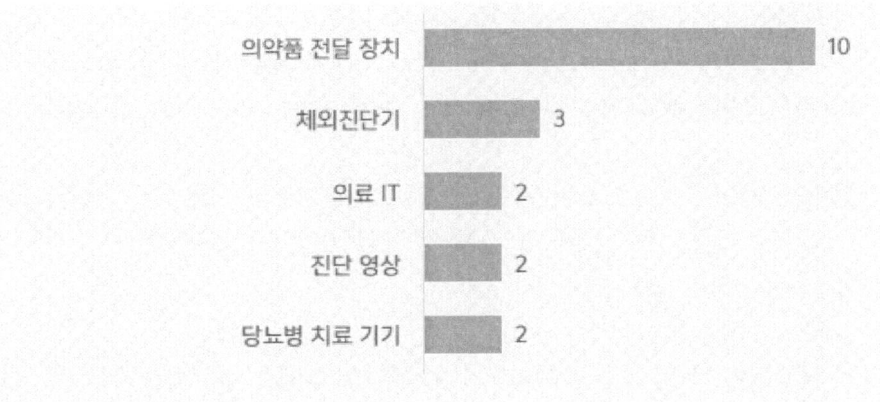



* 출처: GlobalData

[그림 28] 일본 의료기기 임상시험 기기 항목별 집계 (2019-2021년)


## 마) 중국[8]

경제 발전과 더불어 중국 내 건강산업에 대한 수요가 지속적으로 증가하며, 중국 의료기기 시장은 거대한 발전의 기회를 맞이하였다. 최근 몇 년간 중국 의료기기 시장은 20%씩 성장세를 보이며 매년 성장하여 세계 2위의의 자리에 서게 되었다. 중국의 매출 규모는 2016년 3,700억 위안에서 2021년 9,640억 위안으로 연평균 21.11%로 증가했다.

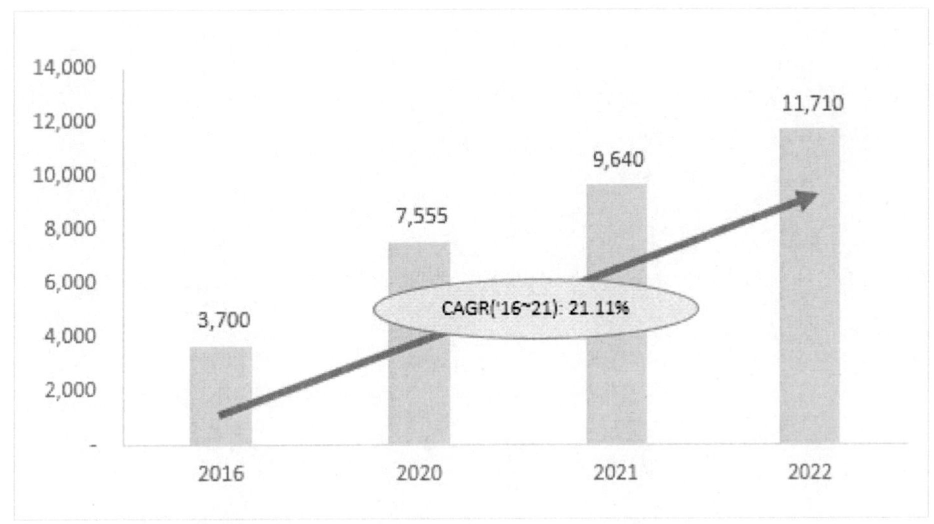



그림 29 중국 의료기기 시장규모 추이 (단위: 억 위안)

8) 중국 의료기기 시장현황/코트라 해외시장뉴스

최근 중상산업연구원 ( 中商产业研究院 ) 에서 발표한 보고서에 의하면 중국 의료기기 시장규모는 2020년의 7,555억 위안에서 2021년 9,640억 위안으로 전년 동기대비 27.6% 증가하였으며, 2022년에는 11,710억 위안에 달할 것으로 전망했다.

안과, 정형외과에서 주로 쓰이는 고가의료기기(高值医疗器械) 시장규모는 2020년 2,575억 위안으로 전년 동기대비 19.5% 증가하였으며, 2022년에는 3,257.25억 위안에 달할 것으로 전망했으며,9)

체외진단 의료기기 시장규모는 2016년 450억 위안에서 2021년 1243억 위안으로 증가했고, 2022년 1460억 위안에 달할 것으로 전망했다. 2019년-2024년간 연평균 복합성장률은 17.8%, 의료기기시장에서 체외진단 의료기기가 차지하는 비중은 15.9%에 달할 것으로 전망했다.10)

중국의 의료기기 제품은 아래의 세 종류로 나뉘어 관리되고 있다.

| 제1류 | 낮은 수준의 위험도를 보이며<br>일반적인 관리를 통해 안전성 및 유효성을 충분히 보장할 수 있는 의료기기 |
|---|---|
| 제2류 | 중간 수준의 위험도를 보이며<br>엄격한 관리를 통해 안전성 및 유효성을 보장할 수 있는 의료기기 |
| 제3류 | 높은 수준의 위험도를 보이며<br>특단의 조치를 통해 안전성 및 유효성을 보장할 수 있는 의료기기 |

2020년 중국 의료기기 생산기업 중 제1류 의료기기 생산기업은 15,924개로 전체 산업의 49.86%를 차지, 제2류 의료기기 생산기업은 13,813개로 43.25%를 차지, 제3류 의료기기 생산기업은 2,202개로 6.89%를 차지했다.

현재 중국의 의료기기 산업은 지역 편중이 심한 편은 아니고 시장 내 경쟁력 또한 분산 되어있는 형태이다. 기술적인 이유로 아직 시장에는 다수의 경쟁자가 존재하고 독점적인 위치에 있는 기업도 없다.

---

9) 중국 의료기기 시장, 2022년 1조 위안 돌파/팜뉴스
10) 중국,2022년 체외진단 의료기기 시장규모 1,500억 위안 육박/팜뉴스

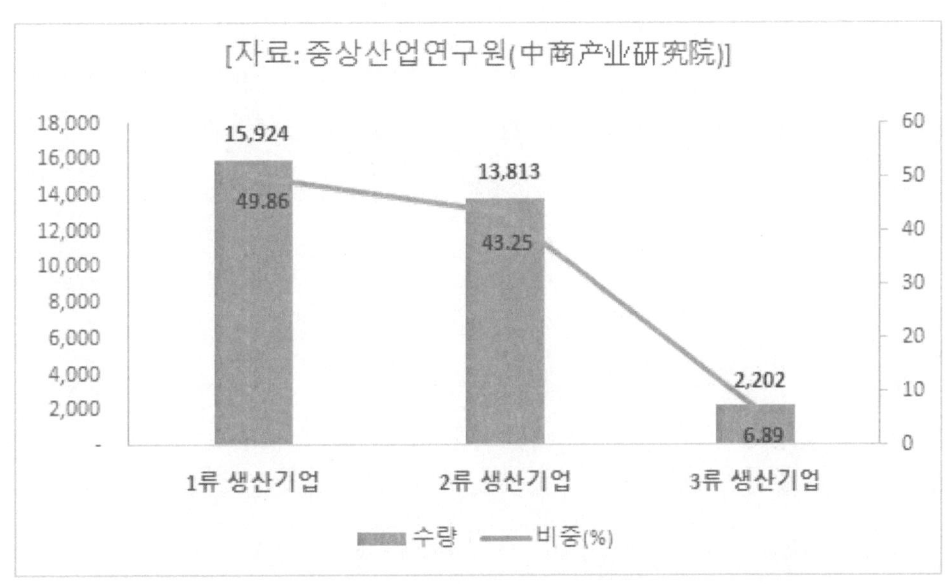


[그림 30] 2020년 중국 의료기기 종류별 생산기업 수 및 비중

　지역별로 보면, 중국 의료기기 산업은 동부 해안지역에 집중되어 있다. 중국 의료기기 생산기업은 주로 광둥(广东), 장쑤 (江苏), 산둥(山东), 저장(山东), 허베이(河北)성에 위치해 있는데 이 5개 성의 의료기기 생산기업 수는 중국 전체의 54%에 달한다.

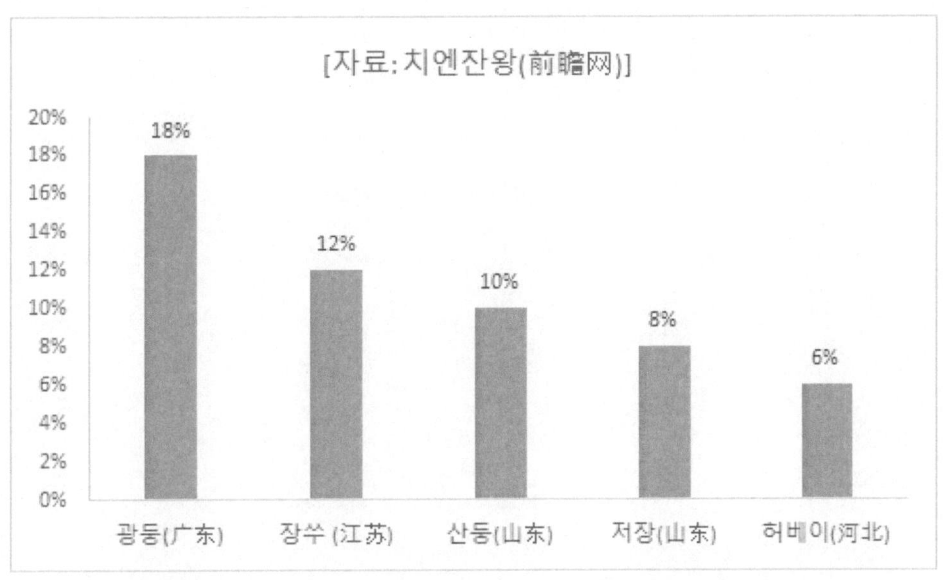


[그림 31] 2020년까지 중국 의료기기 생산기업 지역별 비중 TOP5

　중국 의료기기 경영기업의 지역별 분포를 보면, 주로 광둥(广东), 산둥(山东), 쓰촨(四川), 장쑤 (江苏)와 저장(浙江)성에 분포되어 있으며 이 5개 성에 위치한 의료기기 경영기업 수는 중국 전체의 46%에 달한다. 중국 연해 지역은 경제 수준이 비교적 높은 지역으로, 연구개발이 활발하게 이루어지고 있으며 기업 유치 또한 활발히 진행되

고 있다. 중부 내륙지역인 허베이(河北)성, 쓰촨(四川)성 등에서도 정책적 지원을 통해 최근 몇년간 의료기기 생산 및 경영기업을 유치해왔다. 전체적으로 보면 중국 의료기기 산업은 동부 연해지역을 중심으로 빠르게 발전하고 중부 내륙지역이 함께 발전해 나가는 특징을 보인다.

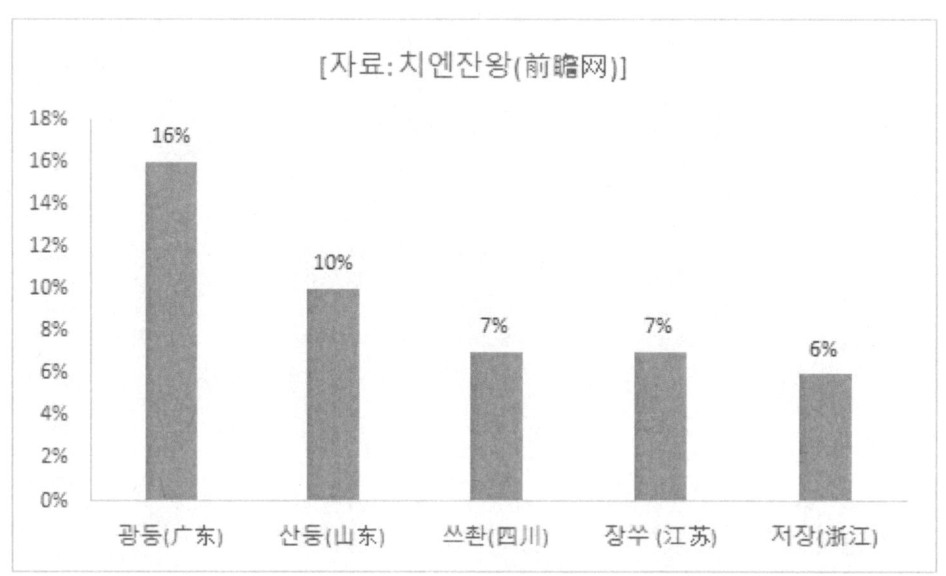


[그림 32] 2020년 중국 의료기기 산업 경영기업 지역별 비중 TOP5

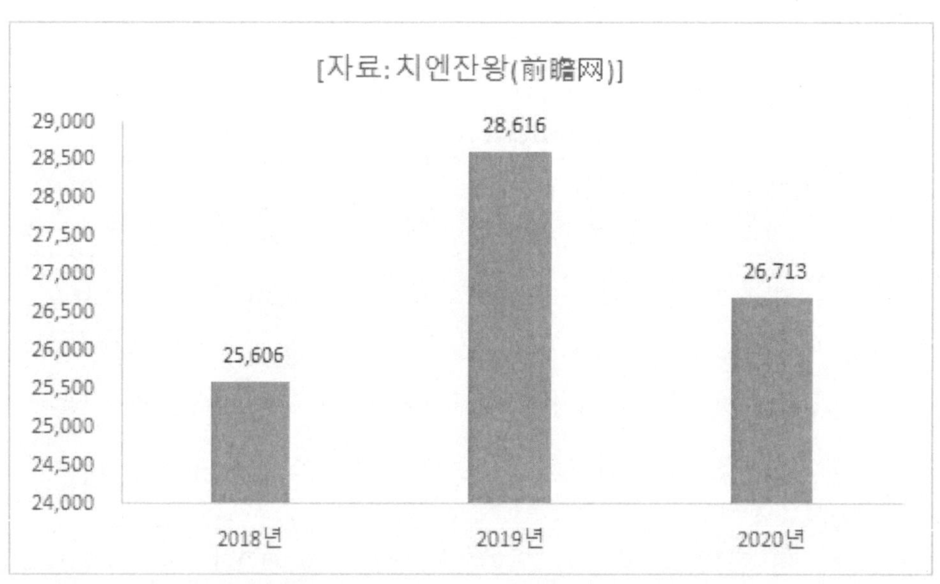


[그림 33] 2018-2020년 중국 의료기기 제품 수입규모

중국 의료기기 산업의 수입의존도는 매우 높다. 2018년 중국은 25,606건의 의료기기 수입을 진행했다. 2020년에 중국이 수입한 의료기기 제품은 총 26,713건이며 그중 제1류 의료기기가 9,694건, 제2류 9,053건, 제3류 7,966건이었다.

2021년 상반기 중국 의료기기 수입액은 171억1,600만 달러로 전년 동기 대비 5.96% 증가했다. 수입 지역은 여전히 미국, 독일, 일본을 중심으로 하며, 전체 수입의 53.39%를 차지하고 있다.

수입 의료기기 제품 중 IVD 체외 진단 시약 및 첨단 의료설비가 가장 큰 비중을 차지한다. 이외에도 일부 첨단 의료기기 제품과 핵심 부품, 핵심 원자재에 대한 수입의존도는 여전히 높고 상하이, 베이징, 광저우 등에서 주로 수입을 진행한다.

중국은 기초 의료기관 내 의료기기 도입 현황이 아직 미비하여 거대한 성장 잠재력을 가지고 있다고 볼 수 있다. 중국 정부는 2021-2025년 기간 동안 성(省)급 지역의 료센터 120개 설립을 목표로 하고 있으며, 이에 따라 의료기기 제품에 대한 수요 또한 지속적으로 늘어날 전망이다.

중국은 의료기기 제품의 자국 내 생산을 지속적으로 추진하고 있다. 2021년 2월 9일 중국 공업정보화부는 《의료장비산업 발전계획(2021-2025년)》에 대한 의견을 공개적으로 발표했다. 그중 2025년까지 핵심부품 및 원재료의 확보, 첨단 의료장비의 안전성 보장, 국제적 수준에 걸맞는 제품 성능 개발 등을 통해 의료장비 산업 전반에 있어 체계를 갖출 것을 언급하였다.

산둥성 의료기기 취급업체 담당자에 따르면, 중국의 소비능력 향상에 따라 구강·안과·의료 미용 등 소비성 의료기기 제품에 대한 수요는 점차 증가할 것으로 보인다. 또한, 인공지능(AI)기술을 접목한 의료기기의 보조치료, 의학영상처리 영역에서의 활용이 광범위해지고 있으며 이는 향후 의료기기 산업의 주요 쟁점이 될 것이다.

다음은 2019년부터 2021년까지 중국내 의료기기 임상시험 현황별, 증상별, 항목별 집계이다. 코로나19의 영향을 가장 많인 받은 중국은 코로나19 관련된 증상이 65%로 가장 많은 임상시험이 이루어졌으며, 체외진단기기 임상시험은 80건으로 35% 비중을 차지했다.

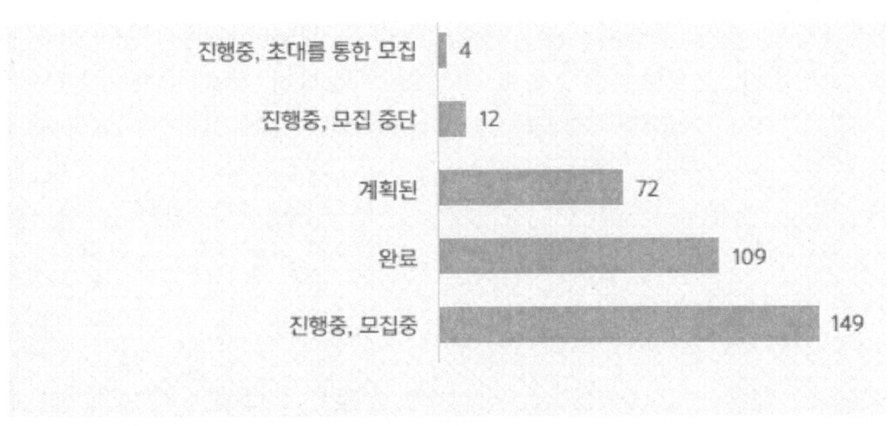


* 출처: GlobalData

[그림 34] 중국 의료기기 임상시험 현황별 집계 (2019-2021년)

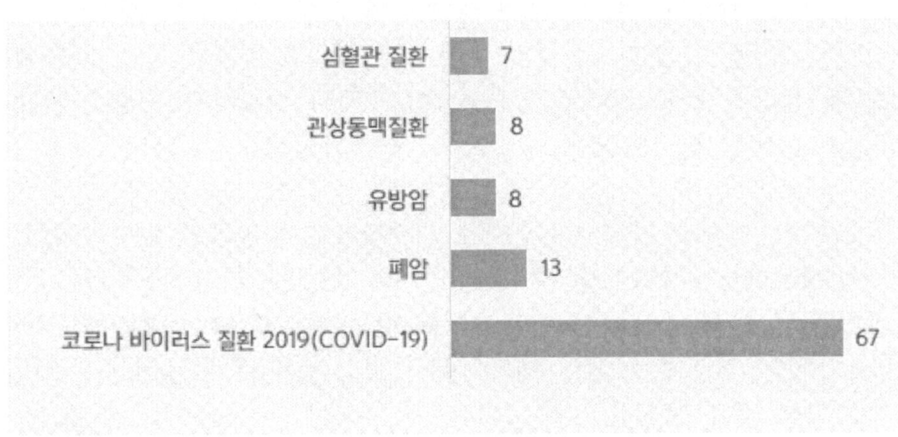


* 출처: GlobalData

[그림 35] 중국 의료기기 임상시험 증상별 집계 (2019-2021년)

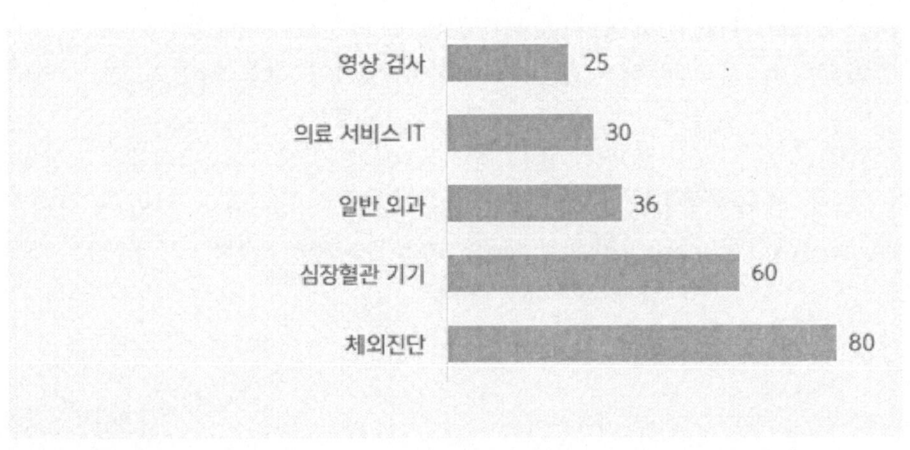


* 출처: GlobalData

[그림 36] 중국 의료기기 임상시험 기기 항목별 집계 (2019-2021년)

## 바) 말레이시아[11)

말레이시아에는 다수의 글로벌 기업을 포함한 200 여개 이상의 의료기기관련 산업체가 존재한다. 말레이시아 의료기기 산업은 의료목적으로 사용되는 치과, 안과 및 일반 진료까지의 광범위한 제품과 장비를 포함한 수술용 장갑, 신체이식장치, 정형외과 장비, 투석기에서부터 영상장치까지 이르고 있다.

말레이시아는 코로나19 이후 고무 장갑에 대한 수요가 기하급수적으로 증가함에 따라 의료용 장갑을 포함하여 카테터에 대한 수요가 세계 시장의 80%를 차지하며, 고무 장갑에 대해 65%를 공급하는 세계 최고의 카테터 및 수술 및 검사용 장갑 생산국으로 자리 잡은 상태이다.

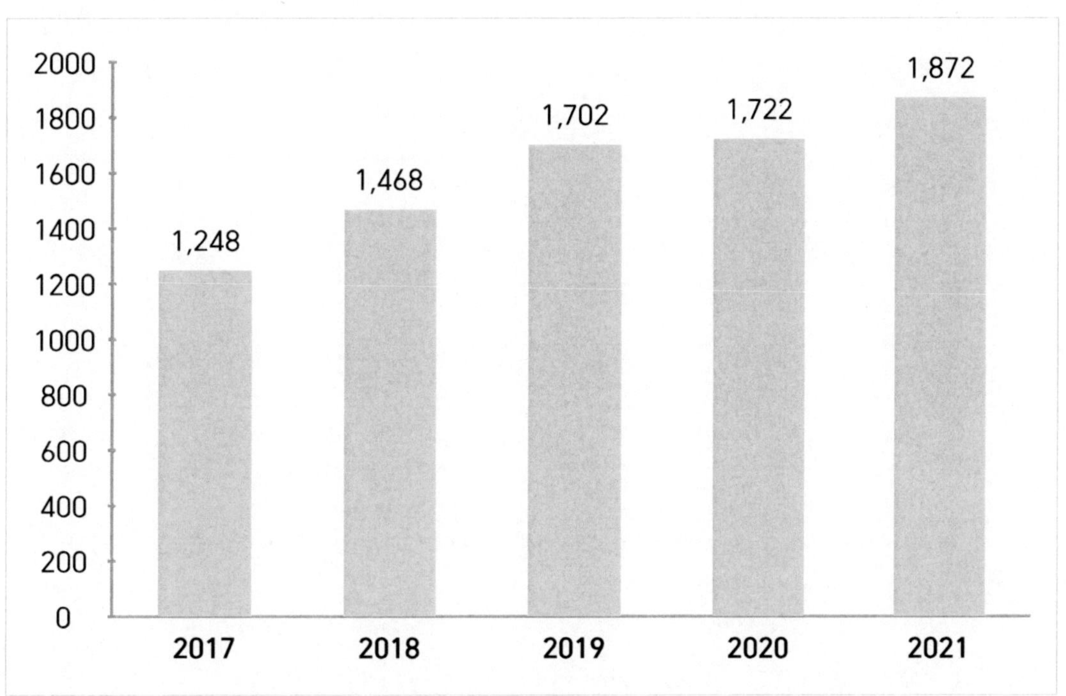


[그림 37] 말레이시아 의료기기 시장 규모 (단위: 백만 달러)

Fitch Solutions에 따르면, 2021년 말레이시아 의료기기 시장 규모는 약 18억 7천만 달러로, 전년대비 8.71% 증가한 수치임을 나타내고 있다.

또한 기타 의료장비는 2021년 6억 4700만 달러로 34.6%를 차지했고 그 다음으로 소모품은 4억 5700만 달러로 시장의 24.4%를, 진단영상장비는 3억 9800만 달러로 21.3%를 차지했다. 정형외과 장비&보철은 7100만 달러로 전년대비 증감률이 18.3%

---

11) 2021년 말레이시아 의료기기 산업 정보/코트라

로 가장 많이 증가한 유형이다.

 말레이시아는 중국의 경제 둔화, 해외직접투자 등을 제한하는 현지 정부 정책변화, 중국, 베트남에서 공급되는 저렴한 생산비에 취약한 수출 지향적 경제구조를 지니고 있다. 또한 말레이시아 노인 인구는 2019년 3/4분기 전체 인구의 6.8%인 221만명으로, 농촌 지역의 의료서비스 포괄 범위는 지극히 낮은 상황이다. 현재도 의료장비 및 새롭게 변경되는 의료장비 충족 요건에 대한 일인당 투자비용이 지극히 적은 상황이다. 이는 부족한 투자로 인해 일부 제조업체가 라벨링, 멸균, 독성 테스트 및 임상 실험, 품질 관리 기준을 충족하기 어려운 상황인 것이다.

[표 27] 말레이시아 의료기기 시장 규모 (단위: 백만 달러)

| 제품유형 | 2017 | 2018 | 2019 | 2020 | 2021 |
|---|---|---|---|---|---|
| 소모품 | 257 | 318 | 378 | 416 | 457 |
| 진단영상장비 | 263 | 266 | 351 | 359 | 398 |
| 치과장비 | 36 | 38 | 53 | 48 | 55 |
| 정형외과 장비&보철 | 62 | 66 | 68 | 60 | 71 |
| 환자보조장치 | 186 | 215 | 228 | 224 | 244 |
| 기타 의료장비 | 443 | 566 | 624 | 615 | 647 |
| 총 | 1,248 | 1,468 | 1,702 | 1,722 | 1,872 |

 최근 고부가가가치 창출 및 정밀 의료장비 생산으로 말레이시아 의료기기분야의 산업 내 중요도가 상승하고 있다.

 말레이시아에서 생산되는 고부가가치 창출 및 정밀 의료장비에는 심박조율기, 제세동기, 정형외과장비, 환자 모니터, 수술도구, 의료용 전극, 내시경, 투석 솔루션, 방사선 진단 장비, 초음파 진단 장비, 안구내 렌즈 및 체외 진단 장치가 있다.

 그 외에 의료용 가스, 마취 장비, 고정 수술대, 검사 테이블 및 장비 등 병원 지원 장비와 일회용 수술 가운, 수술커튼 및 팩, 수술용 및 의료용 캡과 마스크 또한 현지에서 주로 제조되고 있다. 의료용 장갑 제조업체 또한 화학치료 전용 특수 장갑, 항균 장갑 등 특수한 기능을 가진 장갑으로 고품질, 다양화 되어있다.

 2020년 승인된 신규 프로젝트에는 약 61억 링깃이며 51개 이상의 프로젝트 산업을 진행하고 있다. 22개 신규 프로젝트를 진행하고 있으며 나머지는 확장 다각화 프로젝트로 진행중인 상황이다.

말레이시아 의료장비 분야는 정부지원 및 투자를 바탕으로 지속적으로 성장할 것으로 전망하고 있다. 특히 주목할 영역은 심혈관장비, 정형외과장비, 체외진단장비, 전기적의료장비, 상처관리제품, 가정 및 셀프 건강관리제품 등으로 기대하고 있다.


## 나. 국내 시장

식품의약품안전처 실적보고의 생산액 및 수출입을 기준으로 조사한 국내 2021년 의료기기 시장규모는 9조 1884억 원 규모로 전년도 대비 20.9% 증가했다.

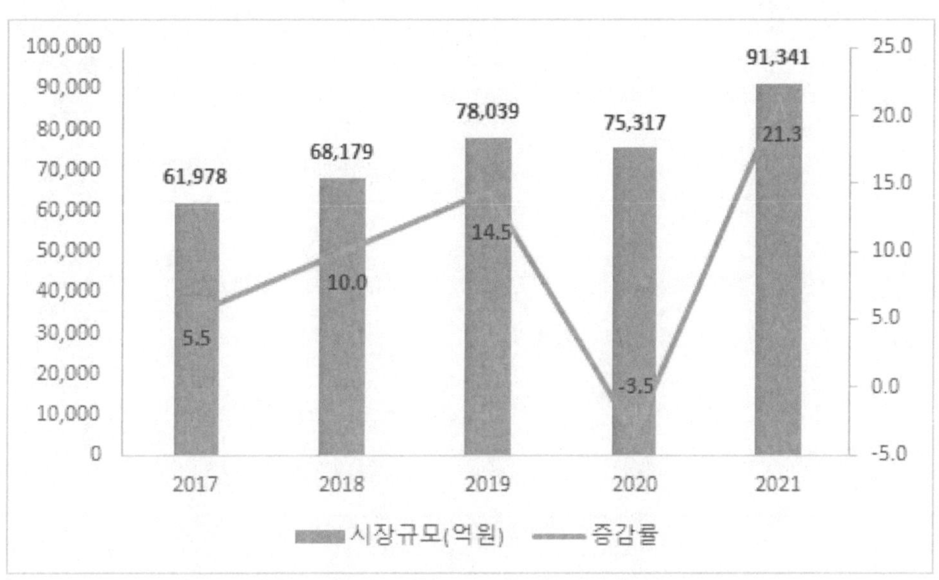


[그림 38] 생산수출입 기준 국내 시장규모 추이

국내 의료기기 시장규모는 2017년부터 2021년까지 연평균 10.2%의 성장세를 지속해왔다. 2021년 국내 의료기기 생산액은 12조 8831억 원으로 2020년 대비 27.1%가 증가했다. 이는 2020년 5월부터 체외진단의료기기법 시행으로 통계 집계에 포함이 되었기 때문이다. 코로나19 영향으로 체외진단 의료기기 수요가 증가하였고, 의료기기 생산액은 2019년 7조 2793억 원에서 2020년 10조 1357억 원으로 39.2% 증가하였다.

수출액의 경우 2017년부터 2021년까지 연평균 28.9%로 성장하였다. 2021년 9조 8746억 원의 수출실적을 올려 2020년 대비 26.1% 확대되었다. 2021년 의료기기 수입액은 2020년 대비 17.2% 증가한 6조 1256억 원으로 2017년 이후 연평균 성장률은 11.6%로 나타났다. 2019년 무역수지 적자규모는 5245억 원이였으나 2020년부터 흑자 전환하였다. 2020년 무역수지 흑자규모는 2조6040억에서 2021년 무역수지 흑자규모는 9조1341억 원으로 43.96% 증가하였다.

[표 28] 국내 의료기기 시장 동향 (단위: 백만 원, %)

| 구분 | | 2017 | 2018 | 2019 | 2020 | 2021 | CAGR ('17~'21) |
|---|---|---|---|---|---|---|---|
| 생산(A) | | 5,823,155 | 6,511,135 | 7,279,384 | 10,135,785 | 12,883,106 | 22 |
| | 증감률 | 3.9 | 11.8 | 11.8 | 39.2 | 27.1 | |
| 수출(B) | | 3,578,215 | 3,972,317 | 4,324,479 | 7,831,490 | 9,874,643 | 28.9 |
| | 증감률 | 5.6 | 11.0 | 8.9 | 81.1 | 26.1 | |
| 수입(C) | | 3,952,881 | 4,279,057 | 4,849,005 | 5,227,399 | 6,125,684 | 811.6 |
| | 증감률 | 8.1 | 8.3 | 13.3 | 7.8 | 17.2 | |
| 무역수지(D) | (D=B−C) | -374,665 | -306,739 | -524,526 | 2,604,091 | 3,748,960 | - |
| 시장규모(E) | | 6,197,820 | 6,817,874 | 7,803,910 | 7,531,694 | 9,134,147 | 10.2 |
| (E=A−B+C) | 증감률 | 5.5 | 10.0 | 14.5 | -3.5 | 21.3 | |
| 수입점유율(F) (F=C/E*100) | | 63.8 | 62.8 | 62.1 | 69.41 | 67.06 | - |
| 산업규모(G) | | 9,776,036 | 10,790,192 | 12,128,389 | 15,363,184 | 19,008,790 | 18.1 |
| (G=A+C) | 증감률 | 5.6 | 10.4 | 12.4 | 26.7 | 23.7 | |

## 1) 업체 현황

 2021년 생산실적을 보고한 일반 의료기기 제조업체는 4,085개로 2020년 3,887개에 비해 5.1% 증가했고, 수입실적을 보고한 수입업체는 2,916개로 제조업체와 마찬가지로 4.0% 증가했다.

[표 29] 국내 의료기기 제조·수입업체 현황 (단위: 개, %)

| 구분 | | 2017 | 2018 | 2019 | 2020 | 2021 | CAGR ('17~'21) |
|---|---|---|---|---|---|---|---|
| 제조업체 | | 3,283 | 3,425 | 3,570 | 3,538 | 3,674 | 2.9 |
| (일반의료기기) | 증가율 | 11.6 | 4.3 | 4.2 | -0.9 | 3.8 | |
| 제조업체 | | - | - | - | 349 | 411 | - |
| (체외진단기기) | 증가율 | - | - | - | - | 17.8 | |
| 제조업체 | | 3,283 | 3,425 | 3,570 | 3,887 | 4,085 | 5.6 |
| (일반+체외) | 증가율 | 11.6 | 4.3 | 4.2 | 8.9 | 5.1 | |
| 수입업체 | | 2,257 | 2,413 | 2,508 | 2,467 | 2,569 | 3.3 |
| (일반의료기기) | 증가율 | 8.6 | 6.9 | 3.9 | -1.6 | 4.1 | |
| 수입업체 | | - | - | - | 338 | 347 | - |
| (체외진단기기) | 증가율 | - | - | - | - | 2.7 | |
| 수입업체 | | 2,257 | 2,413 | 2,508 | 2,805 | 2,916 | 6.6 |
| (일반+체외) | 증가율 | 8.6 | 6.9 | 3.9 | 11.8 | 4.0 | |

## 2) 인력 현황

2021년 의료기기산업 종사자는 제조업체 8만 4,915명, 수입업체 5만 1,159명으로
조사되었다. 제조업체 종사자수는 전년대비 5.7% 증가하였으며, 수입업체 종사자수는
2020년 대비 7.2% 증가하였다. 또한, 제조업체 종사자수는 2017년부터 2021년까지
연평균 증가율이 10.2%, 수입업체는 13.7%의 성장률을 기록하였다.

[표 30] 국내 의료기기산업 인력 현황 (단위: 명, %)

| 구분 | | 2017 | 2018 | 2019 | 2020 | 2021 | CAGR ('17~'21) |
|---|---|---|---|---|---|---|---|
| 제조업체 | | 57,595 | 61,464 | 64,470 | 65,745 | 69,529 | 4.8 |
| (일반의료기기) | 증가율 | 10.2 | 6.7 | 4.9 | 2.0 | 5.8 | |
| 제조업체 | | - | - | - | 14,572 | 15,386 | - |
| (체외진단기기) | 증가율 | - | - | - | - | 5.6 | |
| 제조업체 | | 57,595 | 61,464 | 64,470 | 80,317 | 84,915 | 10.2 |
| (일반+체외) | 증가율 | 10.2 | 6.7 | 4.9 | 24.6 | 5.7 | |
| 수입업체 | | 30,650 | 34,858 | 37,893 | 38,781 | 41,427 | 7.8 |
| (일반의료기기) | 증가율 | 19.6 | 13.7 | 8.7 | 2.3 | 6.8 | |
| 수입업체 | | - | - | - | 8,927 | 9,732 | - |
| (체외진단기기) | 증가율 | - | - | - | - | 9.0 | |
| 수입업체 | | 30,650 | 34,858 | 37,893 | 47,708 | 51,159 | 13.7 |
| (일반+체외) | 증가율 | 19.6 | 13.7 | 8.7 | 25.9 | 7.2 | |

## 3) 생산 현황

인체에 미치는 잠재적 위해성의 정도에 따른 의료기기 등급분류를 기준으로 생산현황을 살펴보면, 1등급 의료기기 제품은 2021년 전체 생산액의 12.7%에 해당하는 1조 6,364억 원 규모로 2020년 대비 21.9% 증가했으며, 2등급 제품의 생산액은 4조 6,043억 원으로 전체 생산액의 35.7%를 차지하면서 전년대비 19.8%의 증가율을 보였다. 3, 4등급 제품의 2021년 생산액은 전년대비 각각 34.3% , 32.6% 증가한 6조 499억 원 , 5923억 원이였으며, 전체적으로 전년대비 27.1% 이상의 성장률을 보였다.

[표 31] 의료기기(체외진단기기 포함) 등급별 생산 현황 (단위: 백만 원, %)

| 구분 | 2019 | | 2020 | | 2021 | | 2020년 대비 증감률 |
|---|---|---|---|---|---|---|---|
| | 생산액 | 비중 | 생산액 | 비중 | 생산액 | 비중 | |
| 1등급 | 4,070,841 | 55.9 | 1,342,310 | 13.2 | 1,636,412 | 12.7 | 21.9 |
| 2등급 | 849,810 | 11.7 | 3,842,890 | 37.9 | 4,604,343 | 35.7 | 19.8 |
| 3등급 | 1,980,779 | 27.2 | 4,503,699 | 44.4 | 6,049,958 | 47.0 | 34.3 |
| 4등급 | 377,952 | 5.2 | 446,884 | 4.4 | 592,391 | 4.6 | 32.6 |
| 합계 | 7,279,384 | 100 | 10,135,785 | 100 | 12,883,105 | 100 | 27.1 |

체외진단기기 등급별 생산 현황을 살펴보면, 3등급 제품이 2021년 전체 생산액의 84.5%에 해당하는 3조 6,737억 원 규모로 2020년 대비 36.5% 증가하였다.

[표 32] 체외진단기기 등급별 생산 현황 (단위: 백만 원, %)

| 구분 | 2019 | | 2020 | | 2021 | | 2020년 대비 증감률 |
|---|---|---|---|---|---|---|---|
| | 생산액 | 비중 | 생산액 | 비중 | 생산액 | 비중 | |
| 1등급 | - | - | 518,800 | 15.5 | 540,689 | 12.4 | 4.2 |
| 2등급 | - | - | 124,562 | 3.7 | 106,834 | 2.5 | 14.2 |
| 3등급 | - | - | 2,691,412 | 80.2 | 3,673,758 | 84.5 | 36.5 |
| 4등급 | - | - | 20,153 | 0.6 | 28,861 | 0.7 | 43.2 |
| 합계 | - | - | 3,354,928 | 100 | 4,350,144 | 100 | 100 |

의료기기 유형군별로 생산실적을 살펴보면, 면역 검사기기가 2021년 2조 3,920억원(18.57%)으로 가장 높은 비중을 차지하였으며, 체내삽입용 의료용품이 2조 3,300억원(18.09%), 분자진단기기 1조 1,694억원(9.08%) 의 순으로 조사되었다. 코로나19 영향으로 체외진단기기의 비중이 높게 나타났다.

생산액이 1천억 원 이상인 유형군 중에서 성장률이 가장 높은 유형군은 면역검사기기(113.83%), 의료용 챔버(57.87%), 수술용 장치(44.36%) 등의 순으로 높게 나타났다.

[표 33] 의료기기 유형군별 생산액 현황 (단위: 백만 원, %)

| 구분 | 유형군 | 2020 생산액 | 2020 비중 | 2021 생산액 | 2021 비중 | 2021년 대비증감률 |
|---|---|---|---|---|---|---|
| 1 | 진료용 일반장비 | 228,791 | 2.26 | 259,789 | 2.02 | 13.55 |
| 2 | 수술용 장치 | 359,103 | 3.54 | 518,396 | 4.02 | 44.36 |
| 3 | 의료용 챔버 | 15,480 | 0.15 | 24,439 | 0.19 | 57.87 |
| 4 | 생명유지 장치 | 42,778 | 0.42 | 34,435 | 0.27 | -19.50 |
| 5 | 내장기능 대용기 | 8,715 | 0.09 | 9,669 | 0.08 | 10.95 |
| 6 | 진단용 장치 | 534,062 | 5.27 | 603,299 | 4.68 | 12.96 |
| 7 | 의료용 자극발생 기계기구 | 326,265 | 3.22 | 469,044 | 3.64 | 43.76 |
| 8 | 시술용 기계기구 | 133,074 | 1.31 | 130,691 | 1.01 | -1.79 |
| 9 | 환자 운반차 | 51,913 | 0.51 | 51,874 | 0.40 | -0.08 |
| 10 | 생체현장 측정기기 | 1,039,764 | 10.26 | 1,204,795 | 9.35 | 15.87 |
| 11 | 체외진단용 기기 (삭제) | - | - | - | - | - |
| 12 | 의료용 경 | 55,451 | 0.55 | 79,019 | 0.61 | 42.50 |
| 13 | 의료처치용 기계기구 | 314,017 | 3.10 | 433,165 | 3.36 | 37.94 |
| 14 | 주사기 및 주사침류 | 685,961 | 6.77 | 809,233 | 6.28 | 17.97 |
| 15 | 치과처치용 기계기구 | 9,380 | 0.09 | 5,242 | 0.04 | -44.12 |
| 16 | 시력보정용 렌즈 | 302,274 | 2.98 | 318,070 | 2.47 | 5.23 |
| 17 | 보청기 | 49,954 | 0.49 | 62,590 | 0.49 | 25.29 |
| 18 | 의료용 물질 생성기 | 15,084 | 0.15 | 13,152 | 0.10 | -12.81 |
| 19 | 체내삽입용 의료용품 | 1,675,017 | 16.53 | 2,330,092 | 18.09 | 39.11 |
| 20 | 인체조직 또는 기능 대치품 | 317,395 | 3.13 | 429,179 | 3.33 | 35.22 |

| 구분 | 유형군 | 2020 | | 2021 | | 2021년 |
|---|---|---|---|---|---|---|
| | | 생산액 | 비중 | 생산액 | 비중 | 대비증감률 |
| 21 | 체외용 의료용품 | 268,768 | 2.65 | 329,382 | 2.56 | 22.55 |
| 22 | 피임용구 | 7,956 | 0.08 | 7,597 | 0.06 | -4.51 |
| 23 | 치과용 합금 | 198,934 | 1.96 | 189,705 | 1.47 | -4.64 |
| 24 | 치과처치용 재료 | 139,139 | 1.37 | 188,075 | 1.46 | 35.17 |
| 25 | 체외진단 의료기기용 시약류삭제) | - | - | - | - | - |
| 26 | 유헬스케어 의료기기 | 83 | 0.00 | 1,544 | 0.01 | 1742.3 |
| 27 | 소프트웨어 | - | - | - | - | - |
| 체외1 | 검체 전처리 기기 | 425,457 | 4.46 | 474,843 | 3.69 | 4.95 |
| 체외2 | 임상화학 검사기기 | 308,255 | 3.04 | 291,522 | 2.26 | -5.43 |
| 체외3 | 면역 검사기기 | 1,118,674 | 11.04 | 2,392,037 | 18.57 | 113.83 |
| 체외4 | 수혈의학 검사기기 | 537 | 0.01 | 547 | 0.00 | 1.92 |
| 체외5 | 임상미생물 검사기기 | 21,944 | 0.22 | 20,253 | 0.16 | -7.71 |
| 체외6 | 분자진단기기 | 1,452,676 | 14.33 | 1,169,484 | 9.08 | -19.49 |
| 체외7 | 조직병리 검사기기 | 328 | 0.00 | 1,090 | 0.01 | 232.46 |
| 체외8 | 체외진단 소프트웨어 | 54 | 0.00 | 364 | 0.00 | 564.31 |
| 합 계 | | 10,135,785 | 100 | 12,883,105 | 100 | 27.11 |

한편, 국내 의료기기산업의 생산액 상위 10개 품목 현황을 살펴보면, 2021년 기준 생산액 상위 10개 품목의 생산액은 총 12조 8,831억 원으로 전체 생산액의 54.1%를 차지했다.

2021년 생산액 1위 품목은 고위험성 감염체 면역 검사 시약(2조124억 원)이며, 치과용 임플란트 고정체(1조4,446억 원)가 2위를, 고위험성 감염체 유전자 검사 시약(1조1,533억 원)이 3위로 조사되었다.

[표 35] 2021년도 기준 생산액 상위 10대 품목 현황 (단위: 백만 원, %)

| 순위 | 구분 | | 2020 | | 2021 | | 2020년 대비 증감률 |
| --- | --- | --- | --- | --- | --- | --- | --- |
| | 분류번호 | 품목명 | 생산액 | 비중 | 생산액 | 비중 | |
| 1 | K05030.01 | 고위험성감염체면역검사시약 | 1,042,847 | 10.29 | 2,012,459 | 15.62 | 92.98 |
| 2 | C20030.01 | 치과용임플란트고정체 | 1,028,733 | 10.15 | 1,444,681 | 11.21 | 40.43 |
| 3 | N05030.01 | 고위험성감염체유전자검사시약 | 1,426,705 | 14.08 | 1,153,384 | 8.95 | -19.16 |
| 4 | A26380.01 | 범용초음파영상진단장치 | 431,546 | 4.26 | 569,278 | 4.42 | 31.92 |
| 5 | C20040.01 | 치과용임플란트상부구조물 | 341,429 | 3.37 | 551,898 | 4.28 | 61.64 |
| 6 | B04230.01 | 조직수복용생체재료 | 193,621 | 1.91 | 301,160 | 2.34 | 55.54 |
| 7 | K05000 | 감염체진단면역검사시약 | - | - | 274,364 | 2.13 | - |
| 8 | I03020.01 | 핵산추출시약 | 265,444 | 2.62 | 231,580 | 1.80 | -12.76 |
| 9 | A77030.01 | 매일착용소프트콘택트렌즈 | 196,058 | 1.93 | 216,081 | 1.68 | 10.21 |
| 10 | C21010.01 | 치과용임플란트시술기구 | 151,020 | 1.49 | 209,281 | 1.62 | 38.58 |
| | 소 계 | | 5,077,406 | 50.1 | 6,964,170 | 54.1 | 37.16 |
| | 합 계 | | 10,135,785 | 100 | 12,883,105 | 100 | 27.11 |

## 4) 수·출입 현황

2021년 우리나라 의료기기 수출입 규모는 수출액 9,874억 원, 수입액 6,1256억 으로 각각 26.1%, 17.23% 증가하였다. 2019년까지 적자였던 무역수지가 체외진단기기 수출이 증가하면서 2020년부터 흑자 전환하여 무역수지 3,748억 원으로 전년대비 44% 증가하였다.

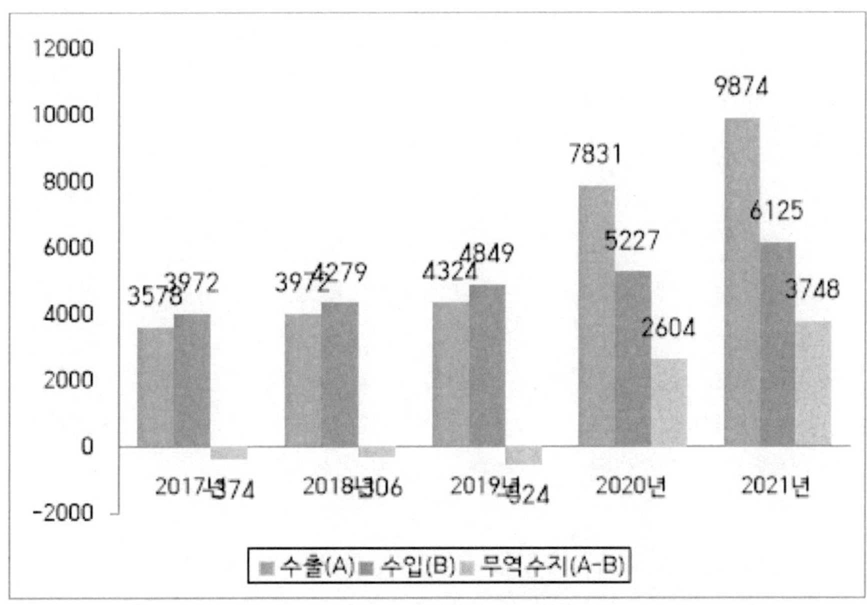



그림 39 연도별 의료기기 수출입 현황 (단위: 백만 원)

의료기기 수출 현황을 등급별로 살펴보면, 2021년 1등급 의료기기 제품의 수출은 2020년 대비 1.70% 증가한 5.4억 달러로 전체 의료기기 수출의 6.27%를 차지하였으며, 2등급 의료기기는 24.9억 달러로 전년대비 27.01% 증가하면서 28.91% 비중을 차지했다. 3등급 의료기기 제품의 수출은 51.9억 달러로 전년대비 37.10%의 성장률로 전체 60.17%의 비중을 보였으며, 4등급 의료기기 제품은 전년대비 19.61% 증가하면서 4.65%의 점유율을 보였다.

[표 36] 의료기기 등급별 수출 현황 (단위: 천 달러, %)

| 구분 | 2019 | | 2020 | | 2021 | | 2020년 대비 증감률 |
|---|---|---|---|---|---|---|---|
| | 수출액 | 비중 | 수출액 | 비중 | 수출액 | 비중 | |
| 1등급 | 252,837 | 6.82 | 550,433 | 8.29 | 541,049 | 6.27 | 1.70 |
| 2등급 | 2,099,576 | 56.59 | 1,963,797 | 29.59 | 2,494,273 | 28.91 | 27.01 |
| 3등급 | 1,009,337 | 27.21 | 3,786,820 | 57.06 | 5,191,881 | 60.17 | 37.10 |
| 4등급 | 348,178 | 9.39 | 335,524 | 5.06 | 401,308 | 4.65 | 19.61 |
| 합계 | 3,709,929 | 100.0 | 6,636,574 | 100.0 | 8,628,513 | 100.0 | 100.0 |

의료기기 수입 현황을 등급별로 살펴보면, 2021년 1등급 의료기기 제품의 수입액은 전년대비 44.83% 증가한 12.5억 달러로 전체 의료기기 수입 점유율은 23.48%이다. 2등급 의료기기 제품 수입액은 19.4억 달러로 전년 대비 11.76% 증가하였고 전체 36.30%의 가장 많은 점유율을 차지했다. 3, 4등급 의료기기에 대한 수입은 각각 17.11%, 19.38% 증가하면서 전년도와 유사한 수준의 수입 점유율을 보였다.

[표 37] 의료기기 등급별 수입 현황 (단위: 천 달러, %)

| 구분 | 2019 | | 2020 | | 2021 | | 2020년 대비 증감률 |
|---|---|---|---|---|---|---|---|
| | 수입액 | 비중 | 수입액 | 비중 | 수입액 | 비중 | |
| 1등급 | 661,503 | 15.90 | 867,790 | 19.59 | 1,256,818 | 23.48 | 44.83 |
| 2등급 | 1,715,958 | 41.25 | 1,738,690 | 39.25 | 1,943,075 | 36.30 | 11.76 |
| 3등급 | 1,071,706 | 25.76 | 1,054,159 | 23.80 | 1,234,511 | 23.06 | 17.11 |
| 4등급 | 710,746 | 17.09 | 769,171 | 17.36 | 918,248 | 17.16 | 19.38 |
| 합계 | 4,159,915 | 100.0 | 4,429,811 | 100.0 | 5,352,653 | 100.0 | 100.0 |

우리나라 의료기기의 수출입 상위 10개 품목 현황을 살펴보면, 먼저 수출은 2021년 기준 수출액 상위 10대 품목의 수출액이 57.8억 달러로 전체 의료기기 수출액의 67.1%를 차지하며 국내 의료기기 수출의 대부분을 차지했다.

[표 38] 수출액 상위 10대 품목 현황 (단위 : 천 달러, %)

| 순위 | 품명 | 2020년 | | 2021년 | | 2020년 대비 증감률 |
|---|---|---|---|---|---|---|
| | | 수출액 | 비중 | 수출액 | 비중 | |
| 1 | 고위험성감염체면역검사시약 | 1,856,124 | 27.97 | 2,650,942 | 30.72 | 48.82 |
| 2 | 고위험성감염체유전자검사시약 | 1,056,018 | 15.91 | 915,540 | 10.61 | -13.30 |
| 3 | 범용초음파영상진단장치 | 367,728 | 5.54 | 491,654 | 5.70 | 33-70 |
| 4 | 감염체진단면역검사시약 | - | - | 421,505 | 4.89 | - |
| 5 | 치과용임플란트고정체 | 228,874 | 3.45 | 362,110 | 4.20 | 58.21 |
| 6 | 조직수복용생체재료 | 228,255 | 3.44 | 261,925 | 3.04 | 14.75 |
| 7 | 핵산추출시약 | 196,440 | 2.96 | 188,613 | 2.19 | -3.98 |
| 8 | 매일착용소프트콘택트렌즈 | 147,647 | 2.22 | 185,920 | 2.15 | 25.92 |
| 9 | 치과용임플란트상부구조물 | 73,561 | 1.11 | 157,556 | 1.83 | 114.18 |
| 10 | 개인용혈당검사지 | 129,658 | 1.95 | 151,939 | 1.76 | 17.18 |
| 소 계 | | 4,284,309 | 64.6 | 5,787,710 | 67.1 | 35.09 |
| 합 계 | | 6,636,574 | 100.0 | 8,628,513 | 100.0 | 30.01 |

　5대 주력 수출품목은 고위험성 감염체 면역 검사 시약, 고위험성 감염체 윤전자 검사 시약, 범용 초음파 영상 진단장치, 감영체 진단 면역 검사 시약, 치과용 임플란트 고정체가 전체 수출액의 56.12% 차지했고 나머지 품목은 각각 4% 미만의 점유율을 보였다.

　의료기기 수입액 상위 10개 품목 현황을 살펴보면, 검체 채취용 도구가 4억 달러로 전년대비 176.20% 증가하였고 전체 의료기기 수입액의 7.64%를 차지한다. 그 다음 다초첨 인공수정체(4.18%), 치료용 하전입자가속장치(2.50%), 매일착용 소프트콘택트 렌즈(2.42%) 순으로 조사되었다.

　의료기기 수입액 상위 10대 품목은 소프트 콘택트렌즈, 스텐트, 인공 신장기용 여과기, 전산화단층엑스선 촬영장치 등으로 대부분 높은 수준의 기술력이 필요한 고가 의료 장비들의 수입 비중이 높게 유지되었다

[표 39] 수입액 상위 10대 품목 현황 (단위 : 천 달러, %)

| 순위 | 품명 | 2020년 | | 2021년 | | 2020년 대비 증감률 |
|---|---|---|---|---|---|---|
| | | 수입액 | 비중 | 수입액 | 비중 | |
| 1 | 검체채취용도구 | 148,065 | 3.34 | 408,958 | 7.64 | 176.20 |
| 2 | 다초첨인공수정체 | 105,243 | 2.38 | 224,007 | 4.18 | 112.85 |
| 3 | 치료용하전입자가속장치 | 44,559 | 1.01 | 133,899 | 2.50 | 200.49 |
| 4 | 매일착용소프트콘택트렌즈 | 90,925 | 2.05 | 129,800 | 2.42 | 42.76 |
| 5 | 인공신장기용혈액여과기 | 92,392 | 2.09 | 90,730 | 1.70 | -1.80 |
| 6 | 약물방출관상동맥용스텐트 | - | - | 86,697 | 1.62 | - |
| 7 | 진료용장갑 | 46,213 | 1.04 | 86,592 | 1.62 | 87.37 |
| 8 | 안경렌즈 | 69,879 | 1.58 | 78,665 | 1.47 | 12.57 |
| 9 | 일회용손조절식전기수술기용전극 | 69,549 | 1.57 | 73,116 | 1.37 | 5.13 |
| 10 | 전신용전산화단층엑스선촬영장치 | 73,500 | 1.66 | 66,570 | 1.24 | -9.43 |
| | 소 계 | 740,328 | 16.7 | 1,379,039 | 25.8 | 86.27 |
| | 합 계 | 4,429,811 | 100.0 | 5,352,653 | 100.0 | 20.83 |

　의료기기 수출액 상위 10개 국가를 보면 상위 4개 국가의 수출 비중이 40%를 차지하며 독일이 가장 많은 수출 국가로 17.36% 비중을 차지하며 그 다음으로 미국 9.39%, 중국 8.23% 베트남 5.79% 순으로 조사되었다.

　전년대비 수출액이 가장 많이 증가한 나라는 싱가포르로 2020년 3,589만 달러에서

2021년 3억 3,282만 달러로 827.18% 증가했고, 베트남은 2020년 9,653만 달러에서 2021년 4억 9,940만 달러로 417.32% 증가하였다.

[표 40] 상위 10위 수출 국가 현황 (단위: 천 달러, %)

| NO | 국가명 | 2020년 | | 2021년 | | 2020년 대비 증감률 |
|---|---|---|---|---|---|---|
| | | 수출액 | 비율 | 수출액 | 비율 | |
| 1 | 독일 | 769,503 | 11.59 | 1,498,015 | 17.36 | 94.67 |
| 2 | 미국 | 760,548 | 11.46 | 809,921 | 9.39 | 6.49 |
| 3 | 중국 | 573,372 | 8.64 | 710,309 | 8.23 | 23.88 |
| 4 | 베트남 | 96,537 | 1.45 | 499,402 | 5.79 | 417.32 |
| 5 | 싱가포르 | 35,897 | 0.54 | 332,828 | 3.86 | 827.18 |
| 6 | 이탈리아 | 369,203 | 5.56 | 327,821 | 3.80 | -11.21 |
| 7 | 러시아 | 257,992 | 3.89 | 283,122 | 3.28 | 9.74 |
| 8 | 일본 | 218,290 | 3.29 | 278,332 | 3.23 | 27.51 |
| 9 | 네덜란드 | 322,325 | 4.86 | 268,721 | 3.11 | -16.63 |
| 10 | 인도 | 402,336 | 6.06 | 179,374 | 2.08 | -55.42 |
| 소계 | | 3,806,007 | 57.35 | 5,187,850 | 60.12 | 36.31 |
| 합계 | | 6,636,574 | 100.00 | 8,628,513 | 100.00 | 30.01 |

의료기기 수입액 상위 10개 국가는 전체 수입액의 88%를 차지하며, 상위 3개 국가의 수출 비중이 68%를 차지한다. 미국이 가장 많은 수입 국가로 41.36% 비중을 차지하고 그 다음으로 독일 14.79%, 중국 12.29% 순으로 조사되었다.

전년대비 수입액이 가장 많이 증가한 나라는 중국으로 2020년 3억 4,739만 달러에서 2021년 6억 5,805만 달러로 89.43% 증가하였고, 일본은 2020년 3억 6,647만 달러에서 2021년 5억 1,061만 달러로 39.33% 증가하였다.

[표 41] 상위 10위 수입 국가 현황 (단위: 천 달러, %)

| NO | 국가명 | 2020년 | | 2021년 | | 2020년 |
|---|---|---|---|---|---|---|
| | | 수출액 | 비율 | 수출액 | 비율 | 대비 증감률 |
| 1 | 미국 | 1,893,570 | 42.75 | 2,213,646 | 41.36 | 16.90 |
| 2 | 독일 | 768,841 | 17.36 | 791,600 | 14.79 | 2.96 |
| 3 | 중국 | 347,394 | 7.84 | 658,056 | 12.29 | 89.43 |
| 4 | 일본 | 366,470 | 8.27 | 510,619 | 9.54 | 39.33 |
| 5 | 스위스 | 185,132 | 4.18 | 202,538 | 3.78 | 9.40 |
| 6 | 영국 | 85,354 | 1.93 | 89,217 | 1.67 | 4.53 |
| 7 | 프랑스 | 70,778 | 1.60 | 82,531 | 1.54 | 16.61 |
| 8 | 아일랜드 | 54,444 | 1.23 | 61,829 | 1.16 | 13.56 |
| 9 | 이탈리아 | 59,150 | 1.37 | 61,624 | 1.15 | 4.18 |
| 10 | 대만 | 43,715 | 0.99 | 59,589 | 1.11 | 36.31 |
| 소계 | | 3,874,852 | 87.5 | 4,731,252 | 88.4 | 22.10 |
| 합계 | | 4,429,811 | 100.00 | 5,352,653 | 100.00 | 20.83 |

## 5) 임상시험현황

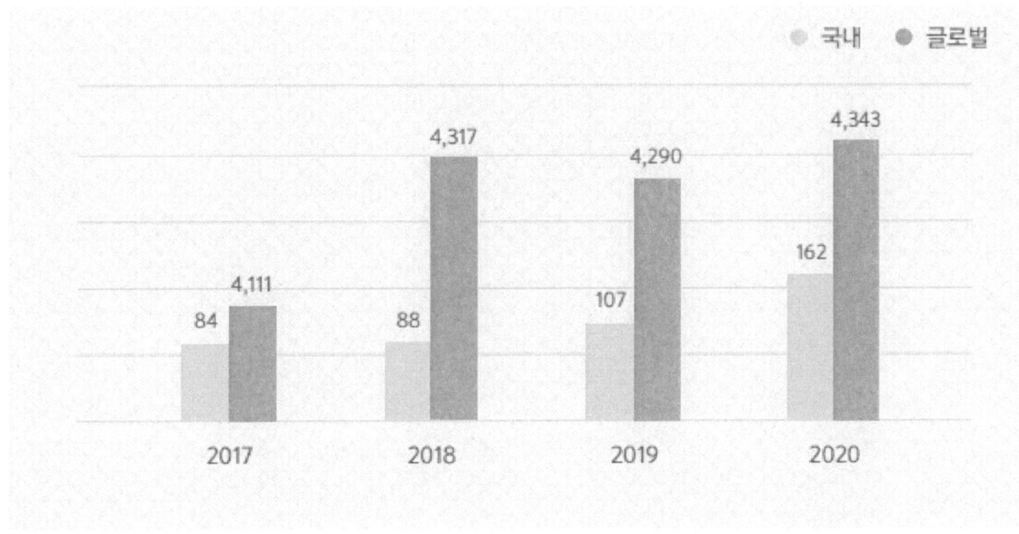


* 출처 : KoNECT

[그림 40] 국내 임상시험 승인현황

국내 의료기기 임상시험 승인은 2017년 84건에서 연평균성장률 24.47%로 성장하여 2020년 162건으로 증가하였다. 특히 코로나19로 인해 2019년 107건에서 34%증가하여 2020년에 162건으로 급성장하였다.

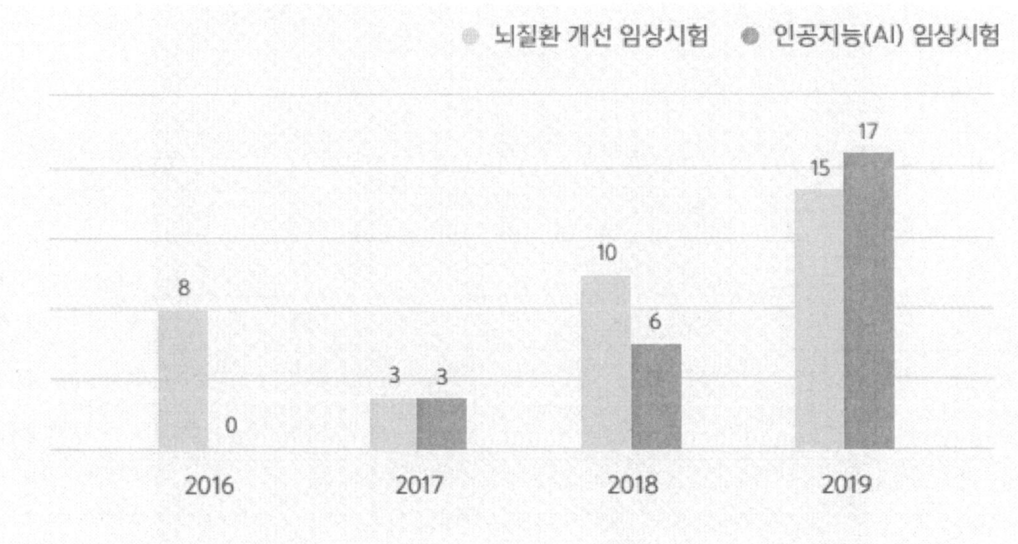


[그림 41] 국내 주요 의료기기 임상시험 연도별 승인 현황

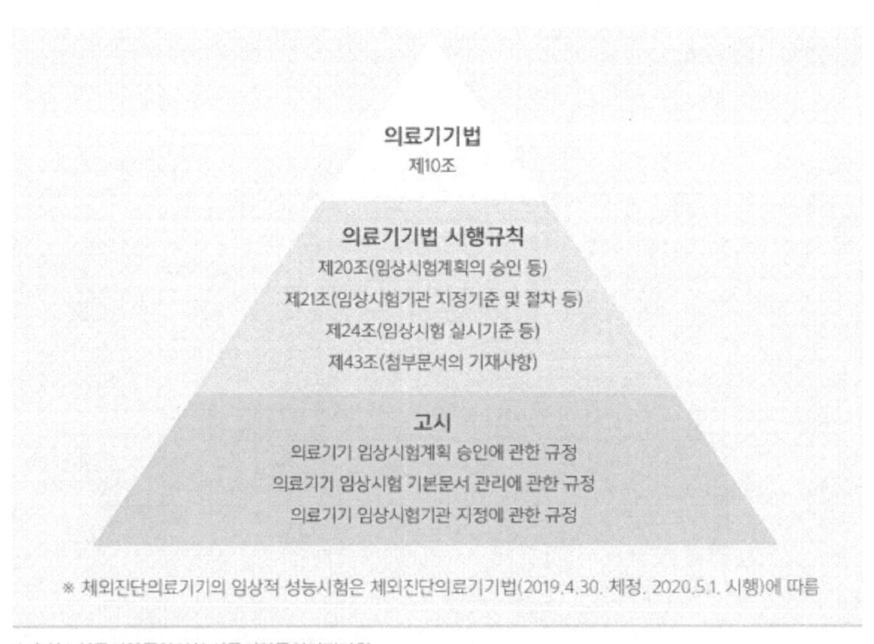


[그림 42] 국내 의료기기 임상시험 규정

식약처는 포스트 코로나를 대비하여 원활한 의료기기 임상시험 시행을 위한 기관 확

대 등 제도·규제를 개선한다고, 2021년 의료기기 온라인 정책설명회에서 밝혔다. 2021년 10월 정부 입법으로 추진 예정인 사항으로 의료기기 임상시험 활성화와 제품 개발 촉진을 목적으로 의무기록 등 데이터를 이용하는 임상시험의 경우 계획 승인 대상에서 제외될 예정이다.

그동안은 사람이 아닌 의료데이터를 사용하는 임상시험을 하는 경우에도 기 허가된 사항 외에 대해서는 식약처장의 임상시험계획 승인을 받도록 했으나, 앞으로는 임상시험기관의 임상시험 심사위원회의 승인만으로 임상시험을 실시할 수 있도록 했다.

현행법률상 의료기기 임상시험은 식약처에서 지정한 임상시험 기관만 임상시험을 허용하도록 규정하고 있으나 지정되지 않은 의료기관도 임상시험에 협력적으로 참여할 수 있도록 근거를 마련할 계획이다.

현행 규정상 의료기기 임상시험은 지정된 의료기관(종합병원)에서만 수행할 수 있어 임상시험 실효성에 문제가 있다는 지적에 따라 임상시험기관으로 지정받지 못하는 1차 의료기관(의원급)도 지정받은 의료기관(종합병원)이 임상시험 수행 시 같이 참여할 수 있도록 제도가 개선된다. 임상시험기관 지정이 불가한 1차 의료기관(의원급)도 의료기기 임상시험에 일부 참여할 수 있도록 해 국내 의료기기 임상시험 활성화 및 실효성 제고에 도움이 될 것으로 예상이 된다.


## 다. 기술별 시장[12)]

소프트웨어 의료기기란 의료기기에 해당하는 목적으로 사용하기 위해 소프트웨어의 형태로 개발·제조된 의료기기를 말하며 내장형과 독립형 소프트웨어와 모바일 의료용 앱 등으로 구분할 수 있다. 의료기기에서 생성된 데이터를 정보통신망으로 연결된 원격지의 서버 등에 전송하여 저장·분석 등을 수행하는 소프트웨어를 포함한다.

'내장형 소프트웨어 의료기기'는 특정 장비나 장치에 내장되어 해당 의료기기를 작동시킬 목적으로 사용되며, 엑스선발생장치, 초음파 영상진단장치 등에 설치되어 해당 기기에서만 작동 가능한 소프트 웨어 의료기기이다.

'독립형 소프트웨어 의료기기'는 특정 하드웨어에 종속되지 않고 컴퓨터(PC), 태블릿 PC, 모바일폰 등 범용 장비나 장치에 설치해 사용하며, 의료영상전송처리장치, 뇌영

---

12) 2020년 신개발 의료기기 전망 분석 보고서/식품의약품안전평가원

상검출진단보조소프트웨어, 모바일 심전계등이 있다.

'모바일 의료용 앱'이란 정보통신망에 접속 가능한 모바일 기기에서 실행되며 내장형 소프트웨어·독립형 소프트웨어의 기능 또는 그 밖에 이와 유사한 기능으로 사용되는 소프트웨어 앱 또는 웹 기반의 응용 소프트웨어를 말한다.

'소프트웨어 업그레이드'란 제조(수입)허가·인증을 받거나 신고한 의료기기 소프트웨어에 대한 다음 각 목의 어느 하나에 해당하는 사항의 변경(추가)을 말한다.
 1. 사용목적 또는 이와 관련된 주요기능(핵심성능)
 2. 생체신호·의료영상과 같은 분석대상이나 분석기법 등 분석알고리즘(분석방법)
 3. 의료기기 소프트웨어 개발언어 또는 운영환경
 4. 사이버 보안에 영향을 미치는 통신기능 등[13]


### 1) 디지털병리[14]

 디지털병리(digital pathology)란 세포 및 조직의 현미경 검경을 위해 사용하던 유리 슬라이드를 고배율의이미지 정보를 유지한 상태로 스캔하여 디지털 파일로 전환하고 컴퓨터 화면을 통해 병리학적 평가를 하는 시스템이다.

 전통적인 병리학에서 나타난 문제점을 극복하기 위해 새로운 이미징 시스템 및 전체 슬라이드이미지(WholeSlide Image, WSI) 스캐너가 개발했다. WSI 스캐너는 몇 분 안에 슬라이드의 전체 조직 섹션에 대한 여러 이미지를 캡처한 후, 이를 디지털 방식으로 연결하여 병리학자가 컴퓨터 모니터에서 검토·분석할 수 있는 WSI를 생성한다.

 미국에서는 필립스(Philips)社의 IntelliSite Pathology Solution1) 및 라이카(Leica)社의 Aperio AT2 DXSystem2) 등이 FDA로부터 승인을 획득하였다.

 디지털병리는 즉각적인 영상 공유 및 개선된 협업을 제공, 인공지능(AI) 사용 가능 , 의학적 혁신을 제공, 데이터에 대한 효율적인 관리, 병리학자의 신체적 부담 완화 등의 이점을 제공한다.

 2021년 9월 AI 병리진단 솔루션이 최초로 미국 FDA 승인하였다. 미국, EU, 중국 등 선도국 업체들을 중심으로 하드웨어, 소프트웨어 및 AI 알고리즘 등을 통합하여 산업의 발전을 가속화하려는 움직임 활발하다. 이에 우리 산업계와 정부도 체계적으

---

13) 220620 식약처 의료기기 소프트웨어 그 외 사항 사후보고작성자 맹고
14) 글로벌 디지털병리 산업 동향/한국보건산업진흥원

로 대응할 필요가 있다.

[그림 43] 디지털병리 시장의 촉진·억제·기회 요인

| 촉진 요인 | 억제 요인 | 기회 요인 |
| --- | --- | --- |
| ① 의료의 디지털화<br>② 클라우드스토리지 (cloud storage) 서비스 사용 증가<br>③ 임상연구에서의 디지털병리 적용<br>④ 실험실 효율성을 높이기 위한 디지털병리 채택 증가 | ① 자원이 부족한 국가에서는 구현이 어려운 디지털병리<br>② 디지털 영상(imaging) 및 디지털 보관에 대한 표준화 부족 | ① 신약개발 및 동반진단 분야에서 디지털병리 활용 증가<br>② 헬스케어 분야에 AI를 통합<br>③ 전자건강기록(EHR) 관리를 위한 블록체인 기술 구현 |

출처: ARIZTON(2021)[3]

신약개발 및 동반진단 분야에서 디지털병리 활용이 증가하고 있다. 주로 암 치료에 적용되는 개인맞춤의학(personalized healthcare)과 정밀의학(precision medicine)이 의학의 핵심 트랜드로 부상하였다. 동반진단은 환자의 치료에 적절한 표적치료제를 사용하기 위해 약물의 반응성 및 안전성을 미리 예측하는 검사이며, 동반진단은 개인맞춤의학과 정밀의학 분야에 있어 중요한 부분을 차지한다.

디지털병리 솔루션에 AI 기술이 적용되면서 딥러닝(DL) 및 머신러닝(ML) 도구를 사용한 슬라이드분석이 가능하게 되었으며, 이러한 가능성은 치료과정을 향상시키는 방안으로 동반진단에서의 활용증가로 이어지고 있는 추세이다.

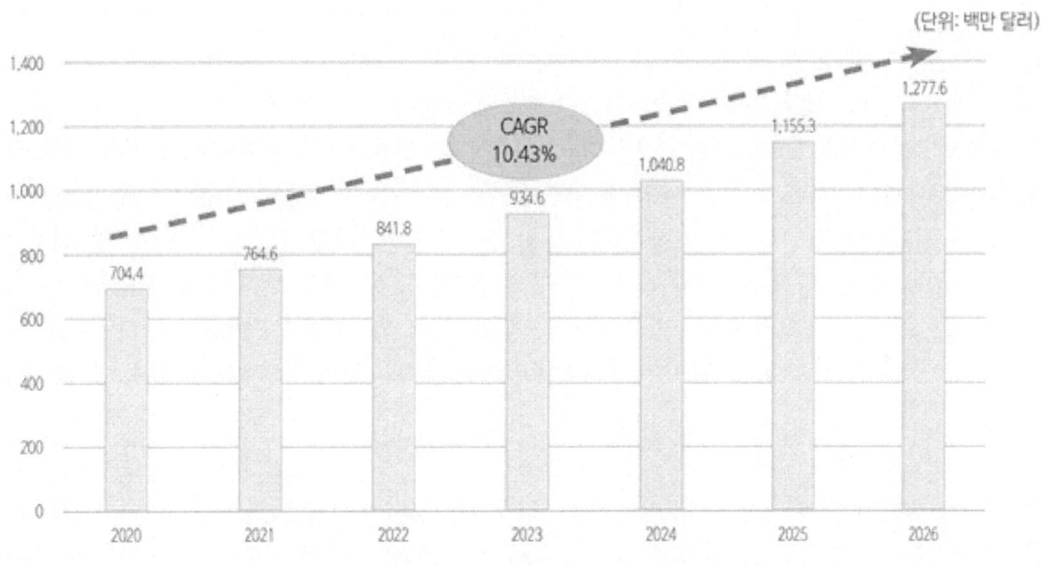


[그림 44] 글로벌 디지털병리 시장 규모 및 추이

글로벌 디지털병리 시장은 헬스케어의 디지털화와 병리진단 수요 증가에 따라 2020~2026년 기간 동안 10.43%의 성장이 예상되는 새롭게 부상하는 시장이다. 한국 보건산업진흥원이 최근 발간한 '보건산업브리프 346호-글로벌 디지털병리 산업 동향'에 따르면 글로벌 디지털병리 시장은 2020년 7억 443만달러에서 2026년까지 매년 10.43% 성장, 2026년 12억7764만 달러에 이를 것으로 나타났다.

전 세계 디지털병리 시장은 응용분야별로 학술 연구 및 교육, 질병 진단 및 컨설팅, 신약 발견 및 개발분야로 세분화되며, 지난 2020년에 학술 연구 및 교육 부문이 디지털병리 시장에서 48.4%의 비중을 차지했다.

학술연구 및 교육 부문이 세계 디지털병리 시장에서 주도적인 역할을 할것으로 전망되며, 질병진단 및 컨설팅 부문은 오는 2026년에는 3억5860만 달러, 신약 발견 및 개발 부문은 오는 2026년 3억1991만 달러 규모에 이를 것으로 전망했다.

[그림 45] 글로벌 디지털병리 응용분야별 시장 점유율

| 구분 | 시장규모(백만달러) | | | 구성비(%) | |
|---|---|---|---|---|---|
| | 2020 | 2026 | CAGR | 2020 | 2026 |
| 학술연구 및 교육 | $340.9 | $599.1 | 9.9% | 48.4% | 46.9% |
| 질병진단 및 컨설팅 | $191.9 | $358.6 | 11.0% | 27.2% | 28.1% |
| 신약발견 및 개발 | $171.6 | $319.9 | 10.9% | 24.4% | 25.0% |
| 합계 | $704.4 | $1,277.6 | 10.4% | 100.0% | 100.0% |

출처: ARIZTON(2021)

질병진단 및 컨설팅 부문은 2020년 1억 9190만 달러에서 연평균 11% 증가하여 2026년에는 3억 5860만 달러에 이를 것으로 전망했다. 디지털병리는 WSI 기술이 이미지 배율과 정확도를 향상시켜 질병진단의 속도와 질을 개선시킬 수 있으며, 전통적인 유리슬라이드와 다르게 디지털병리 영상은 공유가 쉽기 때문에 빠른 시간 내에 전 세계의 병리학자간 2차 소견의 공유가 가능하다. 또한 대부분의 과정이 자동화되기 때문에 인적 오류가 발생할 가능성이 적고, 이로 인해 진단의 질 역시 향상될 수 있다. 특히 인공지능은 WSI에서 병리학자가 주목해야 할 부분을 예측하여 제시할 수 있기 때문에 디지털병리와 인공지능의 결합은 진단분석 역량을 한층 향상시킬 것으로 기대된다.

신약 발견 및 개발 부문은 2020년 1억 7,160만 달러에서 연평균 10.94% 증가하여 2026년에는 3억 1,991만 달러에 이를 것으로 전망했다. 디지털병리 프로세스는 자동화되어 빠른 속도로 수행이 가능하며, AI 및 ML과 결합하여 신약 발견 및 개발을 촉

진하고 있다.

특히 암 치료를 위한 정밀 의약품 개발에 디지털병리가 활용될수 있다. AI와 딥러닝 시스템(DLS)은 종양 샘플에 대한 병리학적 평가를 수행하여 한 번에 여러 생물지표를 찾을 수 있는데, 이는 사람이 할 수 없거나 상당한 시간이 걸리는 작업이기 때문에 정밀의학의 디지털병리에 대한 의존도가 증가할 수밖에 없다.


## 2) 디지털 치료기기[15][16]

디지털 치료기기(digital therapeutics, DTx)는 의학적 장애나 질병을 예방, 관리, 치료하기 위해 환자에게 근거 기반의 치료적 개입을 제공하는 소프트웨어 의료기기로 하드웨어 없이 소프트웨어 그 자체로 의료기기가 되는 독립형소프트웨어의료기기(SaMD, Software as a Medical Device)이다.

소프트웨어 의료기기란 의료기기에 해당하는 목적으로 사용하기 위해 소프트웨어의 형태로 개발·제조된 의료기기를 말하며 내장형과 독립형 소프트웨어와 모바일 의료용 앱 등으로 구분할 수 있다. 의료기기에서 생성된 데이터를 정보통신망으로 연결된 원격지의 서버 등에 전송하여 저장·분석 등을 수행하는 소프트웨어를 포함한다.

'내장형 소프트웨어 의료기기'는 특정 장비나 장치에 내장되어 해당 의료기기를 작동시킬 목적으로 사용되며, 엑스선발생장치, 초음파 영상진단장치 등에 설치되어 해당 기기에서만 작동 가능한 소프트 웨어 의료기기이다.

'독립형 소프트웨어 의료기기'는 특정 하드웨어에 종속되지 않고 컴퓨터(PC), 태블릿 PC, 모바일폰 등 범용 장비나 장치에 설치해 사용하며, 의료영상전송처리장치, 뇌영상검출진단보조소프트웨어, 모바일 심전계등이 있다.

'모바일 의료용 앱'이란 정보통신망에 접속 가능한 모바일 기기에서 실행되며 내장형 소프트웨어·독립형 소프트웨어의 기능 또는 그 밖에 이와 유사한 기능으로 사용되는 소프트웨어 앱 또는 웹 기반의 응용 소프트웨어를 말한다.

'소프트웨어 업그레이드'란 제조(수입)허가·인증을 받거나 신고한 의료기기 소프트웨어에 대한 다음 각 목의 어느 하나에 해당하는 사항의 변경(추가)을 말한다.
1. 사용목적 또는 이와 관련된 주요기능(핵심성능)

---

15) 2021 의료기기 산업동향 보고서/한국의료기기안전정보원
16) 글로벌 시장동향보고서 "디지털 치료 시장"/연구개발특구진흥재단

2. 생체신호·의료영상과 같은 분석대상이나 분석기법 등 분석알고리즘(분석방법)
3. 의료기기 소프트웨어 개발언어 또는 운영환경
4. 사이버 보안에 영향을 미치는 통신기능 등[17]

국제의료기기규제당국자포럼(IMDRF, International Medical Device Regulators Forum)에서는 SaMD를 '하드웨어 없이 의료기기의 목적을 수행하는 하나 이상의 의료 목적으로 사용되는 소프트웨어'라고 정의하고 있다
국제 비영리 단체인 DTA(Digtal Therapeutics Alliance, 디지털 치료제 협회)등 국제적으로 'Digtal Therapeutics(디지털 치료제)'라는 용어를 사용하고 있으며, 국내에서도 '디지털 치료제' 라는 용어를 주로 사용하고 있으나, 한국 식품의약품안전처는 '의료기기'를 강조하여 '디지털 치료제' 대신 '디지털치료기기'라는 용어를 사용한다.

즉 디지털 치료기기는 디지털 기술을 이용해 질병의 예방, 관리 또는 치료를 목적으로 한 소프트웨어 프로그램 치료법이라 정의할 수 있으며 앱, 비디오게임, 가상현실(VR: virtual reality), 소프트웨어 등의 다양한 형태로 기존 치료제를 대체하거나 보완하는 치료법이라고 할 수 있다.

스마트폰 등 모바일 기기의 보급에 따라 모바일 어플리케이션 형태의 약물중독 치료 앱 등이 개발되고, 컴퓨터 게임을 이용한 소아 ADHD 치료용 VR/AR등에 디지털치료기기가 사용되며, 치료효과를 극대화하기 위해 빅데이터 또는 인공지능 등의 기술이 적용되기도 한다.

또한 디지털치료기기는 질병에 단독으로 사용되거나, 기존의 치료와 병행되어 치료효과를 내는 의료기기로 기존의 의약품과 동일한 전방산업을 가질 수 있다.

[그림 46] 디지털치료기기 분야 산업구조

| 후방산업 | 디지털치료기기 분야 | 전방산업 |
| --- | --- | --- |
| 모바일 어플리케이션,<br>VR/AR, 디지털 컨텐츠, 임베디드 소프트웨어, 응용 소프트웨어, 빅데이터, 인공지능 솔루션 등 | 단독 소프트웨어 치료기기,<br>하드웨어 탑재 소프트웨어 치료기기 등 | 디지털 헬스케어, 의료기기,<br>건강관리서비스, 의료서비스, 예방의학, 의약 등 |

디지털 치료기기는 주요 목적에 따라 건강 상태 취급, 의학적 장애나 질병의 관리 및 예방, 복약 최적화, 의학적 질병 및 장애 치료 등 4가지로 분류하며, 안전성 및 유효성 등의 치료 효과 검증 후 규제당국의 승인 절차를 거쳐야 한다.

---

17) 220620 식약처 의료기기 소프트웨어 그 외 사항 사후보고작성자 맹고

[표 42] 디지털치료기기의 목적에 따른 분류

| 용도 | 제품 위험성,효능 검증 | 위학적 장애 또는 질병 관련 주장범위 | 임상적 근거 | 구매방식 | 타 치료와의 관계 |
|---|---|---|---|---|---|
| 건강상태 관리 | 규제기관 재량 (명시적 감독 없음) | 장애 또는 질병 관련 주장 없음 | 임상 시험과 지속적 근거창 출 필요 | 환자 직접 구매(DTC,처방 불필요) | 독립적 사용 또는 다른 약제 간접 지원 |
| 장애 또는 질병의 관리 및 예방 | 효능, 안정성에 대해 규제기관 등 국가기관의 검증 필요 | 낮음-중간 단계(예:질병 진행 속도를 늦춤) | | 일반의약품 (Over the Counter) 또는 의사 처방 필요 | 단독 투여 또는 병용 투여 |
| 약물치료 최적화 | | 중간-높음 단계(예: 보조요법의 효능 향상) | | | 병용 투여 |
| 질병치료 | | 중간-높음 단계(임상 결과에 대한 직접적인 효능 주장) | | 의사 처방 필요 | 단독 투여 또는 병용 투여 |

*출처: 디지털 치료제 기술동향브리프(한국과학기술기획평가원, 2020)

또한, 디지털치료기기는 질병 치료에 직·간접적 영향을 줄 수 있기에 그 유형에 따라 다음과 같이 독립형, 증강형 및 보완형으로 분류된다

[표 43] 디지털 치료기기의 유형에 따른 분류

| 유형 | 독립형(Standalone) | 증강형(Augment) | 보완형(Complementary) |
|---|---|---|---|
| 목적 | 다른 약물의 개입 없이도 독립적으로 질병을 치료하도록 설계 | 지정된 약리학적 치료법의 효과, 관리를 강화하기 위해 디지털 방식으로 설계 | 기존 치료법을 보완하도록 설계된 디지털 방식 |
| 특성 | 다른 치료법과 함께 사용 될 수 있지만, 독립적으로 작동하거나 약리학적 개입을 대체할 수 있음. 인지행동 요법을 디지털 방식으로 전달하여 다양한 상태를 치료할 수 있음 | -기존 치료법과 함께 사용하여 약리학적 치료 효과를 강화<br>-일반적으로 당뇨병과 같은 만성 질환과 관련하여 사용 | -생태 및 질병 용인의 자가 관리를 개선<br>-환자 행동 새건·변화 지원<br>-비만, 고혈압과 같은 생활습과 및 행동 요인이 중요한 질병에서 많이 사용함 |
| 예시 | Pear Therapeutics의 reset Akili Interactive Labs의 AKL-T01 | Proteus Digital Health의 Abilify Mycite Propeller Health의 Propeller | Omada Health의 Omada program Roche의 mySugr |

*출처 : 기술 변화에 따른 의약품의 미래 전망과 중장기 보건정책 및 거버넌스 연구, 한국보건사회연구원

독립형 디지털 치료기기는 다른 약물의 개입 없이 독립적으로 질병을 치료하도록 설계된 것을 의미한다. 즉, 다른 치료기기와 함께 사용할 수 있지만, 독립적으로 작동돼 기존 약물치료를 대체할 수 있다.

증강형 디지털 치료기기는 단독으로 사용되는 것이 아니라 기존 치료법과 함께 사용해 치료 효과를 강화하는 방식이며 보완형은 여러 질병 상태를 자가 관리하거나 개선하는 목적으로 만들어졌다. 비만이나 고혈압과 같은 생활 습관 및 행동 요인이 중요한 질병에서 많이 이용된다.

글로벌 시장조사 전문기관 MarketsandMarkets에 따르면, 전 세계 디지털 치료기기 시장은 2020년 21억 1,780만 달러에서 연평균 성장률 26.7%로 증가하여, 2025년에는 69억 460만 달러에 이를 것으로 전망했으며, 국내 디지털 치료기기 시장은 2020년 4,742만 달러에서 연평균 성장률 23.2%로 증가하여, 2027년에는 2억 437만 달러에 이를 것으로 전망했다.

전 세계 디지털 치료기기 시장을 지역별로 살펴보면, 2019년 기준으로 북미지역이 70.0%로 가장 높은 점유율을 차지하였고, 유럽 지역이 21.0%, 아시아-태평양 지역이 7.0%, 기타 지역이 2.0%로 나타났다.

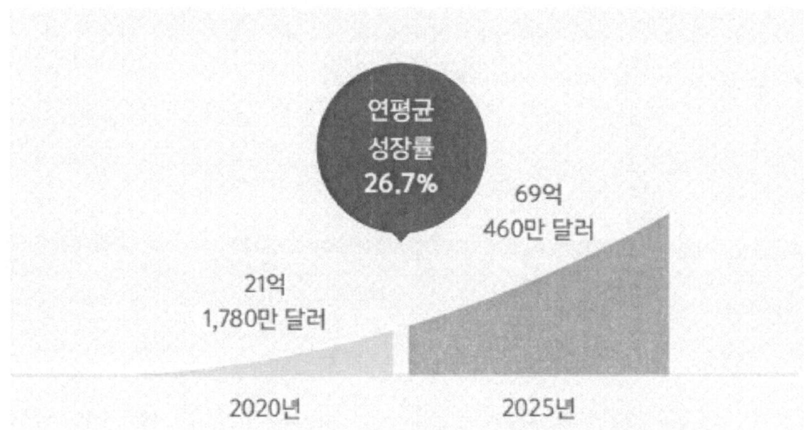


[그림 47] 해외 디지털치료기기 시장 규모 및 전망

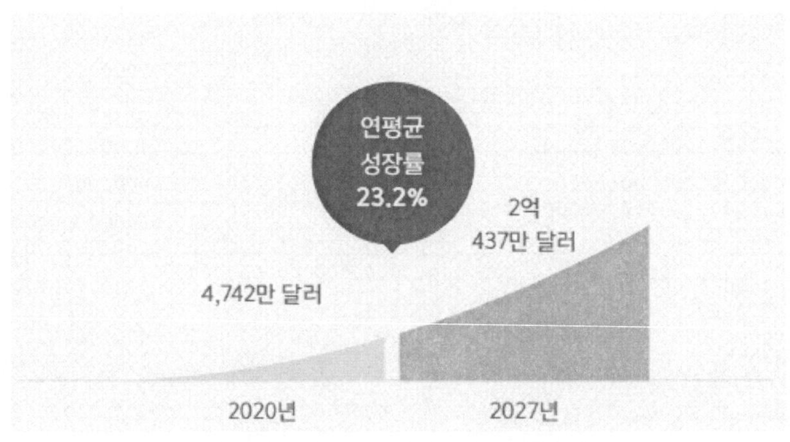


[그림 48] 국내 디지털치료기기 시장 규모 및 전망

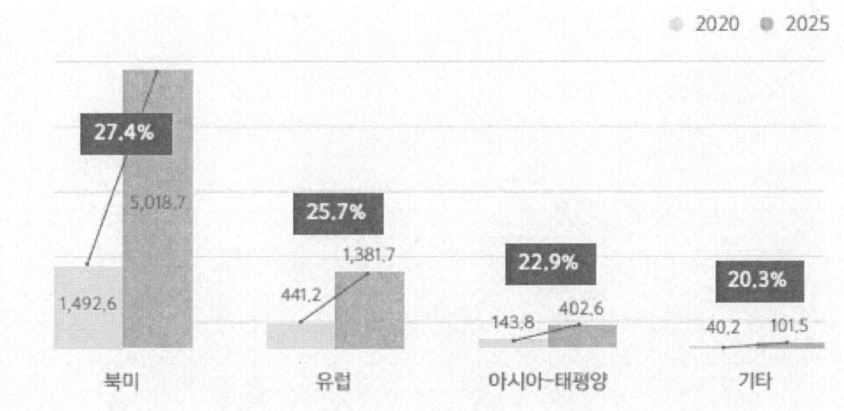





[그림 49] 지역별 디지털치료기기 시장 규모 및 전망 (단위: 백만달러)

북미 지역은 2020년 14억 9,260만 달러에서 연평균 성장률 27.4%로 증가하여 2025년에는 50억 1,870만 달러, 유럽 지역은 2020년 4억 4,120만 달러에서 연평균 성장률 25.7%로 증가하여 2025년에는 13억 8,170만 달러, 아시아-태평양 지역은 2020년 1억 4,380만 달러에서 연평균 성장률 22.9%로 증가하여 2025년에는 4억 260만 달러에 이를 것으로 전망된다.

전 세계 디지털 치료기기 시장은 질병에 따라 당뇨병, 비만, 심혈관 질환, 중추신경계(CNS) 질환, 위장 장애, 호흡기 질환, 금연, 기타로 분류된다.

비만은 2020년 6억 2,507만 달러에서 연평균 성장률 23.2%로 가장 높은 성장률을 예상했으며, 2027년에는 26억 9,935만 달러에 이를 것으로 전망된다. 당뇨병은 2020년 8억 8,742만 달러에서 연평균 성장률 20.56%로 증가하여, 2027년에는 32억 7,374만 달러, 심혈관 질환은 2020년 5억 1,676만 달러에서 연평균 성장률 20.4%로 증가하여 2027년에는 18억 9,246만 달러에 이를 것으로 전망된다.

중추신경계(CNS) 질환은 2020년 4억 7,074만 달러에서 연평균 성장률 20.0%로 증가하여, 2027년에는 16억 9,029만 달러, 위장 장애는 2020년 4억 6,218만 달러에서 연평균 성장률 21.8%로 증가하여 2027년에는 16억 1,657만 달러, 호흡기 질환은 2020년 4억 620만 달러에서 연평균 성장률 21.8%로 증가하여 2027년에는 16억 1,657만 달러, 금연은 2020년 2억 3,463만 달러에서 연평균 성장률 22.2%로 증가하여 2027년에는 9억 5,405만 달러, 기타는 2020년 1억 2,996만 달러에서 연평균 성장률 21.0%로 증가하여 2027년에는 4억 9,451만 달러에 이를 것으로 전망된다.

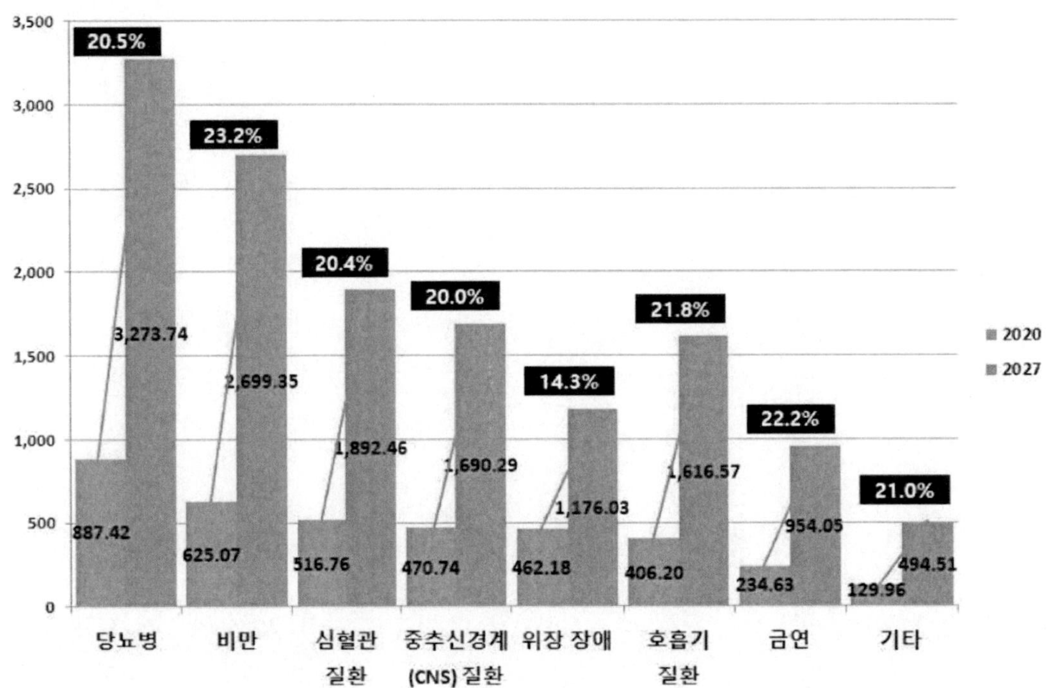

※ 출처 : Allied Market Research, Global Digital Therapeutics Market, 2020

[그림 50] 세계 디지털치료기기 질병병 시장규모 및 전망 (단위:백만달러)

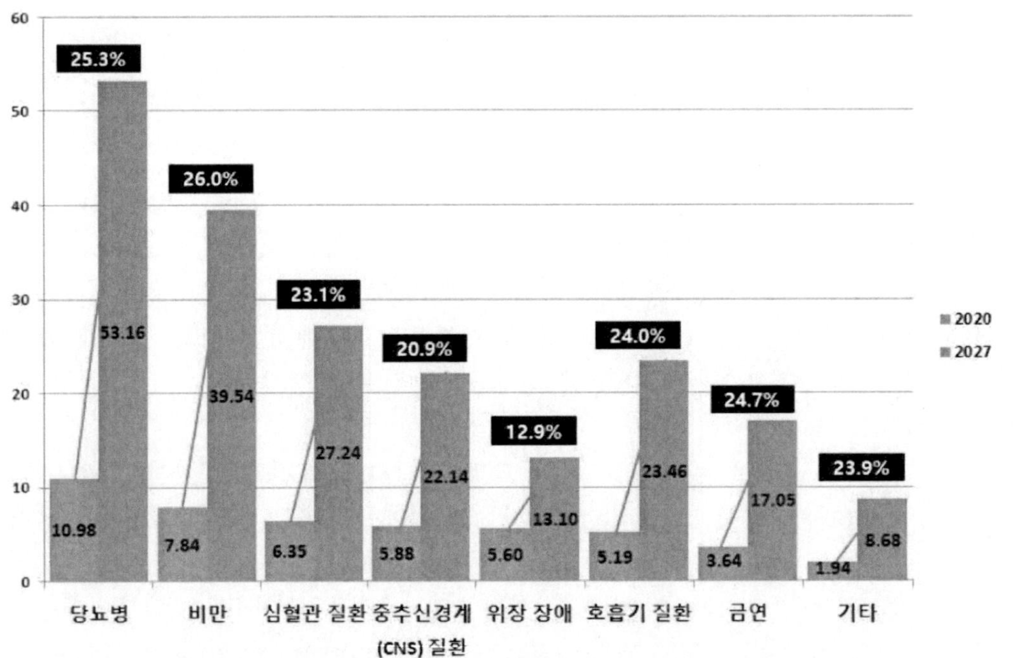

※ 출처 : Allied Market Research, Global Digital Therapeutics Market, 2020

[그림 51] 국내 디지털치료기기 질병병 시장규모 및 전망 (단위:백만달러)

국내 디지털치료기기 시장은 2020년 4,742만 달러에서 연평균 성장률 23.2%로 증가하여, 2027년에는 2억 437만 달러에 이를 것으로 전망된다.

당뇨병은 2020년 1,098만 달러에서 연평균 성장률 25.3%로 증가하여, 2027년에는 5,316만 달러, 비만은 2020년 784만 달러에서 연평균 성장률 26.0%로 증가하여, 2027년에는 3,954만 달러, 심혈관 질환은 2020년 635만 달러에서 연평균 성장률 23.1%로 증가하여, 2027년에는 2,724만 달러, 중추신경계(CNS) 질환은 2020년 588만 달러에서 연평균 성장률 20.9%로 증가하여, 2027년에는 2,214만 달러, 위장 장애는 2020년 560만 달러에서 연평균 성장률 12.9%로 증가하여, 2027년에는 1,310만 달러, 호흡기 질환은 2020년 519만 달러에서 연평균 성장률 24.0%로 증가하여, 2027년에는 2,346만 달러, 금연은 2020년 364만 달러에서 연평균 성장률 24.7%로 증가하여, 2027년에는 1,705만 달러에 이를 것으로 전망된다.

전 세계 디지털 치료기기 시장은 용도에 따라 치료 및 케어용, 예방용으로 분류된다. 치료 및 케어용은 2020년 17억 4,360만 달러에서 연평균 성장률 25.5%로 증가하여, 2025년에는 54억 3,310만 달러에 이를 것으로 전망된다. 예방용은 2020년 3억 7,410만 달러에서 연평균 성장률 31.5%로 증가하여, 2025년에는 14억 7,150만 달러에 이를 것으로 전망된다.

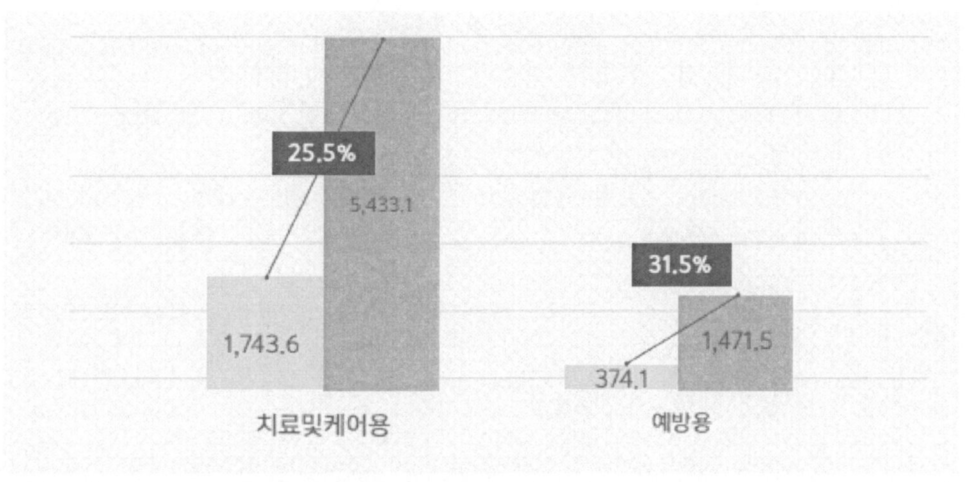




[그림 52] 용도별 디지털치료기기 시장 규모 및 전망 (단위: 백 만달러)

## 3) 분자진단기기

체외진단기기(In Vitro Diagnostic, IVD)는 질병의 진단이나 예방, 건강 상태의 평가 등을 목적으로 인체에서 채취한 검체(조직, 혈액, 소변 등)를 이용해 검사하기 위해 단독 또는 조합하여 사용되는 시약, 대조·보정물질, 기구·기계·장치, 소프트웨어, 시스템 등으로 정의된다.

체외진단기기는 진단 기술에 따라 분자진단, 면역화학, 현장진단(POCT), 혈액진단, 임상 미생물학적진단, 조직병리진단, 자가혈당측정, 지혈진단 8개로 분류되며, 인체나 바이러스의 핵산(DNA, RNA)을 검사하여 분석하는 것으로 면역결핍 바이러스, 인유두종 바이러스, 암유전자, 유전질환 검사 등에 이용하는 것을 분자진단이라 한다.

[표 44] 체외진단기기 분류

| 분 류 | 주 요 내 용 |
| --- | --- |
| 분자진단 | 인체나 바이러스 등의 유전자 정보를 담고 있는 핵산(DNA, RNA)을 검사하여 면역결핍 바이러스(HIV), 인유두종 바이러스(HPV) 및 암유전자, 유전질환 검사 등에 이용 |
| 면역화학 | 표본에서 특정 작은 분자의 존재를 검출하여 항원-항체 반응을 이용하여 각종 암 마커, 감염성 질환, 감상선 기능, 빈혈, 알레르기, 임신, 약물남용 등 다양한 질환 진단과 추적에 이용 |
| 현장진단(POCT) | 신속한 검사를 통해 치료효과를 높이는데 이용 |
| 혈액진단 | 혈액 검사를 통해 백혈병, 빈혈, 자가면역질환 등을 진단 또는 치료 후 추적 및 항응고 치료 모니터링에 이용 |
| 임상미생물학적 진단 | 혈청, 혈장, 소변 등의 검사를 통해 미생물 감염을 진단하고 적절한 항생제 및 투여량을 결정할 수 있는 진단으로 감염에 의한 질병의 진단 및 추적에 이용 |
| 조직병리진단 | 인체 조직을 이용하여 감염원을 찾아내어 감염에 의한 질병의 진단 및 추적에 이용 |
| 자가혈당측정 | 혈당 자가 진단에 활용 |
| 지혈진단 | 체액 또는 생체조직을 분석하여 암 조직이나 세포를 관찰하여 진단 |

*출처 : 융합 FOCUS vol. 161, 융합연구정책센터, 2020(원출처: 보건복지부 보고서(2018)

[표 45] 분자진단의료기기 품목

| 분 류 | 코 드 | 세 부 품 목 |
|---|---|---|
| 분자유전 검사장비 | N01000 | 핵산전기영동검사장치, 일반유전자증폭장치, 실시간유전자증폭장치, 마이크로어레이칩분석장치, 유전자서열검사장치, 차세대염기서열분석장치 |
| 분자진단 검사시약 | N02000 | 유전질환분자진단검사시약, 선천성질환및기형아분자진단검사시약, 종양관련유전자검사시약 |
| 약물유전자 검사시약 | N03000 | 약물유전체검사시약, 동반보조진단유전자검사시약, 동반진단유전자검사시약 |
| 혈구세포 항원유전자 검사시약 | N04000 | 수혈및이식용조직유전자검사시약, 질환진단용조직적합성유전자검사시약 |
| 감염체 분자진단 검사시약 | N05000 | HIV·HBV·HCV·HTLV유전자검사시약,HIV·HBV·HCV·HTLV유전형검사시약,고위험성감염체유전자검사시약,저위험성감염체유전자검사시약, 분자검사범용정도관리물질Ⅰ, 분자검사범용정도관리물질Ⅱ,분자검사범용정도관리물질Ⅲ, 분자검사범용정도관리물질Ⅳ |

*출처 : 체외진단의료기기 품목 및 품목별 등급에 관한 규정, 식품의약품안전처

분자진단은 인체의 핵산(Deoxyribonucleic acid, DNA/Ribonucleic acid, RNA)을 기반으로 하는 진단으로 체외진단기기 분야 중 정확도가 가장 높다. 분자진단은 민감도와 정확성을 기반으로 조기진단에 유용하며, DNA 수준에서의 진단으로 돌연변이도 정확하게 검사가 가능하다.

또한, 유전자 증폭 후 전기영동을 통해 결과를 확인하는 1세대 convectional PCR(Polymer chain reaction), 실시간으로 유전자 증폭을 확인하는 2세대 실시간 PCR(real-time PCR), 표준물질 없이 실시간으로 확인하는 3세대 디지털 PCR(digital PCR)이 있다. 코로나19 바이러스 검사에 사용된 것은 2세대 실시간 PCR로 가장 많이 사용되고 있다. 최근에는 2세대 real-time PCR 기반으로 샘플전처리 및 분석까지 자동화 및 다량의 샘플을 처리할 수 있는 형식으로 개발되고 있다.

2020년 코로나19 영향으로 체외진단의료기기의 수요가 폭증하며 분자진단 시장 성장의 주요 요소가 되었다. 이와 같은 감염병 진단과 더불어 다양한 암종의 지속적인 발병증가로 인해 분자진단 시장은 지속적으로 성장할 것으로 예상된다.

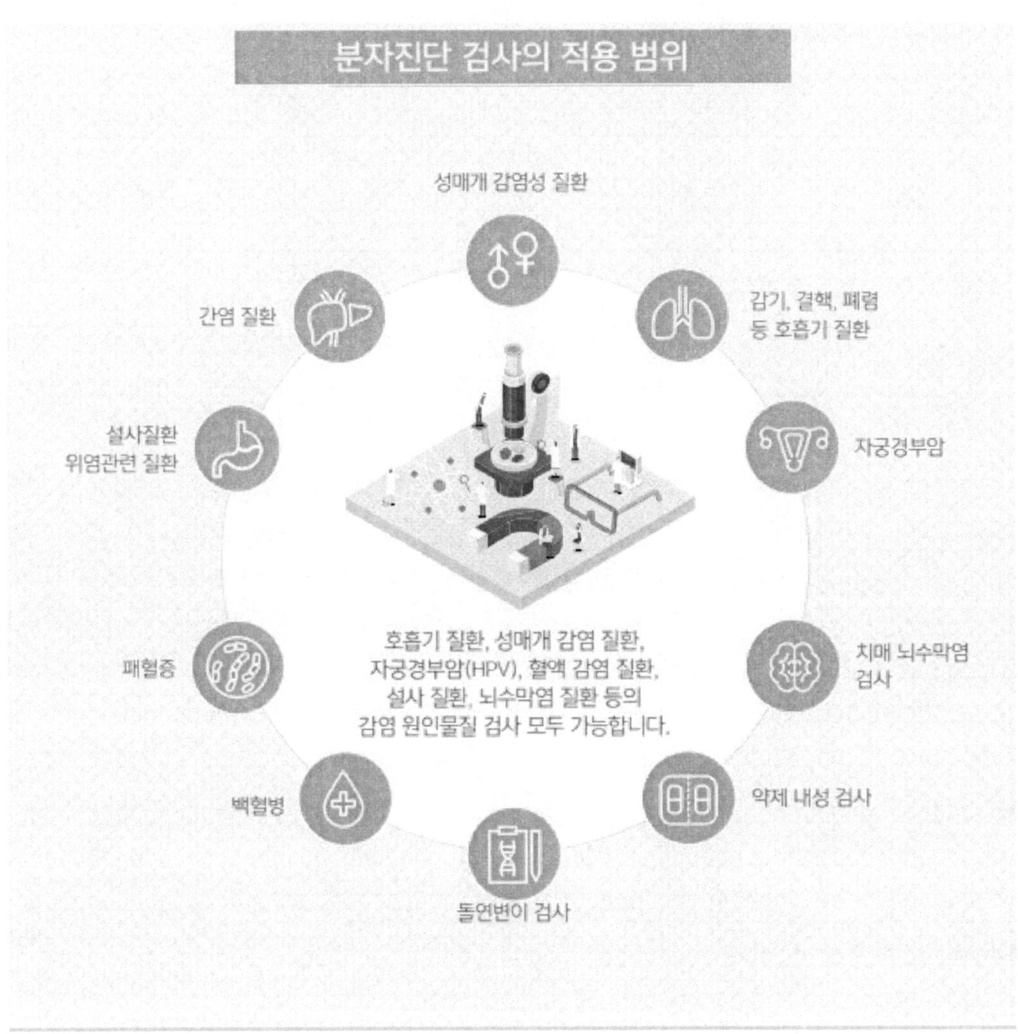



*출처 : 분자진단 검사 시장, 연구개발특구기술 글로벌 시장동향 보고서 (2017)

[그림 53] 분자진단 검사의 적용범위

글로벌 시장동향보고서에 따르면, 체외진단기기 해외 시장 규모는 꾸준히 증가하는 추세를 보이고 있으며, 최근 다양한 기술이 융합된 차세대 체외진단기기의 개발로 시장 규모는 더욱 성장할 것이며, 2018년 약 600억 5,451만 달러에서 2023년 약 7,722억 달러로 연평균 약 6.73%의 성장률이 예상된다.

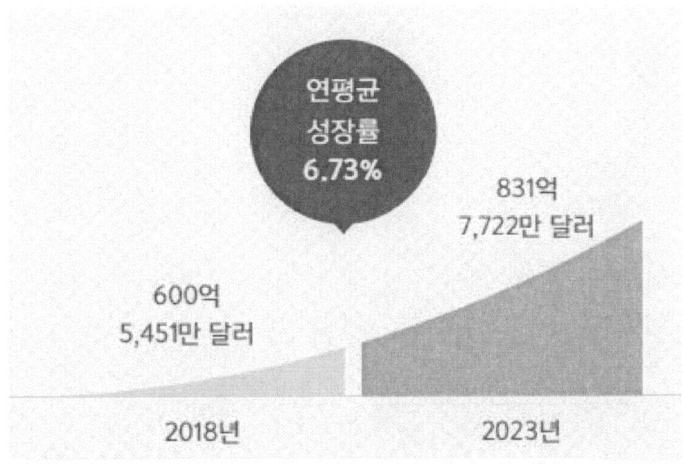


[그림 54] 해외 체외진단기기 시장 현황

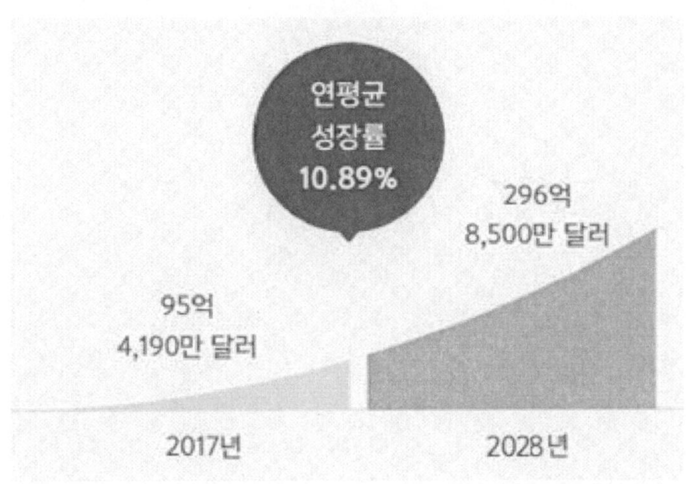


[그림 55] 해외 분자진단 시장 현황

해외 분자진단 시장은 2017년 95억 4,190만 달러에서 연평균 성장률 10.89%로 증가하여, 2028년에는 296억 8,500만 달러에 이를 것으로 전망된다. 분자진단 시장의 주요 기업은 F. Hoffmann-La Roche(스위스), Hologic(미국), BioMérieux(프랑스),

Abbott Laboratories(미국), QIAGEN(네덜란드) 등이 있다.

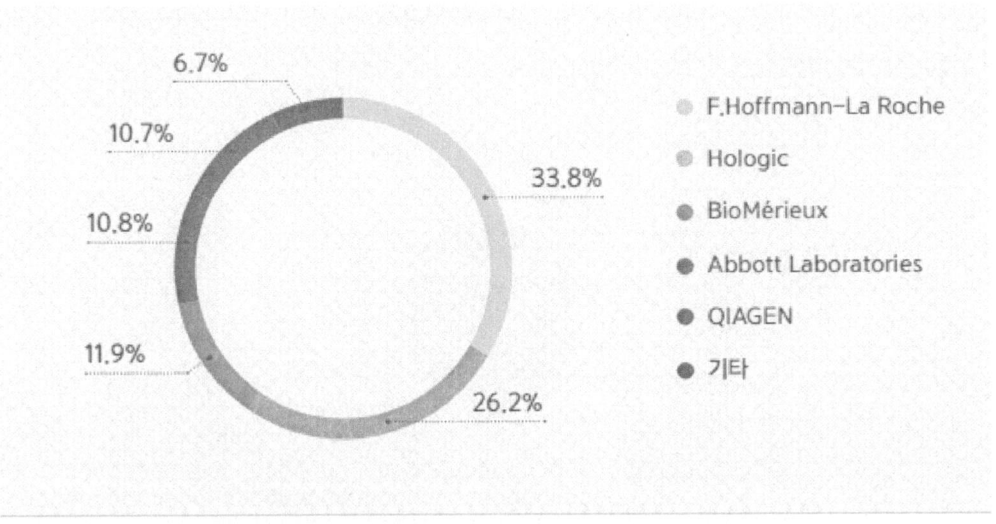


[그림 56] 기업별 세계 분자진단기기 시장 점유율

국내 체외진단기기 전체 시장은 2019년 10억 1,483만 달러에서 2027년 20억 1,183만 달러로 연평균 4.2% 성장률이 전망되며, 국내 체외진단기기 시장의 경우 선진국 기업들이 상당 부분을 선점하고 있다.

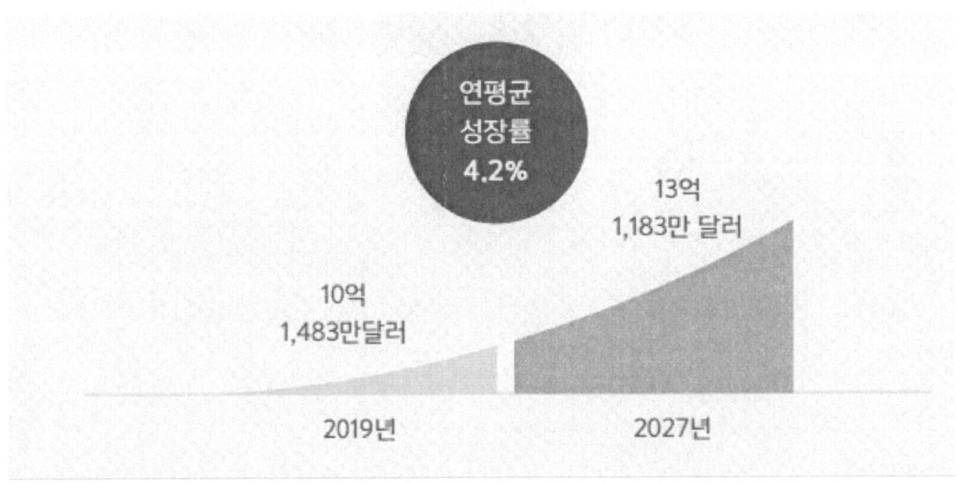


[그림 57] 국내 체외진단기기 시장 현황

국내 분자진단 시장은 2019년 2,783만 달러에서 2026년 4,633만 달러로 전망된다. 해외 분자진단기기 시장에 비해 국내 분자진단기기 시장은 성장단계로 분석되며, 국내 분자진단 대표 기업으로는 씨젠, 인포비아, ACCESSBIO, 메디센서, 마크로젠 등이 있다.

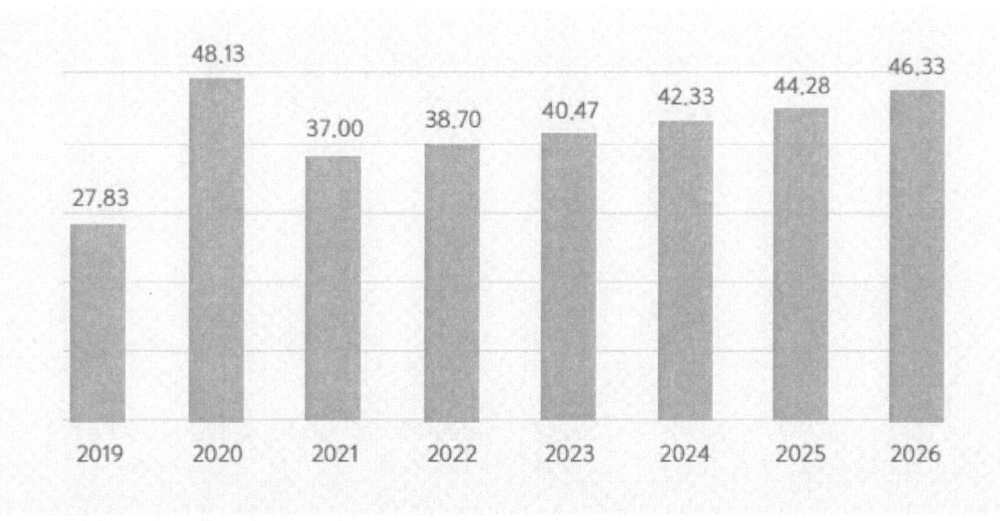


[그림 58] 국내 분자진단 시장 현황 (단위: 백 만달러)


### 4) 3D프린팅 의료기기[18)

3D 프린팅은 디지털 파일을 이용해 소프트웨어를 사용하여 인쇄될 물체의 모양을 파악하고, 적층 기술을 이용해 최종 물체를 제작하는 3차원 적층 제조프린팅 기술을 말한다.

의료 산업에서 3D 프린팅 프로세스는 치과용 크라운과 브릿지 제작, 프로토타입 개발, 수술 가이드, 임플란트 및 보청기 장치 제작 등 다양한 용도로 사용된다.

3D 프린팅 의료기기 시장은 디지털 파일에서 3차원 고형 물체를 제조하는 데 사용되는 다양한 3D 프린팅 기술, 제품(3D 프린터, 재료 및 소프트웨어) 및 관련 서비스를 포함하고 있다.

3D 프린팅 의료기기 시장은 주로 기술 발전, 민관 기금 증가, 맞춤형 의료제품의 손쉬운 개발, 의료 산업에서의 응용 프로그램 증가와 같은 요인에 의해 주도 되어진다. 반면 엄격한 규제 과정과 훈련된 전문가의 부족과 같은 요인들은 시장 성장을 어느 정도 제한할 것으로 예상된다.

---

18) 3D 프린팅 의료기기 시장/연구개발특구진흥재단

최근에는 기술 발전, 3D 프린팅의 새로운 의료 응용 분야를 개발하기 위한 R&D 활동 증가, 정부 이니셔티브 및 재정 지원은 유럽 3D 프린팅 의료기기 시장의 성장을 자극하고 있다.

전 세계 3D 프린팅 의료기기 시장은 2018년 12억 9,848만 달러에서 연평균 성장률 23.02%로 증가하여, 2025년에는 55억 3,688만 달러에 이를 것으로 전망된다.

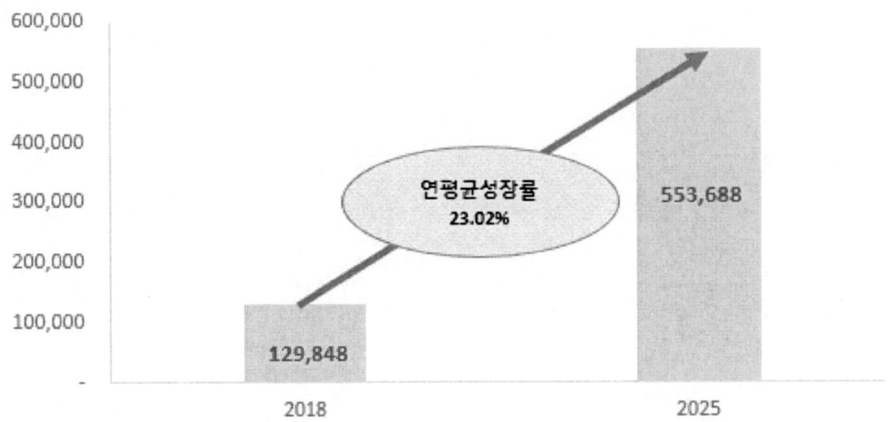


※ 출처 : TechNavio, Global 3D Printing Medical Devices Market, 2018, 재구성

[그림 59] 글로벌 3D 프린팅 의료기기 시장 규모 및 전망

전 세계 3D바이오 프린팅 시장은 2016년 11억 2,334만 달러에서 연평균 성장률 25.06%로 증가하여, 2025년에는 34억 576만 달러에 이를 것으로 전망된다.

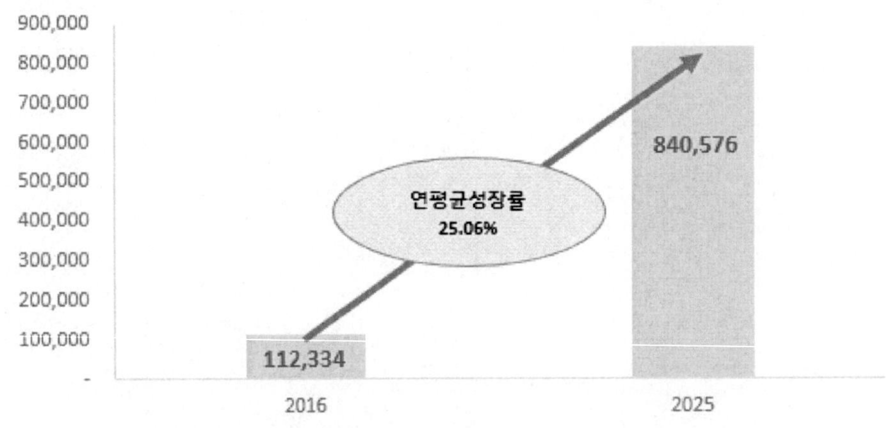


※ 출처 : TechNavio, Global 3D Bioprinting Market, 2017, 재구성

[그림 60] 글로벌 3D바이오 프린팅 시장 규모 및 전망

## 5) 의료용 가상·증강현실(VR/AR)기술

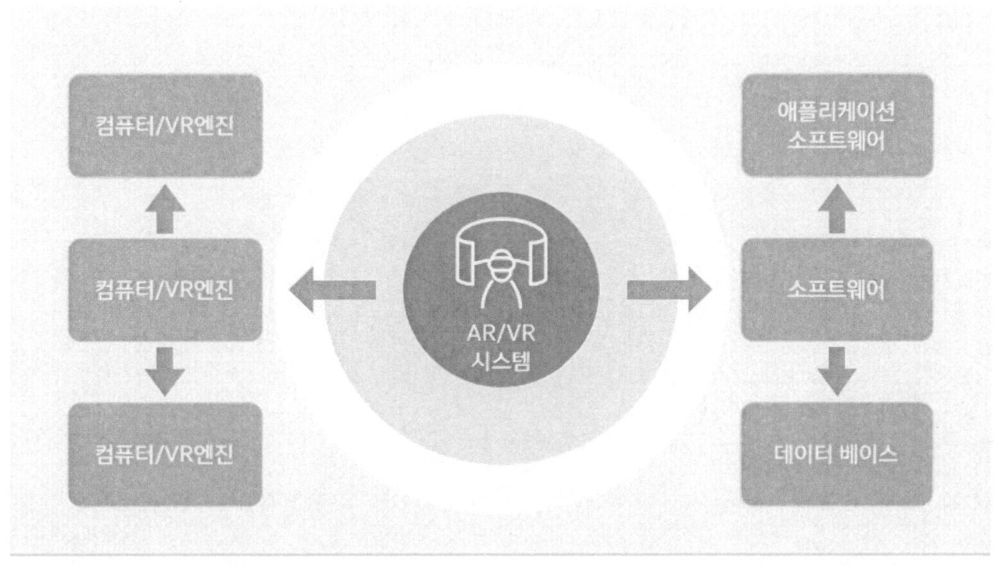



* 출처 : TECHNAVIO(2016)

[그림 61] 가상현실(VR) 및 증강현실(AR) 기술 이란?

가상현실(Virtual Reality, VR)이란 특정한 환경이나 상황을 컴퓨터로 만들어서, 사용자가 마치 실제 주변 상황·환경과 상호작용을 하고 있는 것처럼 만들어 주는 인간-컴퓨터 사이의 인터페이스를 의미한다.

증강현실(Augmented Reality, AR)이란 사용자가 눈으로 보는 현실세계 이미지나 배경에 3차원 가상 이미지를 겹쳐 하나의 영상으로 보여주는 기술이다.

가상현실 기술이 컴퓨터그래픽이 만든 가상환경에 사용자를 몰입하도록 함으로써 실제 환경을 볼 수 없는 데 비해, 증강현실 기술은 실제 환경에 가상의 객체를 혼합하여 사용자가 실제 환경에서 보다 실감나는 부가정보를 제공받을 수 있다.

가상·증강현실 기술은 현실세계와 가상세계를 혼합하여 표출하기 위해 스마트 안경, 헤드업 디스플레이 (head-up displays), 헤드장착 디스플레이(head mounted displays), 핸드헬드 기기와 같은 장치와 호환된다.

가상·증강현실 기술의 핵심 애플리케이션 영역은 게임, 엔터테인먼트, 내비게이션, 보건 의료, 엔지니어링, 디자인, 건축 및 인테리어 디자인, 상업, 교육, 미디어, 군대, 우주 항공 및 국방, 기타 전문 교육 등으로 다각화되고 있다.

특히 보건의료분야에서 만성질환의 증가, 인구 고령화, 인프라스트럭쳐 제한 및 전문 인력 부족과 같은 문제를 해결하고 효율적인 헬스케어를 위해 가상·증강현실 기술이 부각 되고 있다.

[그림 62] 의료용 가상현실/증강현실의 분류

| 활용 분야 | 사례 |
|---|---|
| 수술·진료·의료 훈련 지원 | ·가상현실 기술을 이용하여 복잡한 수술을 계획할 때 실제와 동일한 환경에서 3차원 시뮬레이션을 통해 오류 가능성을 낮춤<br>·가벼운 시술시 약물 마취를 대신하는 역할 수행<br>·가상현실과 3D 시각화 기술을 활용해 환자의 장기를 재현하려는 시도가 1990년대부터 지속적으로 유지<br>·최근 미국 Minneapolis의 Masonic 어린이병원에서는 가상현실을 활용해 샴쌍둥이를 성공적으로 분리<br>·가상현실 고글을 착용한 의대생이 실제 수술을 하는듯한 시뮬레이션 기반의 의료 훈련<br>·스탠포드 대학은 2002 년부터 가상·증강현실 기반의 내시경 부비강 수술 시뮬레이션을 사용하여 학생들의 자신감을 강화 |
| 재활 치료 지원 | ·고통스러운 재활 과정을 거쳐야 하는 환자들이 좀 더 즐겁고 효율적인 방식으로 꾸준히 참여하도록 유도하고 각종 질환의 후유증으로부터 회복되는 속도를 가속화<br>·뇌졸중이나 외상성 뇌 손상 환자가 가상현실 재활을 통해 잃어버린 기능을 성공적으로 회복하는 것이 대표적인 사례<br>·Swiss Mindmaze가 제작한 MindMotionPro는 환자가 가상현실 공간에서 팔을 들거나 손가락을 움직이는 방법을 "연습"할 수 있도록 지원<br>·임상의는 외상 환자를 다루는 방법에 대한 통제 환경에서 가상현실 시뮬레이션을 사용하여 환자를 학습시키는 방식으로 치료를 진행할 수 있음<br>·Bracemind는 임상 데이터를 기반으로 가상현실 프로그램을 구성해 군인들의 외상 후 스트레스장애 (PTSD)를 치료 |
| 환자의 정서적 관리 | ·입원환자나 고령자의 무료함, 가족과 친구들에 대한 그리움, 더딘 회복 속도에 대한 두려움을 극복하고 삶의 질을 향상시킬 방안을 제공<br>·미 로스앤젤레스의 Cedars-Sinai 병원은 환자들의 스트레스 해소와 통증 완화를 위해 가상현실 고글을 통해 아이슬란드의 멋진 풍경이나 미술관의 작품들을 감상할 수 있도록 배려<br>·가상현실을 통한 정서 관리는 경험적이고 능동적인 환경을 제공함으로써 무력감에 빠지기 쉬운 환자나 고령자가 더 적극적이고 활동적인 행동을 할 수 있도록 동기를 부여<br>·이를 통해 스트레스와 통증이 완화되면서, 실제로 환자가 병상에서 머무르는 기간이나 진통제 등의 투약을 줄이는 효과가 나타나는 등 환자들이 병원에서 겪는 경험을 긍정적으로 전환하고 치료비용까지 줄일 수 있을 것으로 기대 |

*출처 : 보건산업브리프 Vol.251, 한국보건산업진흥원, 2017

의료용 가상·증강현실 시스템은 사용 형태에 따라 수술·진료·의료 훈련 지원, 재활치료 지원 및 환자 정서적 관리로 분류된다.

수술·진료·의료 훈련 지원은 실제상황과 유사한 가상현실 시뮬레이션을 구현하고 증강현실을 통해 외부 정보를 진료 및 수술현장에 중첩시킴으로써 효율성 증대를 기대할 수 있다.

　재활치료 지원은 고통스러운 재활 과정을 거쳐야 하는 환자들이 좀 더 즐겁고 효율적인 방식으로 꾸준히 참여하도록 유도하고 각종 질환의 후유증으로부터 회복되는 속도 가속화를 기대할 수 있다.

　환자 정서적 관리는 입원환자나 고령자의 무료함, 가족과 친구들에 대한 그리움, 더딘 회복 속도에 대한 두려움을 극복하고 삶의 질을 향상시킬 방안을 제공한다.

　보건의료분야에서 가상·증강현실 기술은 만성질환의 증가, 인구 고령화 및 전문 인력 부족과 같은 문제를 기존 헬스케어 서비스와 비교하였을 때 더 효율적인 서비스를 제공하여 새로운 솔루션으로 활용될 수 있다.

　글로벌 시장조사 전문기관 MarketsandMarkets에 따르면, 전 세계 의료용 가상현실 기기 시장 규모는 2016년 1억 4,410만 달러(약 1,730억 원)에서 연평균 24.79%씩 성장하여 2024년 12억 4,850만 달러(약 1조 4,988억 원)에 이를 것으로 전망했다.

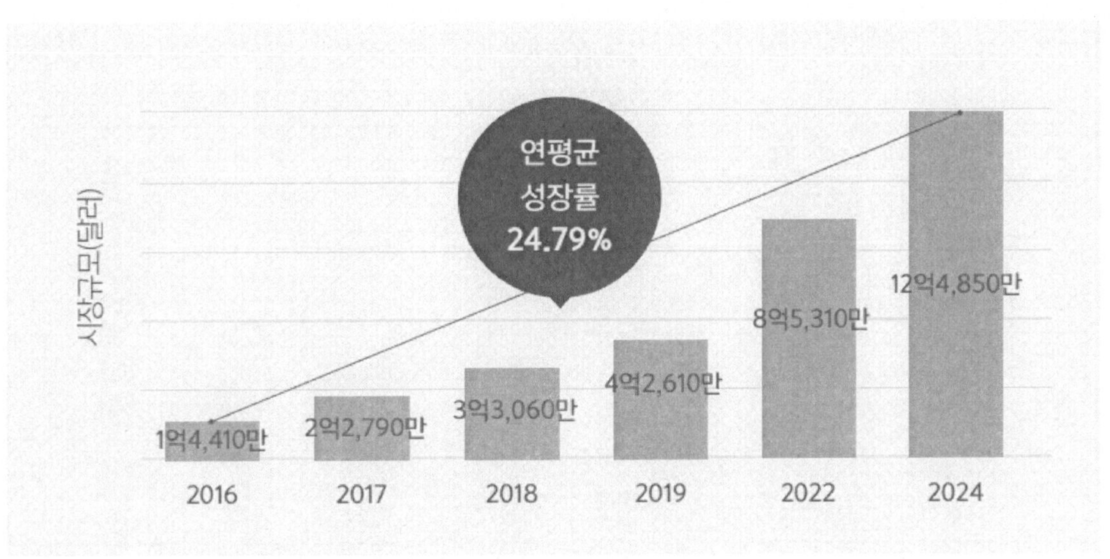


' 출처 : Market and Market, 2018

[그림] 63 글로벌 의료용 가상현실기기 시장 규모 및 전망

　세계 의료산업에서의 가상현실 소프트웨어의 시장 규모는 2016년 8,940만달러(약 1,073억 원)에서 2024년 17억 8,520만 달러(약 2조 1,431억 원)로 연평균 41.61% 성장할 것으로 전망했다.

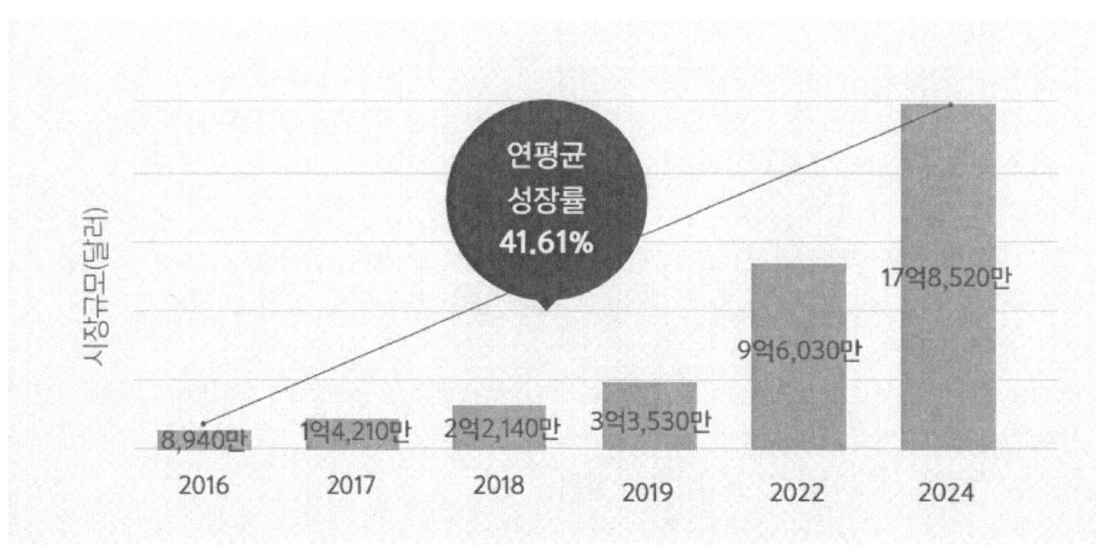


* 출처 : Market and Market, 2018

[그림 64]  글로벌 의료용 가상현실 소프트웨어 시장 규모 및 전망

글로벌 의료용 증강현실기기 시장 규모의 경우 2016년 6억 9,420억 달러에서 2022년 241억 6,291만 달러로 급증하며 연평균 성장률은 80%로 전망했다.

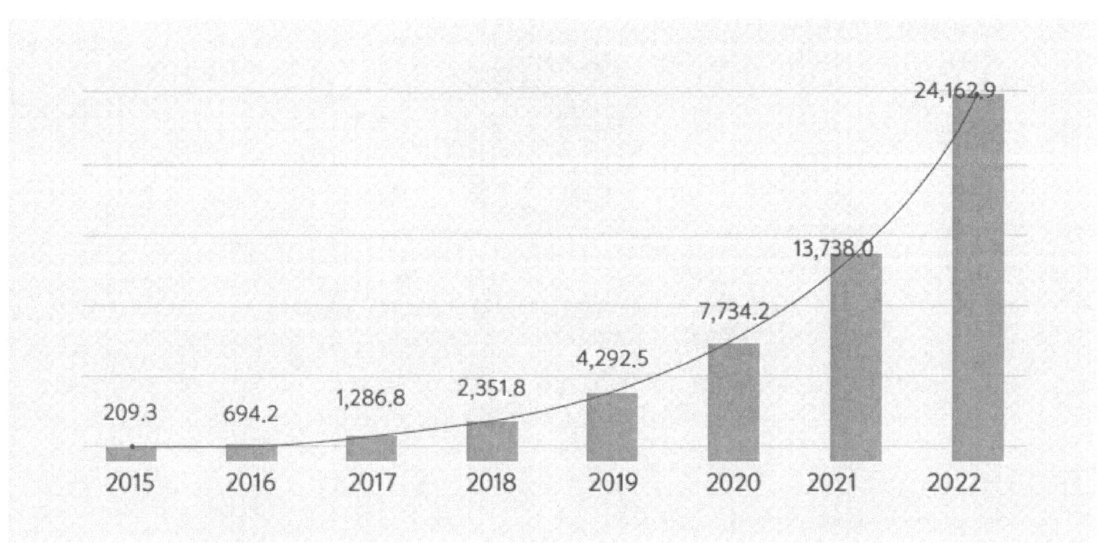


* 출처 : BIS Research Analysis, 2017

[그림 65]  글로벌 의료용 증강현실기기 시장 규모 및 전망 (단위: 백만달러)

글로벌 증강현실 분야별 시장 규모 비교 결과, 상업용 솔루션과 소비자 분야에 이어 보건의료 부분의 의료용 증강현실 기술 시장이 급성장할 것으로 기대된다.

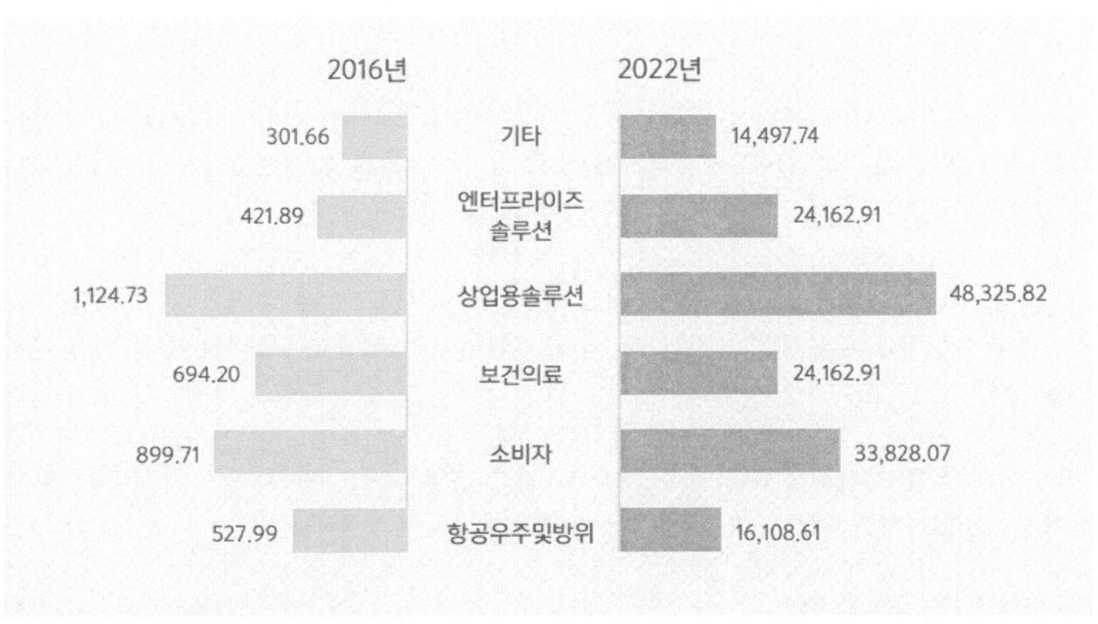


* 출처 : BIS Research Analysis, 2017

[그림 66] 글로벌 의료용 증강현실 분야별 시장 규모 및 전망

이처럼 의료분야에서의 가상·증강현실 산업이 미래지향적 산업으로 주목받게 되면서 세계의 주요 기업들이 관련 제품개발에 힘쓰고 있으며, 특히 수술·진료·의료훈련 지원 분야에 대해 관심을 기울이고 있는 것으로 나타났다.

미국의 Vivid Vision의 경우 시각장애 치료를 위해 좌우 눈에 미묘하게 다른 이미지를 투사해 뇌를 자극함으로써 눈과 뇌의 연계를 복원하는 원리를 이용한 가상현실 게임 'Diplopia'를 개발했다.

또 일본의 후지쓰의 경우 2017년 도쿄대학과 함께 심장 시뮬레이터를 개발해 심장 시뮬레이터의 출력 데이터를 콘텐츠로 이용해 심장의 흥분전파를 360도 가상현실로 볼 수 있게 함으로써 심전도/흥분전파과정 생성원리를 이해시키는 것에 도움을 주고 있다.

국내기업 역시 가상·증강현실 시장에 유리한 고지를 확보하기 위해 의료용 가상·증강현실 제품 개발 중에 있으며, 의료용 가상현실 활용 분야 중 재활치료지원 분야에서 대학병원과 공동연구를 통한 많은 연구개발이 이뤄지고 있다.

삼성전자는 심리상태를 분석하는 진단키트 및 심리 평가부터 교육·훈련을 아우르는 가상현실 정신건강 앱을 개발했으며, 연세대 강남세브란스병원·에프앤아이와 함께 자살 위험 진단과 예방 및 심리 치료 등이 가능한 가상현실 기반 건강관리시술을 개발

할 예정이다.

 옴니씨앤에스는 힐링 가상현실 콘텐츠 '옴니핏VR'을 개발했으며, 생체신호인 맥파와 뇌파 측정을 통해 1분 안에 스트레스와 두뇌 건강 상태를 검사하고, 측정 결과에 따른 명상 및 여행과 같은 맞춤 치유 콘텐츠를 제공하고 있었다.

 이외에도 가상·증강현실 기술 기반 의료기기 임상 현황으로는 국외의 경우 재활목적 임상연구 422건과 수술목적 205건 등 총 627건이 조사됐으며, 국내의 경우 가상현실 기술 관련 임상 연구 8건이 집계됐다.

 이처럼 의료용 가상현실(VR)과 증강현실(AR) 기술은 보건산업 분야에서 활용돼 고부가가치 산업을 창출할 수 있는 주요 영역으로 부상하고 있다.[19]


### 6) 인공지능 의료기기[20]

 의료용 인공지능(AI) 시장의 주요 성장 요인은 인공지능(AI)의 필요성을 유발하는 점점 더 크고 복잡한 데이터 세트, 증가하는 의료 비용을 줄이기 위한 수요 급증, 컴퓨팅 성능 향상 및 하드웨어 비용 감소, 산업 간 파트너십 및 협업의 증가, 의료 인력과 환자 간의 불균형으로 인한 즉석 의료 서비스에 대한 필요성이 증가 등의 요인이 있다.

 현재 의료용 인공지능(AI) 시장의 또 다른 주요 성장 요인은 코로나(COVID-19)에 대한 백신이나 의약품 개발 과정을 가속화하기 위해 전 세계 여러 제약 및 생명공학 기업들이 인공지능(AI) 기술을 도입으로 급격히 성장하였고 향후 몇 년동안 크게 발전할 것으로 예상된다.

 의료용 인공지능(AI) 시장의 주요 제약은 의료진들이 인공지능(AI) 기반 기술을 채택하기를 꺼리고 숙련된 인력이 부족하다는 것이며, 의료 시장에서 인공지능(AI)이 직면하고 있는 중요한 과제로는 선별된 의료데이터 부족, 데이터 개인 정보 보호와 관련된 우려, 업체간 인공지능(AI) 솔루션 상호 운용성 부족 등이 있다.

 한편, 의료 시장에서 인공지능(AI)의 근본적인 기회는 노인 관리를 위한 인공지능(AI) 기반 도구의 잠재력 증대와 사람 인식 인공지능(AI) 시스템 개발에 대한 관심 증가 등이 있다.

---

19) "적극적인 '표준화' 조성으로 의료 VR·AR 시장 기반 마련해야"/메디컬투데이
20) 글로벌 시장동향보고서 '의료용 인공지능(AI) 시장'/연구개발특구진흥재단

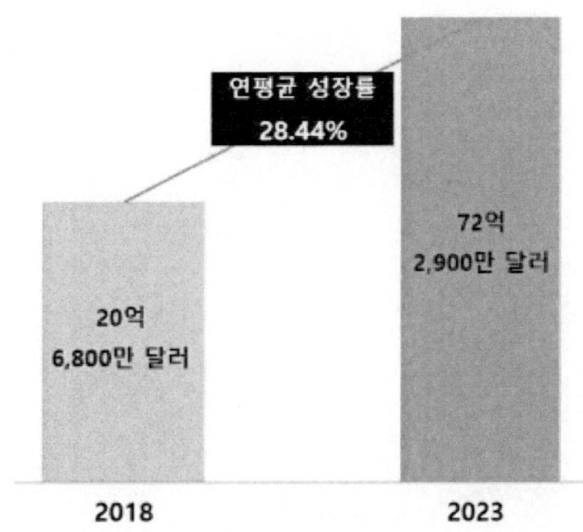




[그림 67] 글로벌 의료용 인공지능(AI) 시장 규모 및 전망

글로벌 인공지능(AI) 의료시장은 2018년 20억 6,800만 달러에서 연평균 성장률 28.44%로 증가하여, 2023년에는 72억 2,900만 달러에 이를 것으로 보인다.

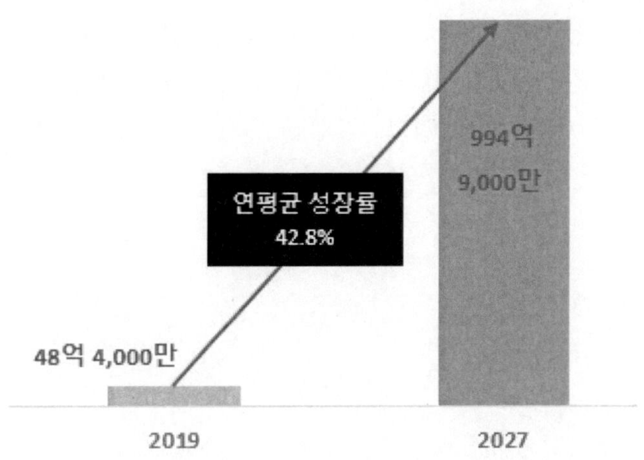


[그림 68] 인공지능 중심 의료기기 시장규모 전망

한국보건의료연구원이 개최한 2021년 연례학술회의에서 '의료기술 전주기 관점에서 혁신의료기술 지원방향'을 주제로 발표하면서, AI 중심의 의료기기 시장 규모는 연 42% 성장이 예측되며, 2027년 약 994억9,000만 달러 시장이 형성될 것으로 전망했다. IoT 시장도 빠른 성장세를 보이면서 연 21% 성장해 2025년에는 약 1,882억 달러 규모로 커질 전망이다.[21]

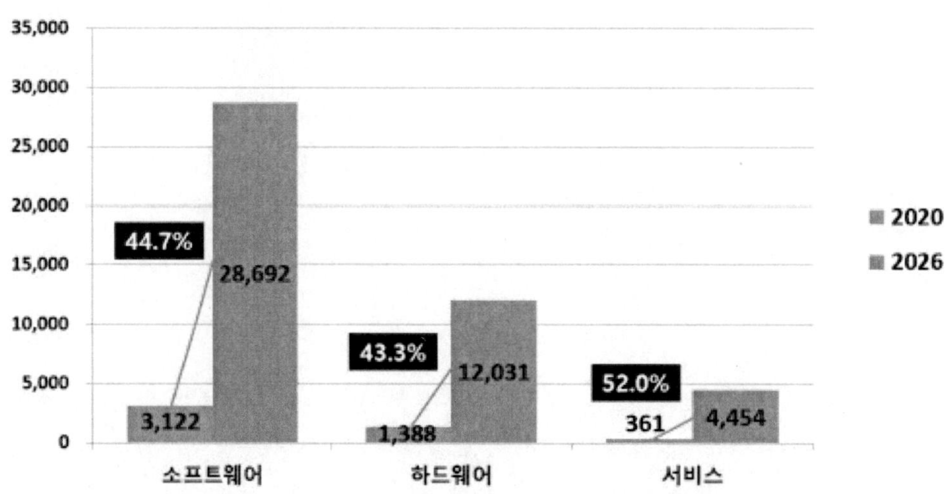



※ 출처 : MarketsandMarkets, Artificial Intelligence in Healthcare Market, 2020

[그림 69] 글로벌 의료용 인공지능(AI) 시장의 제공물별 규모 및 전망 (단위:백만달러)

글로벌 의료용 인공지능(AI) 시장을 제공물에 따라 소프트웨어, 하드웨어, 서비스로 분류되며, 소프트웨어는 2020년 31억 2,200만 달러에서 연평균 44.7%로 증가하여 2026년에는 286억 9,200만 달러에 이를 것으로 전망된다. 하드웨어는 2020년 13억 8,800만 달러에서 연평균 43.3%로 증가하여 2026년에는 120억 3,100만 달러, 서비스는 2020년 3억 6,100만 달러에서 연평균 52.0%로 증가하여 2026년에는 44억 5,400만 달러에 이를 것으로 전망된다.

---

21) "AI의료기기 시장, 2027년 약 1천억 달러 규모될 것"/약업신문

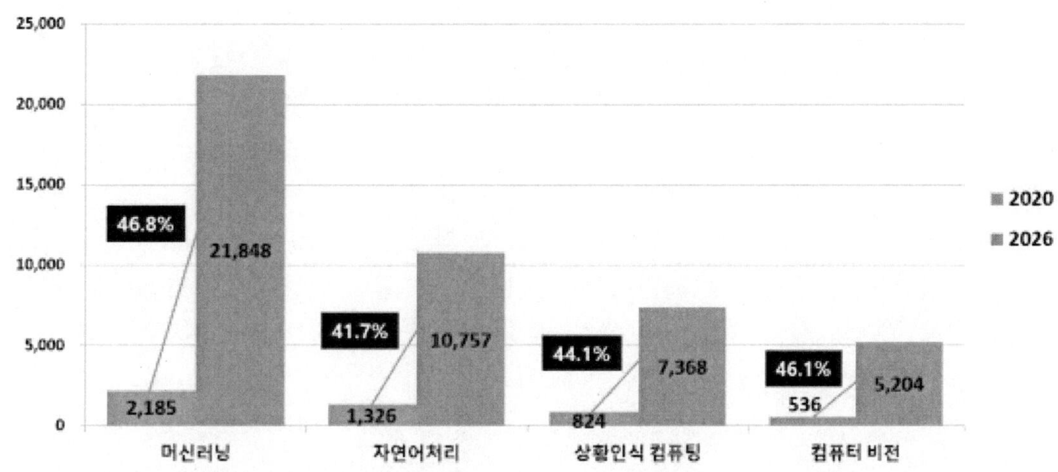


※ 출처 : MarketsandMarkets, Artificial Intelligence in Healthcare Market, 2020

[그림 70] 글로벌 의료용 인공지능(AI) 시장의 기술별 시장 규모 및 전망 (단위:백만달러)

글로벌 의료용 인공지능(AI) 시장은 기술에 따라 머신러닝, 자연어처리, 상황인식 컴퓨팅, 컴퓨터 비전으로 분류되며, 머신러닝은 2020년 21억 8,500만 달러에서 연평균 46.8%로 성장하여 2026년에는 218억 4,800만 달러에 이를 것으로 전망된다. 자연어처리는 2020년 13억 2,600만 달러에서 연평균 41.7%로 성장하여 2026년에는 107억 5,700만 달러, 상황인식 컴퓨팅은 2020년 8억 2,400만 달러에서 연평균 44.1%로 성장하여 2026년에는 73억 6,800만 달러, 컴퓨터 비전은 2020년 5억 3,600만 달러에서 연평균 46.1%로 성장하여 2026년에는 52억 400만 달러에 이를 것으로 전망된다.

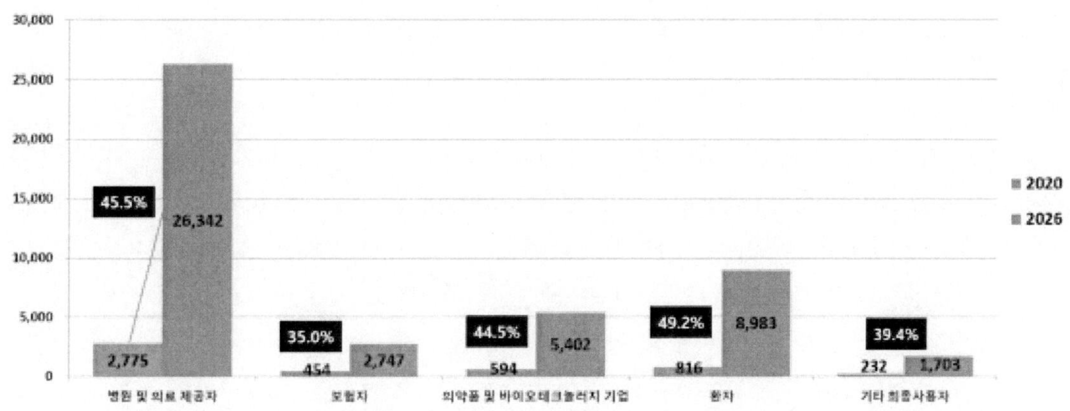


※ 출처 : MarketsandMarkets, Artificial Intelligence in Healthcare Market, 2020

[그림 71] 세계 의료용 인공지능(AI) 시장의 최종사용자별 시장 규모 및 전망 (단위:백만달러)

전 세계 의료용 인공지능(AI)의 최종사용자에 따른 시장은 환자가 49.2%로 가장 높은 성장률로 2020년 8억 1,600만 달러에서 2026년에는 89억 8,300만 달러에 이를 것으로 보인다. 그 다음 병원 및 의료 제공자는 연평균 45.5% 성장률로 2020년 27억 7,500만 달러에서 2026년에는 263억 4,200만 달러에 이를 것으로 전망된다.

보험자는 2020년 4억 5,400만 달러에서 연평균 35.0%로 성장하여 2026년에는 27억 4,700만 달러, 의약품 및 바이오테크놀러지 기업은 2020년 5억 9,400만 달러에서 연평균 44.5%로 성장하여 2026년에는 54억 200만 달러, 기타 최종사용자는 2020년 2억 3,200만 달러에서 연평균 39.4%로 성장하여 2026년에는 17억 300만 달러에 이를 것으로 전망된다.

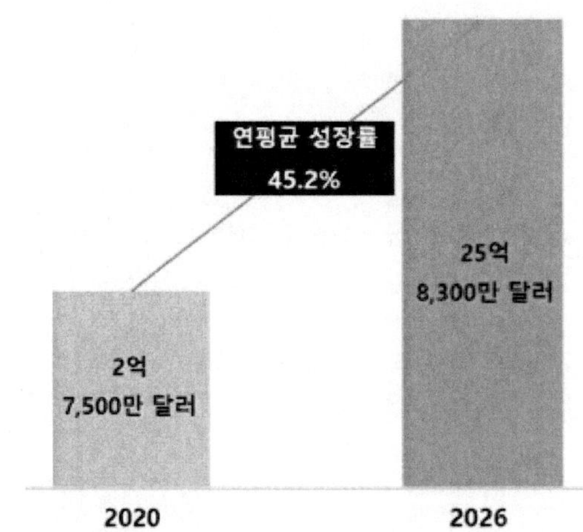


※ 출처 : MarketsandMarkets, Artificial Intelligence in Healthcare Market, 2020

[그림 72] 국내 의료용 인공지능(AI) 시장 규모 및 전망

국내 의료용 인공지능(AI) 2020년 2억 7,500만 달러에서 연평균 45.2%로 성장하여, 2026년에는 25억 8,300만 달러에 이를 것으로 보인다.

국내 인공지능(AI) 시장은 최종사용자에 따라 병원 및 의료 제공자, 보험자, 의약품 및 바이오테크놀러지 기업, 환자, 기타 최종사용자로 분류되며, 환자는 2020년 4,800만 달러에서 2026년에는 5억 2,100만 달러로 연평균 48.6%로 가장 많은 성장률을 보인다. 그 다음 병원 및 의료 제공자는 연평균 46.5%로 2020년 1억 5,300만 달러에서 2026년에는 15억 800만 달러에 이를 것으로 전망된다.

보험자는 2020년 2,500만 달러에서 연평균 34.9%로 성장하여 2026년에는 1억 5,300만 달러로, 약품 및 바이오테크놀러지 기업은 2020년 3,600만 달러에서 연평균 43.7%로 성장하여 2026년에는 3억 1,700만 달러, 기타 최종사용자는 2020년 1,300만 달러에서 연평균 36.8%로 성장하여, 2026년에는 8,300만 달러에 이를 것으로 전망된다.

## 7) 전자약[22]

전자약(electroceuticals)은 전자(electronic)와 약품(pharmaceutical)을 합친 말로 전기 신호로 장기, 조직, 신경 등을 자극해 치료 효과를 내는 전자기기를 말한다.

전자약은 약물을 사용하지 않고 물리적 자극을 통해 치료효과를 내는 의료기기로 약물의 오남용과 부작용의 문제를 해결할 수 있어 관심이 높아지고 있으며, 의료비용의 절감 효과가 있어 고령화에 따른 의료비 부담을 완화할 수 있는 의약품의 대체재의 역할로 주목을 받고 있다. 또한, 전자약은 기존의 전자 의료기기와는 달리 질병의 완화가 아닌 치료를 주 목적으로 의약품과 같이 질병을 완전히 치료하거나 장기적으로 치료하는 것을 목적으로 한다.

최근 미국, 영국 등 선진국들은 전자약의 활용도를 높이기 위해 규제를 완화하고 국가 의료보험 체계내에서 활용될 수 있도록 제도를 개선하고 있으며, 우리나라도 한국 보건산업진흥원에서 전자약 산업을 육성하기 위해 전자약 중장기 성장전략을 진행하고 있다.

| 구분 | 의약품 | 전자약 | 의료기기 |
|---|---|---|---|
| 대상 | 사람, 동물 | 사람(신체) | 사람, 동물, 기기(기구)<br>(예시 : 소독용 기기는 사람, 동물, 기기(기구) 모두 대상) |
| 형태 | 고형 및 액상<br>제제 형태 | 기구, 기계, 장치 | 기구, 기계, 장치, 재료, 소프트웨어 또는 유사한 제품 |
| 활용 범위 | 질병의 진단, 치료, 경감, 처치, 예방 | 질병의 치료효과<br>(예방, 경감, 치료) | 질병의 진단, 치료, 경감, 처치, 예방, 상해/장애의 진단, 치료, 경감, 보정, 구조/기능을 검사, 대체, 변형, 임신 조절 |
| 작용 방식 | 신체 내·외부에 화학적 작용 | 신체에 대한 부작용이 최소화된 신체 접촉형 비화학적 물리자극<br>(신체에 직접 접촉하여 자극하는 물리 자극원) | 화학적 처리 및 물리적 작용 |
| 사용 특징 | 먹거나 발라서 사용 | 신체내부에 삽입 또는 신체 외부에 부착하여 사용 | 신체내부에 삽입 또는 신체 외부에 부착 또는 비부착 사용 |
| 개발 임상연구 | 약물의 작용 메커니즘 규명 ⇒ 동물대상 시험 ⇒ 사람대상 시험(임상1상 ⇒ 임상2상 ⇒ 임상3상 ⇒ 임상4상(시판 후 임상시험)) | 의약품에 준하는 전임상 연구 메커니즘 규명 ⇒ 동물대상 시험의 전임상 연구단계 필수 임상시험은 품목허가용 임상시험, 시판 후 임상시험 수행 | 시범연구 ⇒ 타당성 연구 ⇒ 품목허가용 임상시험 ⇒ 시판 후 임상시험의 개발단계 작용 메커니즘 규명은 하지 않으며, 동물대상 시험단계도 선택적 수행 |

* 출처: 전자약, 의약품, 의료기기 특성 비교(보건산업진흥원) 및 "이마에 붙여 편두통 치료 전자약 개발 본격화"(히트뉴스, 2021)

[그림 73] 전자약, 의약품, 의료기기의 차이

---

22) 중소기업 전략기술 로드맵 2022-2024 의료기기

국내에서 75세 이상 환자 중 5개 이상 다제약물을 만성적으로 복용하는 환자가 68% 이상을 차지이며, 65세 이상 인구 중에서는 5개 이상의 다제약물을 복용하는 경우가 약 50%를 차지하고 있으며, 부적절하게 처방되는 비율도 33% 이상으로 매우 높다.

이처럼 고령화로 인해 증가하는 만성질환자와 다제약물 복용 질환자가 증가함에 따라 건강보험 재정 등 사회적 부담이 가중되고 있어 이를 해결하기 위한 방안으로 전자약에 대한 관심이 증가하였다.

전자약 세계 시장은 2026년까지 연평균 7.4%씩 성장해 약 35조원 규모로 확대될 것으로 전망되며, 적절한 치료약물이 없는 질환을 대상으로 휴대하거나 탈부착이 가능한 전자약 기기를 개발하는 연구에 국가적 투자가 확대되고 있음

| 품목명 | 분류번호[등급] | 품목영문명 | 품목 정의 |
|---|---|---|---|
| 표면전극기능식 근육전기자극장치 | A16180.04[2] | Electrode/lead, Stimulator, Muscular | 신경 장애로 마비된 말초 근육을 표면에서 전기자극함 으로써 생체기능을 보조 및 제어하는 기구 |
| 이식전극기능식 근육전기자극장치 | A16180.05[3] | Electrode/lead, Stimulator, Implantable, Muscular | 신경 장애로 마비된 말초 근육을 이식 전극에 의하여 전기자극함으로써 생체기능을 보조 및 제어하는 기구 |
| 심리요법용뇌용 전기자극장치 | A16180.02[3] | Brain electrical stimulation system, Psychiatric therapy | 환자 뇌의 특정 영역(대뇌, 소뇌 등)을 자극하여 정신 질환(조울병, 불안, 불면 등) 치료에 사용하는 기구 |
| 진동용뇌전기자극 장치 | A16180.14[4] | Brain electrical stimulation system, Antitremer | 신체의 떨림 등을 조절하기 위해 뇌 심부의 특정 영역 (시상 등)을 전기자극 하는 기구<br>* 신체의 떨림(본태성 및 파킨슨병 등) 및 파킨슨 증상의 조절에 사용함 |

* 출처 : 의료기기 품목 및 품목별 등급에 관한 규정(식품의약품안전처, 2021)

[그림 74] 신경 조절 자극 장치 관련 의료기기 품목 분류

전자약은 사용하는 형태에 따라 본체나 전극 일부를 신체 내에 삽입하여 사용하는 체내 삽입형과 신체의 외부에 착용하거나 부착하여 사용하는 비침습 전자약으로 구분하며, 자극하는 부위에 따라 뇌 자극 전자약, 근육 자극 전자약 등으로 구분하며, 자극을 주는 자극원에 따라 전기자극 전자약, 자기자극 전자약, 열자극 전자약, 광자극 전자약, 초음파 자극 전자약 등으로 구분한다.

체내 삽입형 뇌자극 장치는 뇌심부에 전기자극을 줄 수 있는 소형 기기를 이식하여 이를 통해 간질, 파킨슨, 외상성 뇌 손상에 따른 운동장애 등을 개선하기 위해 사용되는 침습적 방식의 전자약이다.

전기자극기는 전극을 이용하여 직류 전류나 교류 전류를 특정 부위에 흘려주어 신경
이나 근육에 전기적인 자극을 가함으로써 치료효과를 나타내는 전자약으로 자극 부위
에 따라 근육 전기자극기와 뇌 전기자극기가 있으며, 사용 형태에 따라 체내 삽입형
전자약과 비침습 전자약이 있다.

비침습 뇌자극 전자약은 경두개 전기자극 장치, 경두개 자기자극 장치 등과 같이 운
동, 감각, 인지 기능을 담당하는 대뇌피질의 특정 영역을 전자기 등으로 자극하여 활
성을 조절함으로써 치료효과가 있다.

비침습 근육자극 전자약은 마비된 근육이나 신경에 반복적으로 전기자극을 가하여
기능적인 움직임을 유도하는 전자약으로 하지 마비 환자의 보행을 돕거나 사지 마비
환자의 관절 운동 기능을 개선하는 목적으로 사용한다.

자기자극기는 자기장에 의한 자극으로 신경이나 근육에 기능적 회복을 유도하는 전
자약으로 뇌 자기자극기인 경두개 자기자극기가 있다.

[그림 75] 전자약 세계 시장규모 및 전망

(단위 : 백만 달러, %)

| 구분 | '19 | '20 | '21 | '22 | '23 | '24 | '25 | CAGR |
|---|---|---|---|---|---|---|---|---|
| 세계시장 | 19,258 | 20,733 | 22,200 | 23,800 | 25,467 | 27,300 | 29,267 | 7.2 |

*출처 : Electroceuticals / bioelectric medicine market analysis(Reports and Data, 2019)
*출처 : Electroceuticals / bioelectric medicine marke(Markets & Markets, 2021)
*출처 : Global electroceuticals/ bioelectric medicine market size(Verified Market Research, 2019)
*출처 : 전자약 연구개발 동향(한국전자통신연구원, 2020)
*상기 3개 시장조사기관 및 ETRI 동향 인용으로 시장규모 평균 산출

시장 조사기관 Report & Data는 전 세계 전자약 시장을 2020년 235억 달러에서
연평균 8.5%의 성장률로 성장하여 2028년에 448억 8천만 달러에 이를 것이라고 전
망했으며, Market & Market은 2021년 168억 달러에서 연간 5%씩 성장하여 2026년
에 215억 달러에 이를 것으로 전망했다.

Verified Market Research는 2019년에 211.8억 달러에서 연간 7.17%씩 성장하여
2027년에는 367억 달러를, IDTechEx는 전자약 시장이 2029년에 600억 달러에 이를
것으로 전망했다.

본 보고서는 위 시장조사기관 및 ETRI 동향 인용으로 시장규모를 평균 산출하였다.
2021년 207억 달러에서 연평균 7.2% 성장하여 2025년에는 292억달러에 이를 것으

로 전망했다.

[그림 76] 전자약 국내 시장규모 및 전망

(단위 : 억 원, %)

| 구분 | '19 | '20 | '21 | '22 | '23 | '24 | '25 | CAGR |
|---|---|---|---|---|---|---|---|---|
| 국내시장 | 2,873 | 3,095 | 3,319 | 3,558 | 3,812 | 4,081 | 4,380 | 7.3 |

* 전자약 세계시장 규모의 1.3%로 산정(디지털 치료기기의 국내시장 규모가 세계시장 규모의 약 1.3% 적용 및 1달러 = 1,150원 산출. 디지털 치료 시장(연구개발특구진흥재단, 2021) 참고)

국내 전자약 시장규모는 2020년 3,095억원에서 연평균 7.3% 성장하여 2025년에는 4,380억원에 이를것으로 전망했다.

국내에서도 의료기기법상 전자약에 대한 규정을 식약처에서 준비하고 있으며, 표면전극기능식 근육전기자극장치, 이식전극기능식 근육전기자극장치, 심리요법용 뇌용 전기자극장치, 진동용 뇌전기자극장치 등에 대한 의료기기 품목이 있어 이를 통해 전자약에 대한 품목허가가 이루어지고 있다.

전자약 제조 기업들은 이비인후과 질환, 안면신경, 수면장애, ADHD, 방광암 및 유방암 등에 대한 전자약을 개발 중이며, 난치병이나 만성질환에 대한 투자가 증가하고 있어 전자약 시장 전망은 밝은 편이다.

경두개전기자극장치의 국내 시장 점유율은 2018년 기준 생산 비중이 약 95%, 수입 비중이 약 5%로 생산이 압도적으로 높았다. 표면근육자극형 기능식 전기자극장치의 국내 시장은 2017년 993백만 원에서 2018년에는 279백만 원으로, 생산액이 감소하였으나, 수입액은 2017년 102백만 원(85천 달러)에서 2018년 약 153백만 원(127천 달러)으로 증가하였다. 뇌심부 자극장치는 수입 실적만 존재한다.

# 4 의료기기 기술 동향

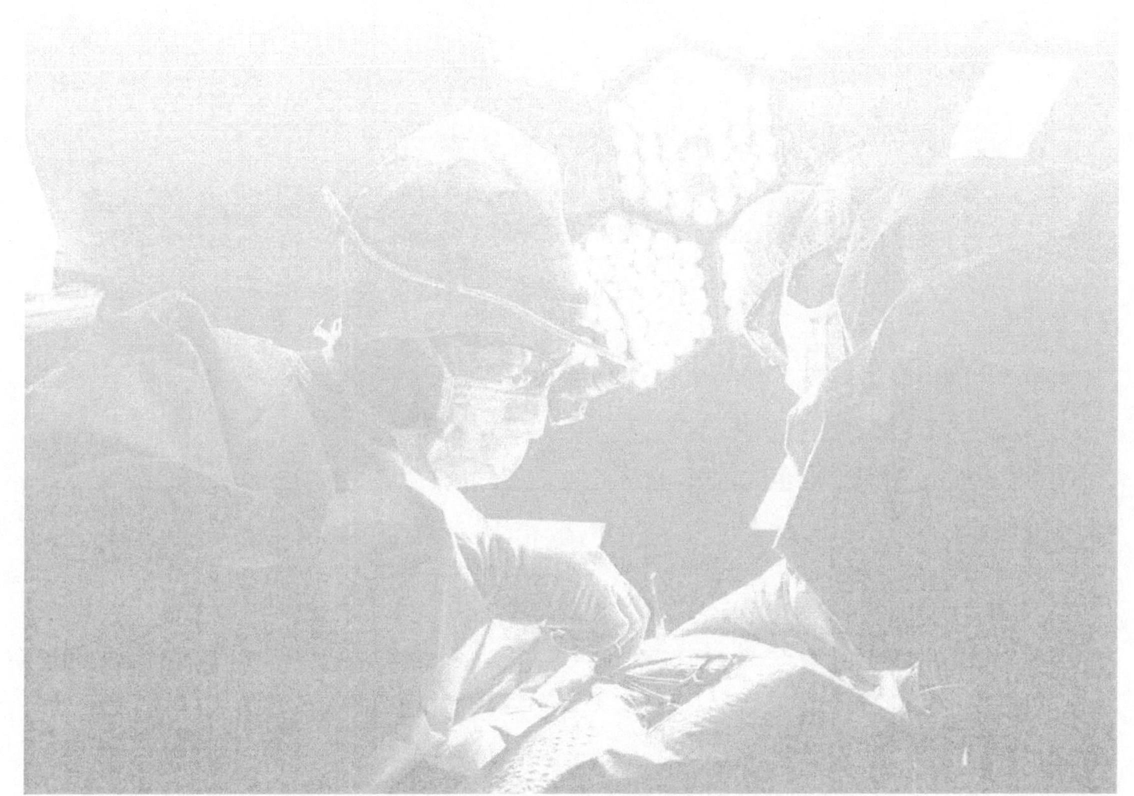

# 4. 의료기기 기술 동향[23)]

## 가. 디지털 병리

 의료기관에서 환자 질환 진단, 질환의 병기 판단, 예후 등에 관한 병리학적 데이터를 획득하던 전통적 병리검사법을 수행해 왔으나, 4차 산업혁명의 핵심기술 'ICT·빅데이터·AI'가 도입된디지털 병리학으로 발전하였다. 이를 통해 환자의 진단·치료 반응성·예후 예측과 같은 환자 맞춤형 의료서비스 제공이 가능하며, 의료기관 내 업무 효율성을 증가시켜 의료인력의 업무 강도 완화 및 향후 비대면 의료서비스 제공을 가능하게 하였다.

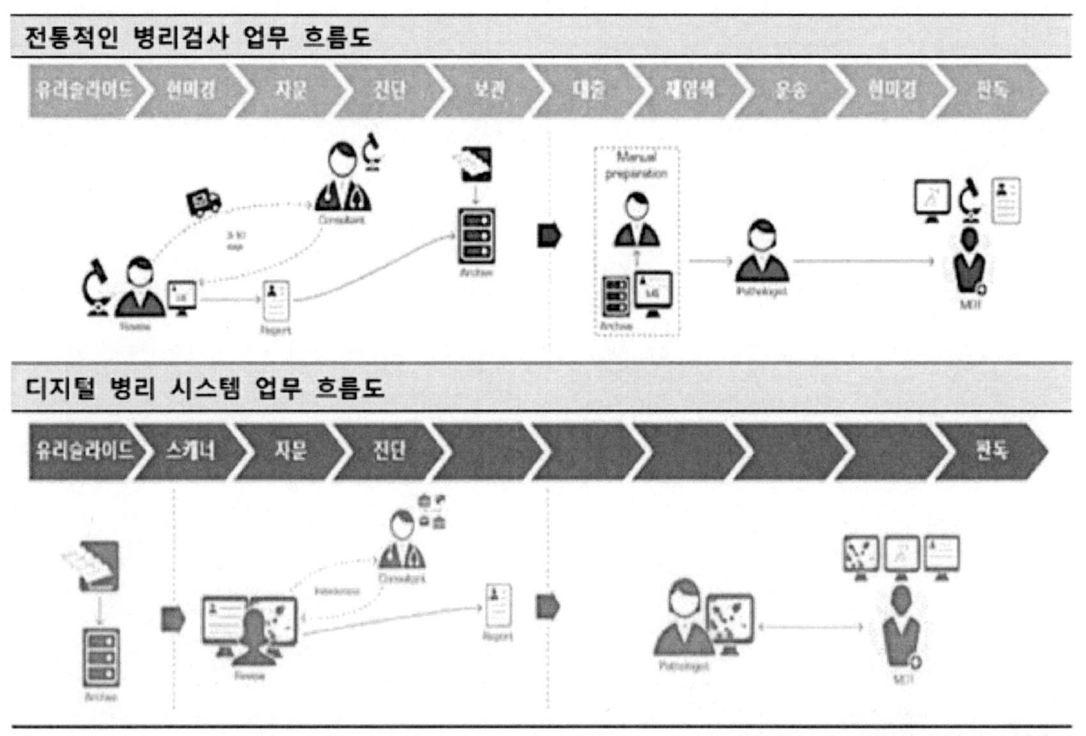


*출처: 보건복지부 보도자료(2020)

[그림 78] 전통적인 병리검사 방식과 디지털 병리검사 방식 비교

 전통적인 병리검사는 조직 채취 단계 포함, 병리 전문의의 판독까지 11단계 공정이 요구되는 것에 대비하여, ICT, AI 기술 도입된 디지털 병리학은 업무 단계를 6단계로 간소화 하였다.

 의료계에서는 디지털 병리 시스템 도입을 통해 ① 병리진단 업무의 효율화, ② 디지

---

23) 2020년 신개발 의료기기 전망 분석 보고서/식품의약품안전평가원

털 병리 기반 의료 빅데이터 구축을 통한 AI 소프트웨어 개발 확대, ③ 병리 AI 소프트웨어 개발로 암 환자 정밀진단 기여, ④ 질병 관련 바이오마커 정량평가 및 진단 활용 여부 평가, ⑤ 병리 결과 데이터화를 통한 미래 의료기술 생태계 마련 등의 효과를 거둘 수 있을 것으로 예상하고 있다. 환자에 대한 다양한 데이터가 쌓이면서 증거(Evidence)에 기반을 둔 근거 중심의학(Evidence based medicine)으로 치료방식이 변하였다. 근거 중심의학에서 4차 산업혁명 기술의 요소기술인 빅데이터 기반으로 알고리즘화를 통해 정밀의학이 등장하였다.

 병리과의 모든 업무를 디지털화하는 것을 디지털 병리 워크플로우로 지칭한다. 즉, 검체가 포함된 유리 슬라이드를 스캐너를 사용해 디지털 영상으로 획득한 후, 이를 진단·관리·공유·분석 및 향후 데이터 활용까지의 전 과정을 아우르는 업무 흐름이다.

 디지털 병리 워크플로우의 주요 단계는 ① 영상 표준화, ② 영상 통합 관리, ③ 시스템 연동 및 스토리지 운용, ④ 디지털 판독, ⑤ 데이터 활용 단계로 구성된다.

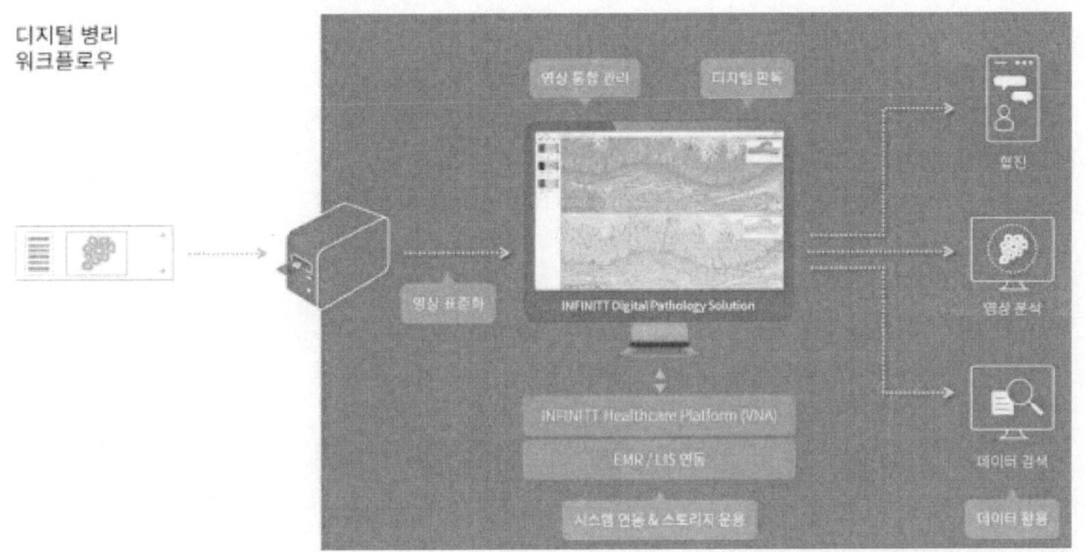

*출처: 인피니트헬스케어 홈페이지(2021)

[그림 79] 디지털 병리 워크플로우 개요도

 암과 관련하여 진단, 치료, 예후에 있어서 조직 병리 소견은 절대적으로 중요하나, 병리 의사들의 소견은 반 정량적인(semi-quantitative) 특징이 있다. 즉, 관찰자 간 및 관찰자 내 존재하는 편차를 줄이기 위해서 면역조직화학 염색판독, 유사분열, 종양 침윤 림프구 등에 해당하는 조직 병리에서 기계학습 및 딥러닝 연구가 지속되고 있다.

병리학 기반의 임상적 연구에서 AI의 역할은 대략 분류(Classification), 검출(Detection), 분할(Segmentation)의 3가지로 정의된다.

| 기능 | 정의 | 예제 |
|---|---|---|
| 분류 (Classificatio n) | 의료영상을 어떤 특성에 따라 2개 이상의 클래스로 구분해 주는 행위 또는 프로세스 | 진단 판정 – 악성/양성 질환 유무 판정<br>등급 판정 – 악성도, 치료 반응도, 조직형, 아형 판정, 예후 그룹 판정 |
| 검출 (Detection) | 의료영상에서 쉽게 드러나지 않는 불특정 다수의 객체를 식별하는 행위 또는 프로세스 | 면역조직화학 검사, 형광동소보합법, 특수 염색 등에서 양성 세포 검출, 미생물 검출, 유사 분열 검출, 괴사 및 출혈 부위 검출 |
| 분할 (Segmentati on) | 의료영상에서 의미가 있는 영역을 픽셀 단위로 구분하여 영역을 나누는 것 | 세포 별 분할 – 면역세포, 암 혹은 정상 세포 간질 세포 등<br>조직 분할 – 표피, 근육, 샘, 혈관 등 |

*출처: AI 기반 의료기술(병리학 분야)의 급여 평가 가이드라인 마련 연구, 건강보험심사평가원(2019), NICE평가정보(주) 재구성

[그림 80] 임상적 활용 측면에서 분류한 AI의 기능

암 질환을 중심으로 디지털 병리 시스템 개발 필요성은 증대되고 있다. 그 예로, 국내에서도 의료분야 마이데이터 실증사업(주관: 보건복지부)으로 「디지털 병리 기반의 암 전문 AI 분석솔루션 개발」연구과제가 진행 중이다

| 구분 | 내용 |
|---|---|
| 사업내용 | 병리 데이터의 디지털 큐레이션 및 AI 개발용 병리 데이터 플랫폼을 통해 암 전문 지능형 병리 AI 개발·임상 검증 |
| 사업 기간 | 2021~2025년 |
| 개발 주요기술 | 병리 데이터 디지털 큐레이션 기반 구축, AI 개발용 디지털 병리 데이터 플랫폼 개발, 암 전문 지능형 병리 AI SW 개발 및 임상 검증·활용 평가 |
| 참여 기관 | 산·학·연, 의료법상 병원급 이상 의료기관 참여 |

*출처: 보건복지부 보도자료(2020), NICE평가정보(주) 재구성

[그림 81] 디지털 병리 기반의 암 전문 AI 분석솔루션 개발

의료 및 병리 영상 분야는 2015년을 기점으로, AI 기반의 암 조직 시편 분석을 중심으로 개발되었고, 해당 분야에 대한 연구가 활발하게 행해지는 요인은 다음과 같다. ① 디지털 병리의 기술적 발전으로 병리 이미지 획득 기술의 비약적 발전, ② 컴퓨터

성능의 향상으로 인해 디지털 병리 시스템의 판독 속도가 실제 병리 의사와 유사한 판독 수준으로 향상, ③ 병리 전문의 수 감소에 따른 업무 강도 심화로 인한 오류를 줄이고자 진단 정확도 및 일치도 향상을 위한 의료기기 개발 수요 증가, ④ 버츄얼(Virtual) 슬라이드로 대변되는 병리 이미지는 일반적인 생물학적 이미지와 유사하여 개인 식별 정보 함유 측면에서 상대적인 자유로움 확보, ⑤ The Cancer Genome Atlas(TCGA) Program과 같은 대중에게 공개된 유전자 및 병리 이미지 데이터 등을 활용한 연구의 접근이 용이한 점 등으로 설명된다.

의료기기 법률 상 AI 및 빅데이터 기술이 적용된 의료기기가 특정 사용 목적을 표방하기 위해서는 의료기기의 성능 및 임상적 유효성을 검증받아야 한다. 이는, 임상시험을 통한 자료가 제출되어야 하며 정확성을 검증하기 위해서  검증 지표에 대한 정보를 제공해야 한다.

[그림 82] 의료기기 정확성 검증 지표

| 항목 | 정의 |
|---|---|
| 민감도<br>(Sensitivity) | 실제로 특정한 질병에 걸린 사람 중에서 그 질병이 있다고 분류해내는 확률 |
| 특이도<br>(Specificity) | 실제로 특정한 질병이 없는 사람 중에서 그 질병이 없다고 분류해내는 확률 |
| 양성예측도<br>(Positive Predictive Value) | 특정한 특성이 있는 것으로 분류된 사람들 가운데 실제로 그 특성이 있는 사람이 차지하는 분률 |
| 음성예측도<br>(Negative Predictive Value) | 특정한 특성을 갖지 않은 것으로 분류된 사람들 가운데 실제로 그 특성을 갖지 않은 사람이 차지하는 분률 |
| ROC<br>(Receiver Operating Characteristic Curve) | 진단검사 결과를 근거로 민감도와 위양성률을 이용하여 그린 그래프로, 양성과 음성을 구분하는 진단의 성능을 평가할 수 있음 |
| AUC<br>(Area Under the Curve) | ROC의 아래 면적으로 진단 정확도를 의미하고 0.5~1.0 사이의 값에서 1에 근접할수록 이상적인 성능이라고 할 수 있음 |

*출처: AI 기반 의료기술(병리학 분야)의 급여 평가 가이드라인 마련 연구, 건강보험심사평가원(2019), NICE평가정보(주) 재구성

[표 46] 국외 대표적 디지털 병리 특허 사례

| 발명 명칭 | 특허번호<br>(연도) | 출원인 | 내용 |
|---|---|---|---|
| Automated slide assessments and tracking in digital microscopy | 등록번호 10345218 (2019) | Abbott Laboratories | 디지털 이미지에서 환자 정보와 표본 정보를 획득하고, 혈액학적 슬라이드에 새겨진 혈액의 형태학적 평가를 위한 최적의 영역을 자동으로 식별하는 방법 제공에 관한 특허 |
| Digital pathology system and ssociated workflow for providing visualized whole-slide image analysis | 출원번호 16378462 (2019) | Ventana Medical Systems, Inc. | 디지털 병리 시스템과 관련 방법 및 소프트웨어를 통한 전체 조직 슬라이드의 관련 영역에 걸친 바이오마커 표현의 직관적, 효과적, 신속하고 정밀한 정량화뿐만 아니라 전체 조직 슬라이드의 정량적 분석에 관한 특허 |
| Synthetic IHC-stained digital sides enerated using artificial neural networks | 출원번호 16271356 (2019) | Ohio State innovation Foundation | 인공 신경 조직망을 기반으로 디지털 슬라이드 이미지로부터 염색된 조직을 분석 및 평가하는 방법에 관한 특허 |
| Mage segmentation in digital pathology | 출원번호 PCT/EP2018/051771 (2018) | KONINKLIJKE PHILIPS N.V. | 디지털 병리에 있어서 세포의 핵부위 및 세포질부위와 막부위를 검출하는 기술에 관한 특허 |
| Method and system for detecting pathological anomalies in a digital pathology image and method for annotating a tissue slide | 출원번호 201780039648.1(2017 | CONTEXT V ISI ON AB | 병리조직 슬라이드 이미지에 주석을달기 위한 방법, 시스템 및 디지털 병리 이미지에서 병리적 이상을 감지하기 위해 컴퓨팅 시스템에 의해 수행되는 방법에 관한 특허 |

*출처: 신개발 의료기기 전망 분석 보고서, 식품의약품안전평가원(2020), 특허정보넷 키프리스, NICE평가정보(주) 재구성

미국 AI 지원 병리 관련 제품을 만드는 PathAI는 스위스 로슈(Roche)와 전략적 파트너십을 체결, Roche의 디지털병리운영소프트웨어인 uPathEnterpriseSoftware를활용하여 AI병리기술을 개발하고배 포할 예정이다. uPath 클라우드 시스템에 다양한 유형의 암질환의 치료를 위한 면역 항암제 개발에 초점을 맞춘 PathAI의 연구용 알고리즘을 탑재할 예정이다.

PathAI는 다양한 소프트웨어, 하드웨어 및 AI 알고리즘 공급업체로 분산되어 발전 속도가 느린 디지털병리 관련 업계 상황을 개선하고, 동반진단(CDx)에서 디지털병리의 잠재력을 현실화하기 위한 방법으로 파트너십 체결하였다.

[표 47] 국내 대표적 디지털 병리 특허 사례

| 발명 명칭 | 특허번호<br>(연도) | 출원인 | 내용 |
| --- | --- | --- | --- |
| 이미지 분석<br>방법 및 시스템 | 등록번호<br>102068279<br>(2020) | 루닛 | 조직슬라이드 이미지에 대해서 그래프 신경망을 트레이닝하여 조직 슬라이드 이미지 복수의 조직학적 특징 분석 방법에 관한 특허 |
| 디지털 병리<br>시스템의 영상<br>압축 방법 | 등록번호<br>101967992<br>(2019) | 인피니트<br>헬스케어 | 제 1평면 실제 영상 내지 제 n 평면 실제 영상을 갖는 디지털 슬라이드 이미지를 압축하는 방법에 관한 특허 |
| 디지털 병리<br>시스템의 환자<br>케이스 동일성<br>판단 방법 | 등록번호<br>101863227<br>(2018) | 인피니트<br>헬스케어 | 디지털 슬라이드 이미지를 스캔하여 획득한 이미지에 대한 패턴을 비교 분석하여 일치율을 계산하여 환자 케이스 동일성을 판단하는 기술에 관한 특허 |
| WSI 스트리밍<br>방법 | 등록번호<br>101830583<br>(2018) | 인피니트<br>헬스케어 | 웹 클라이언트가 디지털 병리 벤더별로 서로 다른 영상 압축 포맷 및 타일 크기를 가지는 WSI 디지털병리 서버로부터 스트리밍 받는 방법에 관한 특허 |
| 악성 종양 진단<br>방법 및 장치 | 등록번호<br>101889725<br>(2018) | 루닛 | 컨볼루션 신경망 기반의 기계학습 모델을 트레이닝을 통하여 이미지에서 관심 객체를 검출에 관한 특허 |

*출처: 신개발 의료기기 전망 분석 보고서, 식품의약품안전평가원(2020), 특허정보넷 키프리스, NICE평가정보(주) 재구성

중국은 디지털솔루션, 병리전문가서비스, 하드웨어 패키지, 시약소모품 생산, 공급망 전환을 결합한 완전한 스마트병리 가치사슬 구축을 목표로 한다. 91360 MED TECH 는 완전한 스마트병리 가치사슬 구축 추을 위해 디지털병리솔루션, 원격병리진단솔루션, AI병리진단솔루션을 연구 개발하고 있다. 디지털병리 정보플랫폼인 '91360스마트병리망(91360.com智慧病理网)'에서는 디지털병리산업현황, 정책, 학술교류, 병리진단 데이터 등을 제공한다.

디지털병리 산업을 둘러싼 글로벌 경쟁도 치열하게 펼쳐지고 있다. 2021년 9월, 미국 Paige가 AI 병리진단 솔루션 최초로 미국 FDA 승인을 획득하면서 AI 기반 디지털병리시장이 본격적으로 성장할 것으로 보인다.

디지털병리 산업은 빠른 성장 뿐 아니라, 신약개발 및 정밀의료 등 미래 바이오헬스 산업의 핵심 분야에 적용되면서 그 가능성이 주목받고 있다.

## 나. 디지털 치료기기[24)25)]

 디지털치료기기는 미국이 최고기술국으로 평가되었으며, 우리나라는 최고기술국 대
비 68.4%의 기술수준을 보유하고 있으며, 최고기술국과의 기술격차는 2.6년이다. EU
가 83.7%의 기술수준을 보유하며, 일본이 74.0%로 우리나라보다 앞서고 있다. 중국
은 63.9%로 우리나라의 뒤를 따르고 있다. 국내 중소기업의 기술경쟁력은 최고기술
국 대비 62.3%, 기술격차는 3.1년으로 평가된다.

 현재 국내·외적으로 디지털 치료기기와 완벽히 부합된 별도의 국제 규격은 발행된
사례를 찾을 수는 없었으나 독립소프트형 의료기기 및 개인 맞춤 기반의 의료기기 특
성을 고려 시 의료정보 및 소프트웨어 개발, 사이버 보완, 유효성 검증과 관련된 국
제 규격을 적용할 필요가 있다고 판단된다.

 디지털 치료기기와 관련하여 국내·외적으로 안전성과 성능을 갖춘 의료기기 소프트
웨어를 일정한 기준에 따라 개발할 수 있도록 하는 일련의 국제 규격이 제정되었으
며, 이 중 디지털 치료기기 개발 또는 검증과 관련된 주요 규격의 목록은 아래와 같
다.

[표 48] 디지털 치료기기 등 SaMD 관련 국제 규격

| 순번 | 규격 번호 | 규격명 | 내 용 |
|---|---|---|---|
| 1 | IEEE Std 11073-40101-2020 | Health informatics-Device interoperability Part 40101: Foundational-Cybersecurity -Processes for vulnerability assessment. | 의료정보 - 기기 상호 운용성 파트 40101: 기초 - 사이버 보안 - 취약성 평가 프로세스 |
| 2 | IEEE Std 11073-40102-2020 | Health informatics-Device interoperability. Part 40102: Foundational-Cybersecurity -Capabilities for mitigation. | 의료정보 - 기기 상호 운용성. 파트 40102: 기초 - 사이버 보안 - 완화 기능 |
| 3 | IEEE 11073-20601-2019 | Health informatics-Personal health device communication-Part 20601: Application profile -Optimized exchange protocol. | 의료정보 - 개인 의료기기 통신- 파트 20601: 애플리케이션 프로필 - 최적화된 교환 프로토콜 |
| 4 | IEC IEEE ISO29119-1 | Software and systems engineering-Software testing-Part 1: Concepts and definitions | 소프트웨어 및 시스템 엔지니어링 - 소프트웨어 테스팅 - 1부: 개념 및 정의 |

---

24) 2021 의료기기 산업동향 보고서/한국의료기기안전정보원
25) 중소기업 전략기술 로드맵 2022-2024, 의료기기

[표 49] 디지털 치료기기 등 SaMD 관련 국제 규격

| 순번 | 규격 번호 | 규격명 | 내용 |
|---|---|---|---|
| 5 | ANSI AAMI SW91:2018 | Health software-Part 1: General requirements for product safety | 의료 소프트웨어의 결함 분류 |
| 6 | IEC 82304-1 | IEC 82304-1 Health software -Part 1: General requirements for product safety | 건강 소프트웨어 - 1부: 제품 안전에 대한 일반 요구사항 |
| 7 | IEC IEEE ISO29119-1 2013-09-01 | Software and systems engineering-Software testing-Part 1:Concepts and definitions | 소프트웨어 및 시스템 엔지니어링 - 소프트웨어 테스팅 - 1부: 개념 및 정의 |
| 8 | ISO/IEC 12207 | Systems and software engineering-Software life cycle processes | 소프트웨어의 개발 및 관리에 대한 SDLC(Software Development Lifecycle) 프로세스에 대한 국제 규격 |
| 9 | IEEE 1012 | IEEE Standard for System and Software Verification and Validation | 소프트웨어 검증 및 유효성 프로세스, 활동 작업을 위한 프레임워크에 대한 국제 규격 |
| 10 | IEEE 1008 | IEEE Standard for Software Unit Testing | 소프트웨어의 unit test를 위한 국제 규격 |
| 11 | ISO 13485 | Medical devices-Quality management systems-Requirements for regulatory purposes | 의료기기 품질관리 (Quality Management)에 대한 국제 규격 |
| 12 | SO 14971 | Medical devices-Application of risk management to edical devices | 의료기기의 위험관리(Risk Management)에 대한 국제 규격 |
| 13 | SO/IEC 15504 | Information echnology-Process assessment-Part 5: An exemplar software life cycle process assessment model | 프로세스 수행능력 평가를 위한 규격 프레임워크인 SPICE (Software Process Improvement and Capability Etermination)에 대한 국제 규격 |
| 14 | IEC 31010 | Risk management—Risk assessment techniques | 소프트웨어의 위험관리를 위한 국제 규격 |
| 15 | EC 62304 | Medical device software-Software life cycle processes | 의료기기 소프트웨어의 개발과 유지보수를 위한 국제 규격 |

*출처 : Recognized Consensus Standards, 2020년 신개발 의료기기 전망 분석 보고

식약처는 「의료기기 허가·신고·심사 등에 관한 규정(식품의약품안전처 고시)에 근거하여 디지털 치료기기와 관련한 관련된 지침 및 가이드라인을 발표하였다. 이에 대한 주요 내용은 아래와 같다

[표 50] 국내 디지털 치료기기 관련 가이드라인

| 순번 | 목록 | 내 용 | 발간년월<br>(제·개정) |
|---|---|---|---|
| 1 | 디지털 치료기기 허가·심사 가이드라인 | 디지털 치료기기의 개념과 허가·심사 시 요구되는 제출 자료에 대한 가이드라인 | 2020.08 |
| 2 | 의료기기 소프트웨어 허가·심사 가이드라인 | 의료기기 소프트웨어의 허가·심사 시 요구되는 제출 자료에 대한 가이드라인 | 2019.09 |
| 3 | 가상·증강현실(VR·AR) 기술이 적용된 의료기기의 허가·심사 가이드라인 | 가상·증강현실 기술이 적용원 의료기기의 판단기준과 허가·심사 방안 제시 | 2021.04 |
| 4 | 빅데이터 및 인공지능(AI) 기술이 적용된 의료기기의 허가·심사 가의료기기의 실사용증거(RWE) 적용에 대한 가이드라인이드라인 | 빅데이터 및 인공지능 기술이 적용된 의료기기에 대한 허가·심사 방안 제시 | 2019.10 |
| 5 | 의료기기의 실사용증거(RWE) 적용에 대한 가이드라인 | 분석한 실사용 증거를 규제 결정에 사용할 수 있음을 제시하고, 타당성과 신뢰성 입증을 통하여 고려해야할 사항 제공 | 2019.02 |
| 6 | 모바일 의료의료기기의 실사용증거(RWE) 적용에 대한 가이드라용 앱 안전관리 지침 | '모바일 의료용 앱' 허가 및 사후관리 방안에 대한 지침 | 2020.02 |
| 7 | 의료기기의 사이버 보안 허가심사 가이드라인 | 의료기기 허가·심사 시 사이버 보안이 요구되는 의료기기의 적용 대상을 명확히 하고 제품의 특성에 따라 적용할 수 있는 보안 요구사항과 허가·심사 시 제출해야 하는 자료의 범위 규정 | 209.11 |
| 8 | 의료기기와 개인용 건강관리(웰니스)제품 판단기준 | 의료기기와 개인용 건강관리제품을 구분하는 기준을 객관적이고 구체적으로 제시 | 2020.11 |
| 9 | 인공지능 기반 의료기기의 임상 유효성 평가 가이드라인 | 인공지능으로 의료 데이터를 분석하여 질병의 진단 또는 관리 하거나 예측 등을 목적으로 하는 독립형 소프트웨어 형태의 의료기기에 대한 임상 유효성 평가에 적용하며 의료기기 임상시험계획 승인, 조·수입·허가(임상시험 검토대상) 또는 기술문서 등 심사(임상시험 자료 심사 대상)에 적용 | 2019.10 |

* 출처: 식품의약품안전처

FDA의 경우 디지털 치료기기에 대한 정의를 내리지 않고 우수 디지털 헬스센터 (Digital Health Center of Excellence, DHCE)라는 부서를 설립하여 디지털 치료기기보다 더 넓은 개념인 디지털 헬스의 한 분야로서 관리하고 있다.

특히 2017년 2년여의 심사를 거쳐 디지털 치료기기로 미국 FDA의 승인을 획득한 Pear Therapeutics사의 reSET 제품의 경우도 이미 시장에 출시된 본질적으로 동등한 의료기기 (Premarket Device)가 없던 관계로 De Novo를 통한 510(K) 허가를 받았으나, FDA에서는 코로나19 공중 보건 비상 상황에서 병원 방문 없이 집에 머물며 사회적 거리를 유지하는 동안 정신장애 치료를 위한 디지털 치료기기에 대한 활용도를 높이고자 여러 규제 요구 사항을 면제하는 'Enforcement Policy for Digital Health Devices For Treating Psychiatric Disorders During the Coronavirus Disease 2019 (COVID-19) Public Health Emergency' 라는 새로운 지침을 발표한 점을 눈여겨볼 필요가 있다.

정신장애 치료를 위한 디지털 치료기기와 같은 독립소프트형의료기기(SaMD) 등과 관련된 해외의 주요 가이드라인 목록은 아래와 같다

[표 51] 디지털 치료기기 등 SaMD 관련 국외 주요 가이드라인

| 순번 | 목 록 | 내 용 | | 발간년월 (제·개정) |
|---|---|---|---|---|
| 1 | Enforcement Policy for Digital Health Devices For Treating Psychiatric Disorders During the Coronavirus Disease 2019 (COVID-19)Public Health Emergency | 코로나바이러스 감염증 공중 보건 비상 사태 중 정신 장애 치료를 위한 디지털 치료 장치에 대한 시행 지침 | FDA | 2020.04 |
| 2 | Clinical Secision Support SoftwareㅡDraft Guidance for Industry and Food and Drug Adminstration Staff | 임상 의사 결정 지원 소프트웨어ㅡ산업계 및 식품의약청 직원을 위한 지침 초안 | FDA | 2019.09 |
| 3 | Policy for Device Software Functions and Mobile Medical Applications- Guidance for Industry and Food and Drug Administration Staff | 소프트웨어 장치 기능 및 모바일 의료 에플리케이션에 대한 정책 - 산업계 및 식품 의약청 직원을 위한 지침 | FDA | 2013.09 (2019.09) |
| 4 | Software as a Medical Device (SAMD): Clinical Evaluation | 독립형소프트웨어 임상적 평가에 대한 가이던스 | FDA | 2017.12 |
| 5 | Content of Premarket Submissions for Management of Cybersecurity in Medical Devices | 의료기기 사이버 보안 관련 시판전 신고서에 포함되는 내용에 대한 가이던스 | FDA | 2014.10 (2018.10) |
| 6 | Policy for Device Software Functions and Mobile Medical Applications | 모바일 어플리케이션 및 의료기기 소프트웨어 기능 관련 정책에 대한 가이던스 | FDA | 2013.09 (2019.09) |

| | | | | |
|---|---|---|---|---|
| 7 | Medical Device Data Systems, Medical Image Storage Devices, and Medical Image Communications Devices | 의료정보 시스템, 영상저장 장치, 영상송수신 장치에 대한 가이던스 | FDA | 2015.02 (2019.09_ |
| 8 | Changes to Existing Medical Software Policies Resulting from Section 3060 of the 21st Century Cures Act | 21세기 치유법의 3060조에 의한 기존 의료기기 소프트웨어 정책의 변경에 대한 가이던스 | FDA | 2019.09 |
| 9 | Multiple Function Device Products: Policy and Considerations | 다기능 기기에 대한 정책 관련 가이던스 | FDA | 2018.4 (2020.07) |
| 10 | Clinical Decision Support Software (DRAFT) | 진단보조 소프트웨어 관련 가이던스 | FDA | 2019.09 |
| 11 | information for Healthcare Organizations about FDA's "Guidance for Industry: Cybersecurity for Networked Medical Devices Containing Off-The-Shelf Software" | 네트워크를 활용하는 의료기기의 사이버보안 가이던스에 대한 정보 | FDA | 2005.02 |
| 12 | Design Considerations and Pre-market Submission Recommendations for Interoperable Medical Devices | 상호운용 가능한 의료기기에 대한 시판전 제출에 대한 가이던스 | FDA | 2016.02 (2017.09) |
| 13 | General Wellness: Policy for Low Risk Devices | 일반 웰니스 저위험 기기 정책에 대한 가이던스 | FDA | 2016.07 (2019.09) |
| 14 | Deciding When to Submit a 510(k) for a Software Change to an Existing Device | 의료기기내 소프트웨어 변경에 따른 지침 가이던스 | FDA | 2016.08 (2017.01) |
| 15 | Medical Device Accessories-Describing Accessories and Classification Pathways | 의료기기 부속 장치에 대한 설명과 분류 기준에 대한 가이던스 | FDA | 2016.12 (2017.12) |
| 16 | Software as a Medical Device (SaMD): Key Definitions (IMDRF/ SaMD WG/N10FINAL:2013) | 의료기기로서 소프트웨어 (SaMD):주요정의(IMDRF/Sa MD WG/N10FINAL:2013) | IMDRF | 2013 |
| 17 | Software as a Medical Device(SaMD): Possible Framework for Risk Categorization and Corresponding Considerations (IMDRF/SaMD WG/ N12FINAL:2014) | 의료기기로 서소프트웨어 (SaMD):위험 분류 및 그에 따른 고려사항에 대한 프레임워크(IMDRF/SaMD WG/N12FINAL:2014) | IMDRF | 2014 |
| 18 | Software as a Medical Device(SaMD): Application of Quality Management System (IMDRF/SaMD WG/N23 FINAL:2015) | 의료기기로서 소프트웨어 (SaMD):품질경영시스템 적용(IMDRF/SaMD WG/ N23 FINAL:2015) | IMDRF | 2015 |
| 19 | SaMD : Clinical Evaluation (IMDRF/ SaMD WG (PD1)/ N41FINAL:2017) | 의료기기로서 소프트웨어 (SaMD):임상평가(IMDRF/Sa MD WG(PD1)/ N41FINAL:2017) | IMDRF | 2017 |

*출처 : List of FDA Guidance Documents with Digital Health Content. 2020.10.06., FDA 및 규제당국 홈페이지 정보 재가공

최초의 디지털 치료기기가 미국에서 개발된 후, 미국과 유럽 지역 개발사가 만든 디지털 치료기기의 미국 FDA 후속 승인이 이어지고 있으며, 제약회사가 디지털 치료기기 시장을 확보하기 위해 개발사와 협약을 맺는 사례가 증가하고 있다

[그림 83] 해외 디지털 치료기기 허가 현황 (독립형)

| 제품 | 회사 | 장치타입 | 적응증 | 특징 | 허가현황 |
|---|---|---|---|---|---|
| 독립형 | | | | | |
| Nightware | Nightware | | 악몽관련 수면장애 | 심박수 및 신체 움직임 분석하여 악몽 수면장애 개선 | FDA-De Novo (DEN200033) |
| Parallel | Mahana Therapeutics | | 과민성 대장증후군 | 관련 지침 제공 및 상태관리 기술 지도 | FDA-De Novo (DEN200029) |
| Natural Cycles | NaturalCycles | | 피임 | 임신 예방 효과 입증 | FDA-De Novo (DEN170052) EU-CE Mark |
| EndeavoRx | Akili Interactive | | ADHD | 소아 ADHD 치료 | FDA-De Novo EU-CE Mark (DEN200026) |
| Sleepio | Big Health | | 불면증 | 불면증 치료 | NICE |
| MyCOPD | My mhealth | | COPD | COPD 악화 감소 및 천식증상 개선 | NHS |

[그림 84] 해외 디지털 치료기기 허가 현황 (증강형)

| 제품 | 회사 | 장치타입 | 적응증 | 특징 | 허가현황 |
|------|------|----------|--------|------|----------|
| 독립형 | | | | | |
| 증강형 | | | | | |
| Propeller health | Reciprocal Labs | | 천식 | 천식증상감소 | FDA-510(k) |
| Propeller Sensor Model 2018-S | | | 만성폐쇄성 폐질환 COPD | COPD 질환 통증 감소 | FDA-510(k) (K192724) EU-CE Mark |
| Freespira | Palo Alto Health Sciences | | PTSD/공황장애 | PTSD/공황장애 환자 스트레스 이완 바이오 피드백 기기 | FDA-510(k) (K180173) |

해외 디지털치료기기 제품을 살펴보면, Noom은 만성 질환으로 고통받는 환자를 위한 모바일 건강 및 웰빙 솔루션을 제공하고 있으며, 시장에서의 입지를 강화하고 있다. 체중 관리, 고혈압 예방, 고혈압 관리, 당뇨병 예방, 당뇨병 관리, 고혈압 및 당뇨병 동반 질환을 위한 솔루션 및 개인화된 체중 감량 계획과 운동 계획, 식이 추적 등 기능 제공한다.

Livongo Health은 자가 자신의 건강 데이터를 수집 및 분석하여 간병인 및 의사에게 실시간으로 정보를 제공하는 디지털 플랫폼을 공급한다.

Omada Health은 당뇨병 예방 프로그램인 'Prevent'를 출시한 디지털치료기기 기업으로 'Prevent'는 미국 국립 당뇨병 및 소화기 및 신장 질환 연구소(National Institute of Diabetes and Digestive and Kidney Diseases)에서 수행한 대규모 임상 시험인 당뇨병 예방 프로그램(DPP)을 기반으로 한다.

Proteus Digital Health은 복용 가능한 감지기술을 기반으로 하는 제품, 서비스 및 데이터 시스템을 개발 및 상용화했다.

　2Morrow은 증거 기반 및 행동 변화 프로그램을 제공하는 기업으로 증거 기반 금연 프로그램, 개인 목표 및 습관 플랫폼, 좋은 습관을 만들거나 나쁜 습관을 개선할 수 있도록 돕는 프로그램 등을 제공한다. 이용자들이 불건전한 패턴과 생각을 없애고 원하는 목표를 달성할 수 있도록 수용 전념 치료법(ACT, acceptance&commitment therapy)이라는 혁신적인 방법을 사용하였다.

[그림 85] 해외 디지털 치료기기 허가 현황 (보완형)

| 제품 | 회사 | 장치타입 | 적응증 | 특징 | 허가현황 |
|---|---|---|---|---|---|
| 독립형 | | | | | |
| 보완형 | | | | | |
| BlueStar | WellDoc | 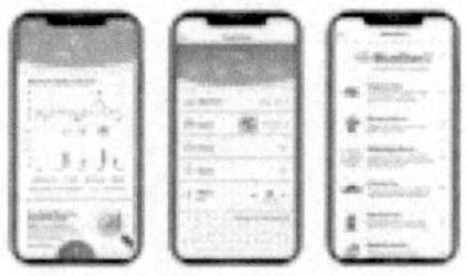 | 2형당뇨병 | 당뇨자가관리 개선 | FDA-510(k) (K100066) |
| Insulia | Voluntis | 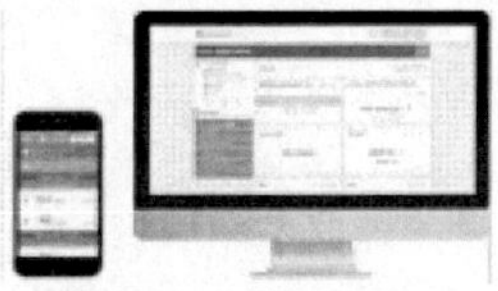 | 2형당뇨병 | 당뇨자가관리 개선 | FDA-510(k) (K172177) EU-CE Mark |
| Omada | Omada health | 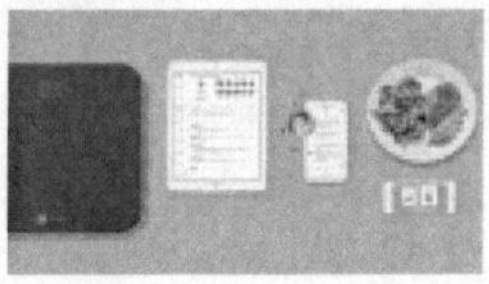 | 당뇨병전증, 2형당뇨병, 고혈압, 고콜레스테롤증 | 당뇨 예방 및 2형 당뇨병 자가관리, 체중감소 | 미국 질병관리본부(CDC)의 당뇨 예방 프로그램 (DPP)인증 |

[그림 86] 해외 기업의 다국적 제약사와의 협력

| 기업 | 제약사 | 시기 | 협력 내용 |
|---|---|---|---|
| Amblyotech | Norvatis | 2020년 | • 인수 |
| Voluntis | Sanofi | 2017년 | • 당뇨병 치료제 관련 비독점적 협력 |
| | Roche | 2018년<br>(종료) | • 고형암 관련 공동개발 |
| | AstraZeneca | 2018년 | • 난소암 관련 공동개발 |
| | Novartis | 2019년 | • 유방암 관련 공동개발 |
| | BMS | 2020년 | • 암 관련 공동개발 |
| Mysugr | Roche | 2017년 | • 인수 |
| Noom | Novo dordisk | 2019년 | • 비만 치료제 개발 관련 협력 |
| Omada health | Abbott | 2019년 | • 당뇨병 치료제 개발 관련 협력 |
| Pear Therapeutics | Sandoz<br>(Norvatis 자회사) | 2018년 | • reSET과 ReSET-O의 시장 출시 협력 |
| Happify health | Sanofi | 2019년 | • 공동연구 및 라이선싱 계약 체결 |
| Click Therapeutics | 오츠카 제약 | 2019년 | • $302 M 규모 계약, 우울증 치료제 공동 개발 |
| | Beohringer Ingelheim | 2020년 | • $500 M 이상 규모 계약, 조현병 치료제 공동 개발 |
| Harman<br>(삼성전자 자회사) | Roche | 2020년 | • 자폐증 환자 디지털 치료제 공동 개발 |
| Akili interactive | Shionogi | 2019년 | • 125M$ 규모 계약, ADHD, 자폐증 치료제 공동 개발 |

* 출처 : 디지털 치료제 기술동향브리프(한국과학기술기획평가원, 2020)

국내에서는 뇌 손상으로 인한 시야장애를 VR 기술로 치료하는 '뉴냅비전'이 2019년 국내 첫 임상연구 승인을 받았고, 호흡기 질환 재활을 돕는 디지털 치료기기와 노인성 질환인 근감소증 치료 앱 등이 개발 중이다.

[그림 87] 국내 디지털 치료기기 개발 및 허가현황

| 제품 | 회사 | 장치타입 | 적응증 | 특징 | 허가현황 |
|---|---|---|---|---|---|
| 독립형 | | | | | |
| Redpill Breath | (주)라이프시맨틱스 | | 폐암/COPD | 운동능력, 호흡곤란, CAT등 개선 입증 | 개발중 |
| Nunaps Vision | ㈜뉴냅스 | | 뇌 손상 시야 장애 | 뇌 손상으로 인한 시야 장애를 VR 기술을 통해 치료 | 식약처 임상 시험계획승인 (2019) |
| Again | Welt | | 근감소증 | 행동 중재를 통해 건강습관을 익히게 하는 것을 목적으로 함 | 개발중 |
| OC Free | 빅씽크테러퓨틱스 | | 강박증 | 강박증 치료법의 접근성과 효과 증진 | 개발중 |
| My Health Note | 휴레이 포지티브 | | 2형당뇨 | 당뇨 자가관리 | 개발중 |
| Allergy-cord | | | 비염, 천식, 아토피 피부염 | 환자 복약상태 증상을 바탕으로 전문가의 상담 피드백 제공 | |
| Heart log | | | 심부전, 심장판막질환, 부정맥질환 | 심장질환 환자의 입원 및 외래 관리 | |

| 제품 | 회사 | 장치타입 | 적응증 | 특징 | 허가현황 |
|------|------|----------|--------|------|----------|
| | | | 독립형 | | |
| SAT-001 | | | 안질환 | 안질환 치료 | |
| SAT-002 | ㈜에스알파<br>테라퓨틱스 | | 신경계질환 | 신경계 질환 치료 | 개발중 |
| SAT-003 | | | 암 환자의 회복 | 암 환자의 회복 및 치료 | |
| SAT-008 | | | 사회적 문제가 될 수 있는 질환 | 사회적 문제가 될 수 있는 질환 극복 | |

출처: - 디지털 치료기기의 사용 목적에 따른 임상시험 현황 및 설계분석_나지영
　　　- 각 개발사 홈페이지

　디지털 치료기기는 현재 정신질환, 만성질환 등 행동이나 습관 변화와 관련된 분야에 주로 활용되나 적용 대상이 점차 확대되고 있다. Pear Therapeutics의 reSET은 마약, 알코올 등 약물중독 환자를 대상으로 하며 인지행동 치료에 기반한 온라인 상담서비스를 제공하고 있으며, 외래상담치료와 병행 시 치료효과가 22.7% 향상된다는 무작위 임상시험 결과에 따라 FDA에서 첫 번째 디지털 치료기기로 허가받았다. 이후 Pear Therapeutics는 마약성 진통제인 Opioid 중독 치료기기 reSET-O와 만성 불면증 치료기기 Somryst 등을 출시했고, 현재는 조현병, 과민성대장증후군, 만성 통증 등에 대한 치료기기 개발을 진행 중이다.

　Akili Interactive의 EndeavorRx은 소아 ADHD 치료용 비디오게임으로 특정 신경회로에 선택적으로 자극을 가하는 방식으로 작동한다. 두뇌에서 서로 다른 역할을 맡고 있는 각 영역에 대해 선택적으로 자극을 줄 수 있는 상호작용형 비디오게임 기술을 보유하고 있으며, EndearvorRx는 이 중에서 전두정 영역 관련 기술(SSME, Selective Stimulus Management Engine)로, 개인에 맞춰 난이도와 치료방법을 조

정하는 적응형 알고리즘을 적용하였다. 소아ADHD에 대한 허가를 받았고 파킨슨, 우울증, 자폐 등 다수의 질환에 대해 임상을 진행 중이다.

Big Health에서 개발한 Sleepio는 수면에 영향을 주는 요소와 수면 스케줄 등을 관리하는 애플리케이션으로 6단계로 구성된 치료 프로그램을 제공하며, 환자에게 적용 시 환자의 76%가 수면의 질이 높아진 것을 확인했으며, 플라시보(30% 정도 개선) 대비 유의하게 높은 효과가 나타났다. 현재, 영화, 팟캐스트, 애니메이션 제작자와 디자이너 등이 참여하여 시청각 경험을 통해 긴장, 걱정, 우울 등의 부정적인 감정을 조절하는 기전으로 'daylight'를 개발 중이다.

이 밖에도, Voluntis와 Life semantics에서 암, 뇌졸중과 관련한 예후 관리 디지털 치료기기를 개발 중이며, Cognoa는 소아 행동 건강과 관련한 디지털 치료기기를 개발 중이다. Noom과 Welldoc에서 당뇨병 및 기타 만성질환 예방과 관리에 관한 디지털 치료기기를 개발 중이며, MedRhytms는 운동, 언어, 인지기능 장애에 대한 음악적 치료 디지털 치료 프로그램을 개발하고 있다.

현재 디지털 치료기기는 개인 또는 환자의 행동부터 일상생활 패턴까지 24시간 기록함으로써 장기적으로 원격 모니터링이 가능하다는 특징이 있다. 실시간으로 발생한 장기적 데이터를 바탕으로 의사는 환자에게 최적의 치료법을 제시할 수 있다는 장점 등이 있어 개발이 활발히 이루어지고 있는 분야이다.

디지털 치료기기의 성장을 촉진하는 주요 원인으로는 인구 고령화에 따른 만성질환자가 증가하는 환경에서 디지털 치료기기를 통한 건강관리 비용의 감소, 디지털 기술의 급격한 발달에 따른 의료용 소프트웨어의 개발 활성화 등을 꼽을 수 있다.

또한 빅데이터, 인공지능 및 정보통신 기술과 접목하여 환자 맞춤형 질병의 진단, 치료 관리 등을 병원 플랫폼과 결합 시, 사업 영역은 더욱 확장될 것으로 보인다.

디지털치료기기 기술의 과거 20년(2000년~2019년)간 출원동향73)을 살펴보면 2013년부터 본격적으로 출원이 증가하기 시작하여 최근에 급증하는 추세이다.
최대 출원국인 미국은 과거부터 가장 많은 출원을 지속해오고 있으며, 한국은 과거대비 최근 미국 다음으로 출원이 증가하고 있다. 미국이 전체의 51% 출원비중을 차지하고 있으며, 일본 18%, 한국 16%, 유럽 15%의 출원 비중을 보이고 있다.

한국은 내국인에 의한 출원이 전체의 약 82.4%로 외국인의 유입이 매우 적으며, 내국인과 외국인의 출원 추세는 유사하게 나타나고 있다. 최대 출원국 미국은 내국인에 의한 출원이 약 64.2%로 나타났으며 과거대비 최근 내국인 출원의 비중이 증가하고 있으며, 미국에 진입하고 있는 외국 출원인은Panasonic IP Management(일본), Koninklijke Philips NV(네덜란드), Siemens Healthineers(독일) 등이 있다.

[그림 89] 연도별 출원동향

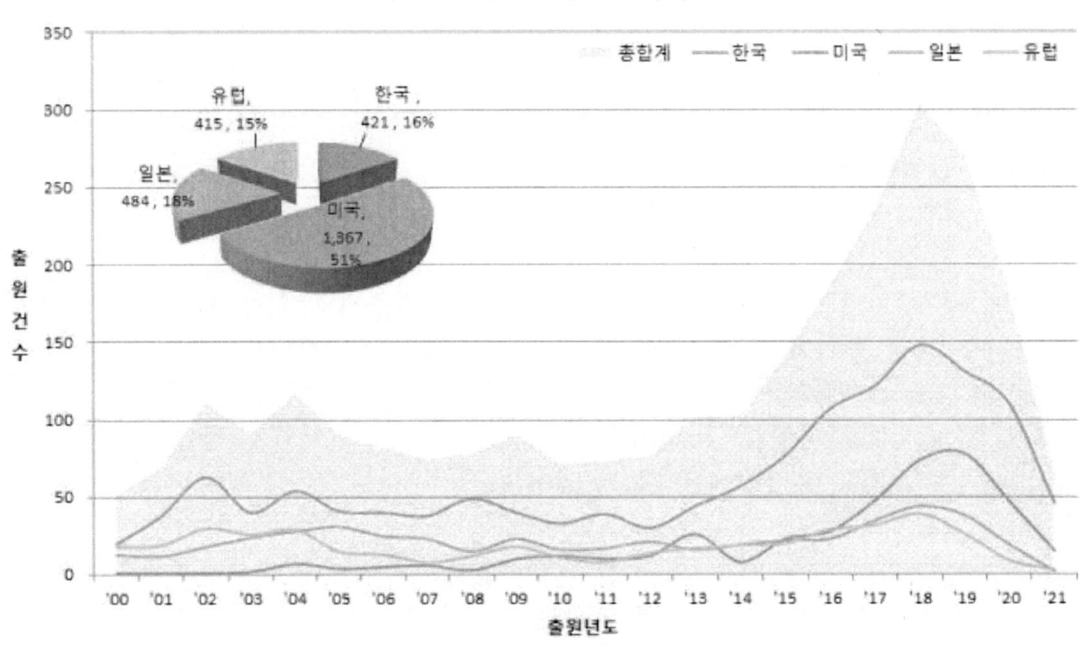


일본은 외국인에 의한 출원이 41.3%로 나타났으며, Koninklijke Philips NV(네덜란드)의 일본특허 출원이 활발하다. 유럽은 전체 출원 중 외국인에 의한 출원인 약 63.9%로 유럽국적 출원인보다 외국인이 높은 비중을 차지하고 있으며, 주요 외국인은 Ethicon LLC(미국), The Regents of the University of California(미국), NEUROGEN CORPORATION(미국) 등 미국 국적 출원인이다.


## 다. 분자진단기기[26]

1세대 PCR 방식은 유전자 증폭 후 아가로스 젤을 이용한 전기영동을 통해 결과를 확인하였으며, 형광물질을 이용하는 검출목표 유전자의 증폭을 실시간 확인할 수 있는 real-time PCR 방식인 2세대 PCR 방법으로 발전하였다. 3세대 PCR 방법은 표준물질 없이도 검출목표 유전자의 실시간 절대 정량이 가능한 새로운 접근방식의 디지털 PCR 방식이다.

---

26) 2021 의료기기 산업동향 보고서/한국의료기기안전정보원

디지털 PCR은 Alec Morley에 의해 1992년도에 BioTechniques에 발표된 논문에서 환자의 백혈병 세포를 추적하고 측정하기 위해 PCR 표적을 정량화하는 것에서 시작되었으며, 1995년 나노스케일어레이 및 오픈 챔버를 이용한 원-스텝 정량 및 시퀀싱 방법이 개발되었고, 이후 Fluidigm은 최초의 통합형 디지털 PCR을 개발하였으며, QuantaLife는 시료를 20,000방울로 나누고 핵산 표적을 디지털 방식으로 계산하는 DdPCR(Droplet Digital PCR) 기술이라는 다른 분할 방법을 개발하였다. 2013년 RainDance Technologies는 피코 리터의 물방울 제어를 기반으로 하는 디지털 PCR 플랫폼을 출시하였으며, 이 기술은 최대 1,000만 개의 피코 리터 크기의 액적 (droplet)을 생성하는 기술에 기반하고 있고, 액적을 반응계로 하는 기술의 경우, 각 분자가 각각의 액적이나 반응계에 국부화되어 있기 때문에, 분자의 실제 수 (목표 DNA)를 측정하여 이산 "디지털" 측정이 가능하게 되었다.

PCR은 코로나19(COVID-19) 이후 코로나 바이러스 감염 여부를 판별하는 데 사용되면서 널리 알려졌다. 참고로 코로나 바이러스 검사에 사용된 것은 제2세대 실시간 PCR이다. 디지털 PCR은 대량으로 보급하기에 적합한 자동화된 분석시스템 개발이 미흡하여 활용되지 않았다.[27]

분자진단 최신 기술인 디지털 PCR은 기존 정량 Real-Time PCR을 대체하는 새로운 핵산 검출 및 정량화 방법으로 다음과 같이 세 가지로 구분된다.

[표 53] 디지털 PCR의 장·단점

| 기술 | 특성 | 장점 | 단점 |
|---|---|---|---|
| Microfluidic 디지털 PCR | 미세유체채널 상에서 액적 생성 및 PCR 분석이 모두 이루어짐 | 장비 1대로 모든 과정이 통합되어,샘플 처리 및 분석이 쉬움 | 전용 PCR 장비가 필요, 분석 이후 다른 용도 활용이 어려움 |
| Droplet 디지털 PCR | 나노 액적을 간단하게 생성한 후, 샘플은 PCR을 거쳐 기계를 통해 별도로 측정 | 시퀀싱 등을 위한 샘플의 복구가 쉬움.서로 다른 유형의 액적 형성을 동시에 만들 수 있음 | 분석을 위해 샘플을 여러번 처리해야 하고, 여러 장비를 필요로함 |
| BEAMing 디지털 PCR | 샘플 준비는 액적 디지털 PCR과 유사하되, 프라이머가 붙은 비즈가 포함됨. 측정은 유동세포계측기 (flow cytometer)를 이용 | 기존의 PCR cycler와 flow cytometer로 작동 가능하여, 적은 선행 자본 비용 | 분석 결과가 부족 하며, 절대 정량법 으로 한계가 있음 |

*출처 : 2019년 신개발 의료기기 전망 분석 보고서, 식품의약품안전처(원출처: BCC Research, 디지털 진단 기술 및 동향 분석)

---

27) 디지털 PCR 테스팅/네이버지식백과

Microfluidic 디지털 PCR은 MEMS(Micro-electro Mechanical Systems) 기술이 적용된 미세유체칩 내에 수십만 개의 개별적인 반응 챔버에서 한 번에 PCR 반응이 가능한 기술이다.

Droplet 디지털 PCR은 PCR을 위한 샘플을 나노리터의 오일 방울 형태로 만들어서 마이크로 튜브에서 PCR 반응을 진행하는 기술이다.

BEAMing 디지털 PCR은 입자(beads), 에멀젼(emulsion), 증폭(amplification), 마그네틱 (magnetics)의 약자로 자성입자(Magnetic beads)를 이용한 emulsion PCR과 flow cytrometer를 결합한 기술이다.

3세대 PCR은 검출 민감도가 매우 높아 특정 유전자 copy 수의 정량화 차세대염기 서열분석(Next Generation Sequencing, NGS), Single Cell 분석 등 다양한 분야에 적용 가능하다.  국내 분자진단기기는 1세대와 2세대의 real-time PCR 기반의 제품이 주를 이루며, 씨젠, 인포피아, accessbio, 메디센서, 마크로젠 등 다양한 분자진단 기업들과 연구소, 학교 등이 디지털 분자진단 장비 및 프로토콜, 시약 등을 개발 중이며, 시약 및 프로토콜에서는 성과가 나오고 있고, 활용에서도 성과가 있다.

[그림 90] 국내 디지털 PCR 제품 현황

| 제조사 | 제품명 | 특징 | 허가 현황 | 외형 |
|---|---|---|---|---|
| (주)바이오티엔에스 | μ-dPCR System | ·증폭방식 : digital PCR<br>·기술 : Droplet 기술 기반<br>·검지방식 : Fluorescence<br>(* 국내 최초 digital PCR) | 체외 제신 21-635호 ('21.05.10) | Digital PCR Reagent / Digital PCR Cenator / Digital Analysis System / Droplet Generator |

*출처 : 식품의약품안전처 정보방, 각 제조사 홈페이지

2021년 국내 최초로 ㈜바이오티엔에스에서 미세 액체 방울(액적) 기반의 디지털 PCR 플랫폼 'Mikro dPCR'을 출시하였고, 2021년 5월 품목명 '의료용형광분광장치 [1]'로 식약처 허가를 득하였다.

'Mikro dPCR'는 최첨단 반도체공정기술을 기반으로 절대정량 분석을 가능하게 해주며 초정밀 코로나19 진단 및 암 진단시약 개발 등 다양한 분자진단 분야에 응용될 수 있다. 이 분자진단 플랫폼에는 3세대 PCR 기술이 적용됐으며, 이는 세계적으로도 경쟁기업이 몇 안되는 최첨단 분야의 기술로, 국내 유전자진단 시장의 성장에 기여함은 물론 글로벌 분자진단 시장을 주도할 수 있을 것으로 기대하고 있다.[28]

디지털 분자진단 기술은 감염질환이나 약물, 임신 여부 등의 간단한 진단부터, 암의 정밀진단이나, 알츠하이머 등을 포함하는 다양한 유전체 기반 분석에 핵심적인 장비로 대두되고 있다. 이러한 디지털 분자진단 기술을 토대로 다양한 연구가 지속되고 있으며, 관련 국내 기술 개발 현황은 다음과 같다.

[표 54] 국내 디지털 PCR 관련 기술 개발 현황

| 국내 기업명 | | 주요 내용 |
|---|---|---|
| 국내 | ㈜레보스케치 | -질병의 감염 여부를 판정할 목적으로 검체로부터 유전자를 대량으로 검사하는 멀티샘플 분석용 High-throughput 디지털 PCR 장비 개발<br>-마이크로 임프린팅 기법을 활용한 400백만 개의 분획구를 가진 마이크로웰필름 제작 |
| | (주)랩지노믹스 | -디지털 PCR 기반의 차세대 염색체이상 산전선별검사 기술 개발<br>- 산모의 혈액을 이용, 임신초기에 태아 염색체의 수적 이상 질환을 진단할 수 있는 디지털 PCR 기반의 비침습 산전 선별검사 플랫폼 기술 개발 |
| | 가톨릭대학교 | -조직 기반의 대장암 진단은 환자 불편 및 반복 검사의 난점 때문에 적용에 한계가 있음<br>-liquid biopsy는 혈액의 종양 유래 DNA가 대상이며 비침습성, 반복 검사 용이함<br>-본 연구 대상은 대장암세포에서 누출된 circulating tumor DNA (ctDNA)임, 목표는 대장암의 조기 스크리닝, 진단, 예후 추적이 용이한 혈장 바이오마커의 개발임 |
| | | -장애요인은 ctDNA는 암세포 분획이 (1-20%) 맞고, 절대량이 적고, 변성이 심해 분석이 어려움임<br>-전략으로는 암 조직의 whole-exome seq. 데이터를 확보 비교, 혈장 DNA용 튜브 이용, digital PCR 및 targeted exome sequencing 을 통한 민감도 확보로 장애요인을 극복하고자 함 |
| | 성균관대학교 | -비소세포폐암 환자의 EGFR 돌연변이 검출을 위해 종양에서 유리된 혈장 내 cell free DNA를 이용하는 다양한 EGFR 유전자 검사법들의 분석적 성능을 비교 평가하고, 혈장을 이용한 검사의 임상적 유용성을 확인한다 |
| | ㈜다우진유전자연구소 | -Digital PCR 기법을 활용한 10개의 탈모 예측 SNP 마커 개발 및 이를 이용한 multiplex SNaPshot 키트 개발 |
| | 한국생명공학연구원 | -한국인 희귀난치성 발달장애 유전체 맞춤의료 원천기술개발<br>-희귀난치성 발달장애 (HSP, 뚜렛, LGS)의 조기 진단 및 치료를 위한 한국인 유전체변이지도 작성 및 이를 기반으로 한 발달장애 질환 진단제 및 치료제 개발을 목표로 수행 |

*출처 : 융합 FOCUS vol. 161, 융합연구정책센터, 2020, 한국과학기술정보연구원

---

28) 바이오티엔에스, 국내 최초 미세 액체방울 기반 디지털 PCR 출시/매일경제

해외 분자진단기기의 경우 BioMark® dPCR, Life Technologies의 3D dPCR, Bio-Rad®의 ddPCR (ddPCR) QX100 및 QX200, RainDance®의 RainDrop 등의 디지털 PCR 장비가 출시되었다.

[그림 91] 해외 디지털 PCR 제품 현황

| 제조사 | 제품명 | 특징 | 외형 |
|---|---|---|---|
| Fluidigm corporation | BioMark System | ·증폭방식 : digital PCR<br>·기술 : 미세유체칩 기술 기반<br>·검지방식 : Fluorescence | |
| Life Technologies Holding Pte Ltd | QuantStudio 3D Digital PCR System | ·증폭방식 : digital PCR<br>·기술 : 미세유체칩 기술 기반<br>·검지방식 : Fluorescence | |
| Bio-rad | QX200 Droplet Digital PCR | ·증폭방식 : digital PCR<br>·기술 : Droplet 기술 기반<br>·진단 시간 : 45분 이내 96 reaction 분석 가능<br>·검지방식 : Fluorescence | |
| Bio-rad | QXDx AutoDG ddPCR System | ·증폭방식 : digital PCR<br>·기술 : Droplet 기술 기반<br>·검지방식 : Fluorescence | |

| 제조사 | 제품명 | 특징 | 외형 |
|---|---|---|---|
| RainDance | RainDrop | ·증폭방식 : digital PCR<br>·기술 : BEAMing 기술 기반<br>·검지방식 : Fluorescence | |
| JNmedsys | Clarity Digital PCR | ·증폭방식 : digital PCR<br>·기술 : 미세유체칩 + Droplet 기술 기반<br>·진단 시간 : 4시간 이내 96 reaction 분석 가능<br>·검지방식 : Fluorescence | |
| OPTOLANE | LOAA (Lab On An Array) | ·증폭방식 : digital PCR<br>·기술 : Droplet 기술 기반<br>·진단 시간 : 조건에 따라 1시간 이내 확인 가능<br>·검사방식 : Huorescence | |

*출처 : 2019년 신개발 의료기기 전망 분석 보고서, 식품의약품안전처(재가공), 각 제조사 홈페이지

디지털 분자진단 기술을 토대로 한 해외 기술 개발 현황은 다음과 같다

[표 55] 해외 디지털 PCR 관련 기술 개발 현황

| 해외 기업명 | | 주요 내용 |
|---|---|---|
| 해외 | (美) Fluidigm Corporation | -Biomark System 개발<br>-미세유체칩 기술 기반의 디지털 PCR(종합효소 연쇄반응:DNA의 부분을 복제·증폭시키는 분자생물학적인 기술)로 통합유체소자회로(Intergrated Fluidic Circuits, IFCs)로 PCR 반응을 자동화하고 형광신호를 이용하여 반응을 검사 |
| | (美) Bio-rad | -QX200 Droplet Digital PCR<br>-액적기술기반의 디지털 PCR로 액적형성기(Droplet Generator)로 액적을 수천나노미터 크기의 입자로 분할한 후 형광신호를 이용하여 반응을 검사함,<br>-검사 가능 시간은 45분 이내로 96개의 샘플을 분석 가능 |
| | (美) RainDance | -RainDrop 개발<br>-BEAMing 기술* 기반의 디지털 PCR로 수백만개의 피코리터 입자 내부의 PCR 반응을 검사<br>*비침습적인 체액 생검(Liquid Biopsy)을 통해 혈액 몇 방울로 실시간 암 진단 및 표적 약물치료의 유전자 변이확인 가능 |
| | (美) Life Technologies | -3D dPCR 개발: 유전자증폭장치를 이용해 유전자를 증폭시킨 후, 유전자 증폭이 완료된 칩을 광원 장치를 이용해 빛을 비추어 유전자와 결합 된 형광물질을 검출하는 원리 |

*출처 : 융합 FOCUS vol. 161, 융합연구정책센터, 2020, 한국과학기술정보연구원

국내의 경우 체외진단의료기기도 일반「의료기기법」하에 관리되었으나, 체외진단의료기기는 치료가 아닌 진단 목적으로 사용되고 체외에서 사용되는 등 일반 의료기기와는 다른 특성이 있어 체외진단의료기기의 특성을 반영한 별도의 안전관리 체계를 마련하기 위해 2019년 4월「체외진단의료기기법」제정, 2020년 5월 시행하였다.

[표 56] 국내 체외진단의료기기법

| 순번 | 목록 | 공포일자(시행일자) | 소관부처 |
|---|---|---|---|
| 1 | 체외진단의료기기법 | 2019.04.30.(2020.05.01.) | 식품의약품안전처 |
| 2 | 체외진단의료기기법 시행령 | 2020.04.28.(2020.05.01.) | 식품의약품안전처 |
| 3 | 체외진단의료기기법 시행규칙 | 2020.12.31.(2020.12.31.) | 식품의약품안전처 |

*출처: 국가법령정보센터

국내 식약처에 고시된 분자진단 관련 가이드라인은 아래 표와 같으며, 이 외 체외진단 의료기기 관련 가이드라인으로 심질환표지자(2종), 혈액형검사(1종), 종양표지자(5종), 고 위험성감염체(8종), 산전검사(5종), 차세대염기서열분석(8종), 코로나19 체외진단의료기기(1종), 조직적합성항원(1종) 등이 발행되어 있다.

[표 57] 국내 분자진단 관련 가이드라인

| 순번 | 목 록 | 등록번호 |
|---|---|---|
| 1 | 체외진단용 의료기기에 관한 민원 해설서(민원인 안내서) | 안내서-0652-01 |
| 2 | 의료기기 허가신고심사 등에 관한 규정 해설서(체외진단용 의료기기 관련) (민원인 안내서) | 안내서-0636-01 |
| 3 | 다중유전자증폭을 이용한 체외진단용 의료기기 허가심사 민원인 안내서 | 안내서-0770-01 |
| 4 | 체외진단 의료기기의 IEC 61010-2-101 적용 전기·기계적 안전성 평가 가이드라인(민원인 안내서) | 안내서-0936-01 |
| 5 | 체외진단용 의료기기에 관한 민원 해설서(민원인 안내서)[개정] | 안내서-0652-03 |
| 6 | 질병의 예후예측에 사용되는 체외진단용 의료기기 허가심사 가이드라인(민원인 안내서) | 안내서-0882-01 |
| 7 | 체외진단의료기기 법령 시행에 따른 업무 안내서 | 안내서-1024-01 |
| 8 | '체외진단의료기기 허가신고심사 등에 관한 규정' 해설서 마련 알림 | 안내서-0636-03 |
| 9 | 체외진단의료기기 임상적 성능시험 가이드라인(민원인 안내서) 개정 | 안내서-0640-03 |
| 10 | [의료기기] 체외진단의료기기 변경 허가 관련 민원인 안내서 개정 알림 | 안내서-0937-04 |

| 11 | 체외진단의료기기 허가심사 시 자주 묻는 민원사례 질의응답 (FAQ 160) | 안내서-0811-03 |
| 12 | 체외진단의료기기 법령 시행에 따른 업무 안내서(민원인안내서) 개정 | 안내서-1024-03 |
| 13 | 『체외진단의료기기 허가·신고·심사 등에 관한 규정』해설서 개정 알림 | 안내서-0636-04 |
| 14 | 체외동반진단기기 허가심사 가이드라인(민원인 안내서) | 안내서-0653-01 |

*출처: 식품의약품안전처

국제표준 기준 주요 국가(미국, 유럽, 브라질 등)의 분자진단기기 적용규격 매트릭스 현황은 다음과 같으며, 국가별 규격 적용 시 일반적으로 국제 규격(IEC, ISO)을 기본 적으로 적용 한다는 점을 유념하여 참고하는 것이 필요하다.

[그림 93] 분자진단기기 국가별 적용규격 매트릭스

| 분류 | 국가 | 규격번호 | 규격/가이드라인명 | 발행일자 | 해설 |
|---|---|---|---|---|---|
| 임상적 성능 | 국제규격 | ISO 20916:2019 | | | |
| | 유럽 | 국제규격에 따름 | | | |
| | 미국 (FDA) | 21 CFR 50: Protection of Human Subjects 21 CFR 54: Financial Disclosure 21 CFR 56: Institutional Review Boards (IRB) 21 CFR 58: Good Laboratory Practice for Non-Clinical Laboratory Studies (GLP) 21 CFR 809: In Vitro Diagnostic Products (IVD) 21 CFR 812: Investigational Device Exemption (IDE) | In vitro diagnostic medical devices — Clinical performance studies using specimens from human subjects — Good study practice | | 동의서를 받아 검체를 수집하는 경우 IRB 승인 대상이며, 잔여 검체를 사용하는 경우 면제 대상에 해당한다. (FDA 가이드라인 참고 "Guidance on In Vitro Studies Using Leftover Human Samples that are Individually Identifiable".) * IDE 대상의 경우, FDA Bioresearch Monitoring Inspection (BIMO)을 받을 수 있음 |
| | 브라질 (ANVISA) | 국제규격에 따름 | | | |

| 분류 | 국가 | 규격번호 | 규격/가이드라인명 | 발행일자 | 해설 |
|---|---|---|---|---|---|
| 전기기계적 안전성/전자파 | 국제규격 | IEC 61010-1:2010+AMDI:2016 | Safety requirements for electrical equipment for measurement, control, and laboratory use Part 1: General requirements Part 2-101: Particular requirements for in vitro diagnostic (IVD) medical equipment | 2010 | 체외진단 의료기기의 전기·기계적 안전에 관한 공통규격 및 개별규격 운송 및 보관과정에서 발생할 수 있는 기계적 스트레스에 대한 보호 수단 확인시험은 ASTM D4169를 따른다. |
| | | IEC 61010-2-101:2018 | | 2018 | |
| | 유럽 | EN 61010-1 | | | |
| | | EN 61010-2-101 | | | |
| | 미국 (FDA) | 국제규격에 따름 | | | |
| | 브라질 (ANVISA) | | | | |
| | 국제규격 | IEC 61326-1:2012 | Electrical equipment for measurement, control and laboratory use – EMC requirements – Part 1: General requirements Part 2-6: Particular requirements – In vitro diagnostic (IVD) medical equipment | 2012.07 | EMC Test 항목으로 국내에서는 220V, 60Hz 사양으로 진행해야 한다. |
| | | IEC 61326-2-6:2012 | | | |
| | 유럽 | EN 61326-1:2013 | | 2012.07 | |
| | | EN 61326-2-6:2012 | | | |
| | 미국 (FDA) | 국제규격에 따름 | | | |
| | 브라질 (ANVISA) | | | | |
| 위험관리 | 국제규격 | ISO 14971:2007 | Medical devices – Application of risk management to medical devices | 2007.03 | 의료기기의 위험관리 적용에 관한 ISO 14971은 IEC 60601-1(전기적 안전성) 3판, ISO 13485 (품질경영시스템), IEC/EN 62366 (의료기기 사용 편의성), ISO 10993 (생물학적 평가) 그리고 IEC 62304 (의료기기 소프트웨어)를 포함한 다수의 주요 의료기기 표준을 참조로 위험관리 원칙과 실행을 상세히 명기하고 있다. 이러한 ISO 14971 표준은 미국(U.S.), 유럽 연합(EU), 일본, 호주 그리고 다른 주요 국제 시장의 승인을 목표로 하는 의료기기 제조사 대상 필수 준수 사항이다. |
| | 유럽 | EN ISO 14971:2012 | | 2012.07 | |
| | 미국 (FDA) | AAMI ANSI ISO 14971:2007/(R)2010 | | 2016.06 | |
| | 브라질 (ANVISA) | ABNT NBR ISO 14971:2009 | | 2009.1 | |

| 분류 | 국가 | 규격번호 | 규격/가이드라인명 | 발행일자 | 해설 |
|---|---|---|---|---|---|
| 표시 기재 | 국제규격 | ISO 15223-1:2016 | Medical devices -- Symbols to be used with medical device labels, labelling and information to be supplied -- Part 1: General requirements | 2016.11 | ISO 15223-1:2016은 의료기기의 안전하고 효과적인 사용에 관한 정보 전달을 목적으로 의료기기 라벨링에 사용되는 기호에 대한 요구사항을 나타낸다. 또한 이 문서의 요구사항을 충족시키는 기호가 포함되어 있다. |
| | | ISO 15223-1:2012 | | 2012.07 | |
| | 유럽 | EN ISO 15223-1:2016 | | 2016.11 | |
| | 미국(FDA) | AAMI ANSI ISO 15223-1:2016 | | 2017.08 | |
| | 브라질 (ANVISA) | ABNT NBR ISO 15223-1:2015 | | 2015.07 | |
| 품질 시스템 | 국제규격 | ISO 13485:2016 ISO 13485:2003 | Medical devices -- Quality management systems -- Requirements for regulatory purposes | 2016.03 | ISO 13485 의료기기 품질 경영 시스템은 규제 목적을 위한 요구사항으로 의료기기 제조사 및 공급사가 사용할 수 있도록 고안된 품질 경영 시스템의 개발, 구현 및 유지관리에 대해 다루고 있다. 본래 1990년대에 개발된 이 표준은 유럽 연합 (EU), 캐나다 및 기타 전 세계 주요 사장의 고객 요구사항과 규정을 모두 충족하는 품질 관리 시스템에 대한 요구사항을 자세히 설명하고 있다. ISO 13485 는 ISO 9001과 범위 및 목적에 있어 서로 비슷한 면이 있으나, 특정 ISO 9001 조항이 제외되고 의료기기에 대한 특수 요구사항이 추가되어 있어, 대부분의 시장에서 ISO 9001 인증은 ISO 13485 인증을 대체할 수 없다. |
| | | | | 2003.07 | |
| | 유럽 | EN ISO 13485:2016 | | 2016.03 | |
| | | EN ISO 13485:2012 | | 2012.02 | |
| | 미국(FDA) | 21 CFR 820 | | 2016.09 | |
| | 브라질 (ANVISA) | ABNT NBR ISO 13485:2016 | | 2016.05 | |
| 사용자 적합성 | 국제 규격 | IEC 62366:2007+ AMD1:2014 | Medical devices – Application of usability engineering to medical devices | 2014.01 | IEC 60601-1:2005+AMD1:2012 규격을 적용하여 IECEE CB scheme을 진행할 때 IEC 62366은 IEC 60601-1-6의 실행규격으로서 요구된다. 그러나 2016-03 IECEE CMC Decision에 따라 더 이상 CBTC 상에 적용규격으로서 표기하지 않고, 또 IEC 62366 규격에 대해 CBTL로 등록되어 있던 각 시험기관들이 모두 취소되고 더 이상 CBTL로 등록될 수 없게 되었다. CBTC 상에는 변화가 있으나 제조차 측면에서는 기존과 마찬가지로 사용적합성 관련해서는 IEC 60601-1-6 및 IEC 62366에 따라 관련 문서들을 작성해야 한다. |

| 분류 | 국가 | 규격번호 | 규격/가이드라인명 | 발행일자 | 해설 |
|---|---|---|---|---|---|
| 사용자 적합성 | 유럽 | IEC 62366:2007 | Medical devices – Application of usability engineering to medical devices | 2007.10 | |
| | | IEC 62366-1:2015 | | 2015.02 | IEC 62366:2007+AMD1:2014 대체, 미국 FDA의 Human factor 가이던스의 내용 적용, 사용자적합성 테스트 시나리오 및 평가 방식 강화 (MDR 적용) |
| | | EN 62366:2008+ A1:2015 | | 2015.05 | |
| | | EN 62366:2008 | | 2008.01 | |
| | | EN 62366-1:2015 | | 2015.04 | IEC 62366:2007+AMD1:2014을 대체, 미국 FDA의 Human factor 가이던스의 내용 적용, 사용자적합성 테스트 시나리오 및 평가 방식 강화 (MDR 적용) |
| | 미국 (FDA) | AAMI ANSI IEC 62366:2007/ (R)2013 | | 2016.06 | |
| | | AAMI ANSI IEC 62366-1:2015 | | | |
| | 브라질 (ANVISA) | ABNT NBR IEC 62366:2010 Emenda 1:2016 | | 2016.04 | |
| | | ABNT NBR IEC 62366:2016 | | | |
| 안정성 | 국제규격 | ISO 23640:2011 | In vitro diagnostic medical devices – Evaluation of stability of in vitro diagnostic reagent | 2011.12 | |
| | 지침서 | CLSI EP25-A | | 2009.09 | |
| | 유럽 | EN ISO 23640:2015 | | 2016.06 | |

*출처 : 국가별 적용 규격 매트릭스 - (N)분자진단기기, 2020(재가공)

[그림 97] 해외 분자진단 관련 가이드라인

| 분류 | 국가 | 규격번호 | 규격/가이드라인명 | 발행일자 | 해설 |
|---|---|---|---|---|---|
| 분석적 성능 | 지침서 | 정량: CLSI EP5-A3 | Evaluation of Precision of Quantitative Measurement Procedures User Protocol for Evaluation of Qualitative Test Performance | 2014.1 | 정밀도 평가 방법 |
| | | 정량: CLSI EP5-A3 | | 2008.01 | |
| | | CLSI EP17-A2 | Evaluation of detection capability for clinical laboratory measurement procedures (LOD/LOB/LOQ) | 2012.06 | 분석적 민감도 측정 방법 (검출한계 등) |
| | | 정량: CLSI EP06-A | Evaluation of the Linearity of Quantitative Measurement Procedures | 2003.04 | 정확도 측정 방법 (직선성 등) |
| | | CLSI EP07-03 | Interference Testing in Clinical Chemistry | 2018.04 | 분석적 특이도 측정 방법 |
| 상관성 | 지침서 | 정량: CLSI EP09-A3 (clinical sample) | Measurement Procedure Comparison and Bias Estimation Using Patient Samples User Protocol for Evaluation of Qualitative Test Performance | 2018.06 | 분석적 성능시험, 임상적 성능시험 모두 수행될 수 있다. |
| | | 정성: CLSI EP12-A2 | 2008.01 | | |

*출처 : 국가별 적용 규격 매트릭스 – (N)분자진단기기, 2020(재가공)

   과학기술의 발달과 글로벌 헬스케어 패러다임의 변화로 의료 분야의 트랜드는 치료 중심에서 예방 중심으로 변화하고 있다. 이에 따라 질병의 조기진단과 예방, 예후 예측 등 체외 진단기기 관련 분야가 각광받고 있으며, 체외진단기기 시장 규모도 꾸준히 증가하고 있는 추세이다.

   또한, 세계적인 고령화로 인해 질환의 조기진단 및 예방을 통한 의료비 절감, 환자 삶의 질과 생존력 향상을 위한 조기진단의 관심이 증대되어 체외진단의료기기에 대한 관심이 증가하고 있다. 뿐만 아니라 최근 신종 코로나바이러스 감염증(코로나19) 팬데믹의 영향으로 체외진단의료기기의 수요가 폭증하였고, 다양한 암종의 지속적인 발병 증가로 체외진단 시장은 더욱 확장되고 있다.

   차세대 분자진단기기의 기술은 표준물질 없이도 검출 목표 유전자의 실시간 절대 정량이 가능한 디지털 PCR을 기반으로 높은 정확도의 질병 진단이 가능하게 했으며,

유전체 분석에 필요한 비용의 감소 효과로 많은 분야에서 다양하게 활용되고 있다.

 디지털 분자진단기기와 관련 NGS 시약의 경우 해외 수입의존도가 높았으나 국내 최초로 ㈜바이오티엔에스에서 디지털 PCR 플랫폼을 허가 및 출시하였으며, 엔젠바이오 등 4개 업체에서 종양 관련 유전자검사시약을 개발하여 보건당국의 허가를 득하였다. 이외에도 많은 기업과 연구기관에서 분자진단 기술의 연구개발이 활발하게 이루어지고 있어 더 다양한 분야에서 새로운 진단법이 개발될 것으로 전망된다.

 국내의 경우 의료기기산업법 재정 후 혁신형 의료기기 기업을 선정하여 지원하고 있으며, 암 분자진단 전문 바이오기업인 노보믹스를 비롯하여, 바이오니아, 씨젠 등이 혁신형 의료기기 기업으로 지정되어 국내 분자진단 분야의 성장에 긍정적인 영향을 줄 것으로 예상된다.

 암 진단 및 유전적 돌연변이에 의한 진단 등 차세대 염기서열분석(NGS) 기술은 높은 활용도가 기대되며, 1세대, 2세대 PCR 기법을 주로 개발하고 있는 국내 기업에서도 최근 3세대 PCR 기법인 디지털 분자진단과 NGS 기술 개발에 전진하고 있다. 이에 국산 기술 개발을 위한 투자와 연구에 더 많은 관심과 전략이 더해진다면 분자진단 시장에서 국산 제품의 영향력이 더욱 커지리라 기대한다.

## 라. 3D 프린팅 의료기기[29)30)

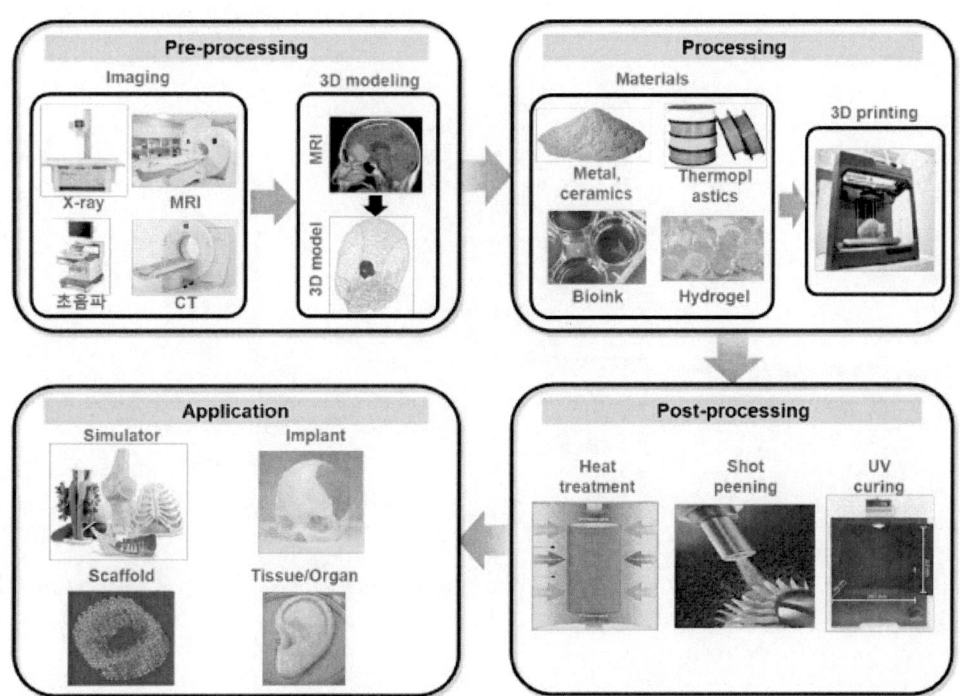

[그림 98] 의료용 3D 프린팅 프로세스

 일반적인 의료용 3D 프린팅 프로세스는 전공정, 공정 및 후공정 이라는 세 가지 주요 단계로 구성된다.

① 전공정 단계: 컴퓨터 단층 촬영(CT), 자기 공명 영상(MRI), X-ray 및 초음파 영상 기술을 사용하여 조직또는 장기의 영상을 촬영하고 3D 모델을 재구성하는 작업이다. 생성된 3D 모델은 일반적으로 3D 프린팅에 사용되는 데이터인 STL (Stereolitho graphy) 파일 형식으로 변환하고, 이를 기반으로 Slice 파일을 제작한다.
② 공정 단계: 3D 프린팅을 시작하기 전에 가장 중요한 부분은 파트 위치 선정(Orientation) 및데이터 치유(Fixing)이다. 파트의 형상 특성, 표면 조도 상태, 열 방출 기능 등을 고려하여 적절한위치 선정이 필요하며, 다양한 변수를 고려하여 제작하여야 한다. 데이터 치유(Fixing)는 3D 모델링데이터에 결함(구멍, 면 뒤집힘, 깨짐 등)이 없는지 확인하고 적절한 조치를 실시하는 필수 과정이다.Slice 데이터 및 장비 세팅이 완료되면 3D 프린팅을 실시한다.
③ 후공정 단계: 일반적으로 3D 프린팅을 실시한 후 사용된 재료의 특성에 따라 파트 열처리/잔여 소재 제거, 지지대 제거/ 후가공, 표면처리, 최종 연마/ UV 경화 처리 등의 작업이 요구된다.

---

29) 의료기기 제조분야에서의 3D 프리팅/연구개발특구진흥재단
30) 의료용 3D프린팅 기술 동향/BRIC View 동향리포트, 이동진

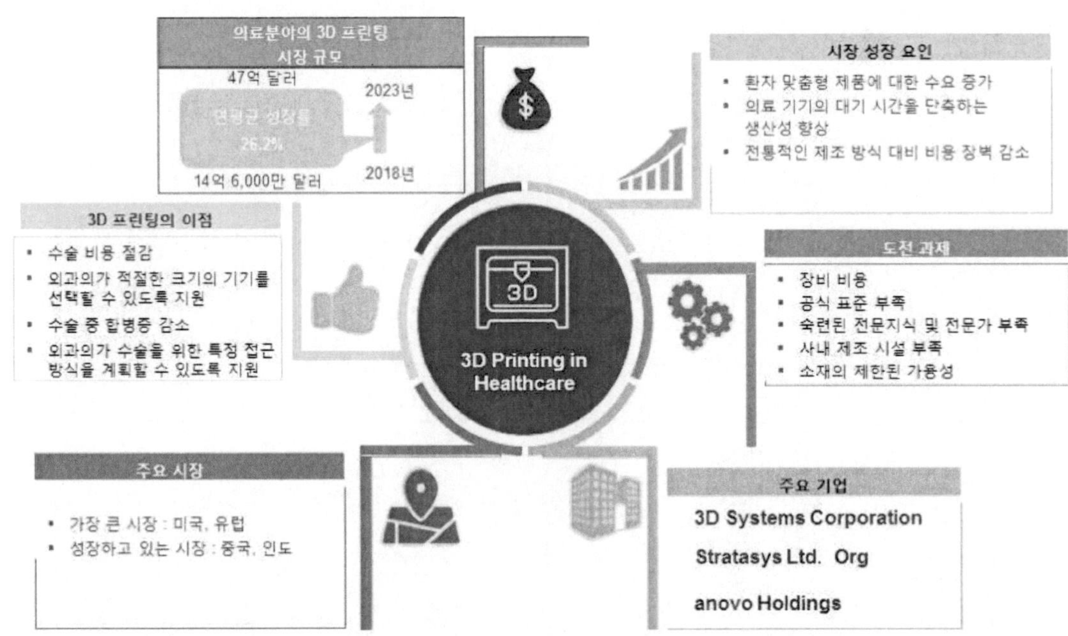

※ 출처 : Frost & Sullivan, 3D Printing Revolutionizing Medical Device Manufacturing, 2018

[그림 99] 의료 분야에서의 3D 프린팅 개요

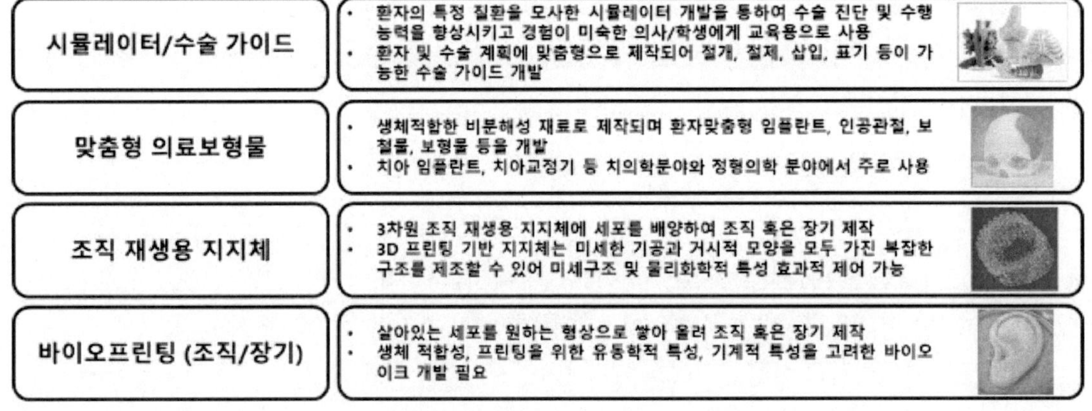

[그림 100] 의료용 3D 프린팅 적용 분야

 시뮬레이터/수술 가이드는 인체 장기 및 해부 모델을 제공하는  중요한 역할을 수행한다. 제조 비용이 높고, 제작 시간이 길며, 환자 사이의 개인차를 고려하지 않는 기존 의료기기 제조공정과 달리, 3D 프린팅은 저렴한 비용으로 맞춤형 의료모델을 신속하게 제작할 수 있는 장점이 있다.

 3D 프린팅을 사용하여 만들어진 개인화된 시뮬레이터는 의사와 엔지니어에게 커뮤니케이션 수단을 제공하고 수술 계획 및 진단을 통해 수술 정확도 향상 및 수술 시간

단축에 활용된다. 또한, 미숙한 의료진에게 교육용으로 사용될 수 있으며, 기존 동물 실험의 문제(비윤리적, 비용부담)를 부분적으로 완화할 수 있다. 3D 프린팅 기반 수술 가이드는 환자의 수술 계획에 맞춤형으로 제작되어 수술의 정확도와 편의성을 높이는 데 활용된다.

[표 59]  프린팅 기반 시뮬레이터/수술 가이드 연구동향

| 기관명(국가) | 모델 | 주요 내용 |
|---|---|---|
| Tsinghua University (중국) | 자궁 경부암 | • Hela cells와 gelatin/alginate/fibrinogen 하이드로겔을 3D 프린팅하여 제작<br>• 2차원 세포배양에 비해 종양세포의 특성을 더 잘 드러내어 종양의 증식/분화/확산 효과적 인식에 기여 |
| Monash University (호주) | 인체 해부 모델 | • CT와 레이저 스캐너를 이용하여 실제 해부학 표본을 스캔한 후 분말/플라스틱으로 3차원 인체 해부 모델 제작<br>• 의과대학 혹은 병원에서 교육용 모델로 사용 |
| Spectrum Health Helen DeVos Children's Hospital (미국) | 심장 | • CT와 3차원 심장초음파를 이용하여 정밀한 환자 심장 모델 개발<br>• 수술 절차 시뮬레이션을 통하여 잘못된 진단에 의한 합병증 감소 및 수술 계획 지원에 활용 |

맞춤형 의료보형물은 치과 및 정형외과에서 일반적으로 사용되는 3D 프린팅 적용에서 가장 큰 시장성이 기대되는 분야이다. 기존 기술로 제작된 금속 임플란트는 뼈보다 더 큰 강성(stiffness)으로 인해 결국 뼈를 손상시키는 문제를 야기할 수 있다. 이에 비해, 3D 프린팅 기술은 구조 및 형상 최적화를 통해 강성이 조절된 경량의 맞춤형 임플란트를 제공한다. 3D 프린팅 기반 의료보형물은 생체 적합한 비분해성 재료인 금속, 세라믹 등으로 제작되며 환자맞춤형 임플란트, 인공관절, 치과 보철물, 보형물 등을 개발하는데 활용되고 있다.

[표 60] 3D 프린팅으로 제작된 치과보철물 대표 사례

| 분 류 | 설 명 | |
|---|---|---|
| 치과용 임플란트 | - 영국 Renishaw는 품질관리 인증 및 생체적합 테스트를 통과한 치과용 임플란트, 보철물을 제작·판매 |  |
| | - 네덜란드 Groningen은 박테리아 생성으로 위생문제가 있던 기존 치과용 임플란트에 항균 기능을 더한 임플란트 제품을 개발 |  |

| 분 류 | 설 명 | |
|---|---|---|
| 치과용 임플란트 | - 영국 Renishaw는 품질관리 인증 및 생체적합 테스트를 통과한 치과용 임플란트, 보철물을 제작.판매 | |
| | - 네덜란드 Groningen은 박테리아 생성으로 위생문제가 있던 기존 치과용 임플란트에 항균 기능을 더한 임플란트 제품을 개발 | |
| 치아교정기 | - 미국 Align Techology는 투명한 재료를 사용하여 외관상으로 티가 나지 않으면서 환자의 부정교합 정도에 맞춘 투명 치아교정 장치를 개발 | |
| | - ㈜디오에선 고분자계 소재로 제작된 치아에 부착하여 사용하는 환자 맞춤형 치아 교정 브라켓을 제작함 | |

*출처 : 식품의약품안전평가원 (2018. 05.) "알기 쉬운 의료기기 3D프린팅 기술의 이해", 식품의약품안전평가원 (2017. 02.) "신개념 의료기기 전망 분석 보고서

[표 62] 3D 프린팅으로 제작된 인공지체 대표 사례

| 분 류 | 설 명 | |
|---|---|---|
| 체내 삽입용 임플란트 | - 벨기에 의료진은 티타늄 소재를 활용하여 레이저 방식으로 가공된 인공턱뼈를 제작<br>- 환자의 아래턱을 완전히 제거한 후 이식수술에 성 | |
| | - 영국 Oxford Performance Materials는 의료용 임플란트에 사용되는 고성능 폴리머를 사용하여 환자 맞춤형 두개골 지지체를 제작 | |
| | - 서울성모병원에선 코 없이 태어난 6세 소년에게 맞춤형 기도 스탠트를 제작해 원래의 기도 위치에 이식하여 코로 숨을 쉴 수 있게 함 | |
| | - 연세대세브란스병원에선 암세포가 자란 골반뼈를 제거한 후 3D프린터로 환자 체형에 맞는 인공 골반뼈를 제작해 이식 | |
| 체외 보장구 | UNYQ에서는 색상이나 사이즈를 선택하여 개인 맞춤형으로 의족과 의수 제품 판매 | |
| | - 영국 XKelet에서는 경량, 탈부착 가능, 방수 및 통풍에 용이한 맞춤형 깁스(Gips)를 개발하여 기존 석고 재료로 만든 깁스의 불편함을 개선 | |

*출처 : 식품의약품안전평가원 (2017. 02.) "신개념 의료기기 전망 분석 보고서", 식품의약품안전평가원 (2018. 03.) "2018 신개발 의료기기 전망 분석 보고서", 메디칼타임즈 (2019. 10. 01.) "티앤알바이오팹, 개인 맞춤형 3D프린팅 깁스 출시"

조직 재생용 지지체는 손상된 인체조직을 재생시키기 위한 조직공학의 주요 분야로 체내에서 활용되기에 생체 적합성 및 생분해성이 요구되며 3차원적으로 상호 연결된 다공성 구조를 형성하는 것이 핵심이다. 조직 재생은 다양한 분자, 세포, 생화학적 및 기계적 인자가 포함되기에 복잡하다. 따라서 적절한 모양, 기공 크기, 다공성, 분해성, 생체 적합성, 기계적 특성 및 바람직한 세포 반응을 가진 다공성 조직 재생용 지지체가 필요하다.

다음은 조직 재생용 지지체 제작에 주로 사용되는 세라믹, 하이드로겔, 폴리에스터 기반 지지체의 장단점을 나타낸다.

[표 63] 프린팅 기반 주요 지지체의 장단점

| 기술 | 장점 | 단점 |
|---|---|---|
| 세라믹 기반 지지체 | • 일반 뼈와 가장 유사한 성질을 보이며 높은 다공성, 제어된 팽윤 프로파일, 향상된 생광물화 및 골 형성 특성을 지님 | • 일정 이상의 하중을 견뎌야 하는 용도에는 적합하지 않으며 상대적으로 압축 강도가 낮고 깨지기 쉬움 |
| 하이드로겔 기반 지지체 | • 높은 수분함량; 상대적으로 높은 인장 강도; 높은 신축성; 우수한 단백질/세포 담지력; 생체분자/약물 제어 방출 가능; 마이크로/나노다공성 구조 | • 압축 강도가 낮고, 성능이 빠르게 저하됨 |
| 폴리에스터 기반 지지체 | • 단순한 제작공정; 우수한 재현성; 친환경; 고해상도 제작 가능; 세포 군집화 및 증식 향상; 바이오세라믹 입자와 결합하여 기계적 특성 및 습윤성 개선 가능; 천연 중합체 코팅으로 세포부착 특성 향상 가능 | • 바이오세라믹 입자가 고르지 않은 분포를 보임; 바이오세라믹 입자와 폴리에스터 사이에 결함이 발생할 수 있음; 다공성이 높아질수록 기계적 강도가 낮아짐; 빠르게 생체분자가 방출됨 |

3D 바이오 프린팅은 세포가 포함된 바이오 잉크를 3D 디지털 모델에서 기능적 조직 구조와 기관으로 제작하는 과정이다. 3D 바이오프린팅은 기존 조직공학 기법에 비해 다양한 장점을 가지고 있다. 구체적으로, 자동화 구축이 용이하고, 고정밀의 조직/ 장기를 제작할 수 있으며, 많은 기하학적 자유도 및 제어인자(기공 크기, 다공성, 상호 연결성)를 설정할 수 있고, 다양한 재료(단백질, DNA, 약물 등)를 프린팅 할 수 있다. 이를 통해, 3D 바이오 프린팅은 복잡하고 정교한 생체 모방 조직 구조를 제조할 수 있고, 질병 모델링, 신약 발견 및 테스트, 고 처리량 스크리닝, 재생 의학 등 다양한 분야에 적용될 수 있다.

[표 64] 3D 바이오프린팅으로 제작된 인공장기 및 신체조직

| 분류 | 예시 |
| --- | --- |
| 순환기 | 심장, 혈관 |
| 소화기 | 간, 식도, 췌장 등 |
| 호흡기 | 기도, 기관점막, 평활근, 후두, 흉벽 등 |
| 근육/피부 | 근육, 진피, 표피 및 전층피부 등 |
| 신경계 | 뇌, 시각 기관 중 각막 등 |

[표 65] 3D 바이오프린팅으로 제작된 사례

| 분류 | 설명 | |
| --- | --- | --- |
| 심장 | - 미국 Carnegie Mellon University에서는 심근 세포가 담지된 콜라젠 기반 바이오잉크를 이용하여 3차원 대면적 좌심실을 제작<br>- 심근 박동 특성을 관찰 | |
| 혈관 | - 독일 University of Bayreuth에선 4D* 바이오 프린팅 기술을 이용하여 다양한 직경의 인공혈관을 개발<br> * X, Y, Z 축에 이외에 온도에 대한 반응성이 추가됨 | |
| 식도 | - 일본 Nagasaki University에선 다중 세포를 스페로이드로 만들고 이를 관 형태로 배치해 자기조립(self- assembly) 기반으로 인공 식도 형성을 유도 | |
| 췌장 | - 포항공과대학교에서는 탈세포화 된 췌장 유래 세포외 기질을 기반 으로 한 바이오잉크를 개발<br>- 이를 프린팅하여 췌도 세포의 기능을 극대화할 수 있는 인공장기 제작 가능성을 제시 | |
| 뇌 | - 포항공과대학교에선 교모세포종의 주요 병리조직학적 특징인 산소농도구배 형성으로 인한 중심부의 Pseudo palisade 형성과 혈관으로 둘러싸여 있는 암-기질 구조를 동시에 모사<br>- 세계적으로 유일하게 환자 유래 뇌종양 세포를 적용해 뇌종양 칩을 개발하고 이에 대한 치료 반응 예측 성능을 검증 | |

| 분류 | 설명 | |
|---|---|---|
| 각막 | - 영국 Newcastle University에선 실제 각막 질환을 갖는 환자의 각막 몰드를 제작하고 몰드 내부에 알지네이트와 콜라겐으로 구성된 바이오잉크를 프린팅하여 인공 각막을 제작<br>- 각막 내부의 세포 생존을 관찰 | |
| 근육 | - 미국 Wake forest institute에선 15 x 15 x 15 mm 규격의 대면적 인공 근육을 제작<br>- 동물 모델에 이식 시 82%의 골격근 손실의 회복 향상 및 생체 내유효성을 검증 | |
| 피부 | - 프랑스 Claude Bernard University Lyon 1에선 젤라틴, 알지네이트 및 피브리노젠을 바이오잉크로 사용하여 인공 진피층을 제작<br>- 해당 구조체에 표피세포를 파종하여 진피, 표피층을 구성하는 인공 피부를 제작 | |

2022년 6월 미국에서 3D 바이오프린팅을 활용한 귀 재건 임상 시험이 성공했다. 생명공학 기업 3D바이오(Bio)프린팅은 사람의 세포에서 자란 귀 이식체 '아우리노보(AuriNovo)'를 3D 프린팅해 소이증을 지닌 20대 여성 환자에게 이식했다. 연구진은 먼저 환자의 귀에서 연골을 형성하는 세포를 채취해 콜라겐 기반 바이오 잉크와 혼합했다. 바이오 잉크는 일종의 세포 카트리지로, 장기 재현에 활용된다. 이어 연구진은 환자의 귀 모양대로 배양한 세포를 3D프린팅했다[31]

이처럼 3D바이오프린팅 기술은 질병 치료 및 장기 이식 분야의 여러 문제를 해결할 수 있다. 특히 장기 이식의 경우 기증자가 나타자지 않아 이식받지 못하는 환자가 많고, 장기 이식 후에도 면역 거부반응이 항상 문제가 되었는데, 3D 바이오 프린팅 기술로 인공 장기를 출력할 때 이식 받을 환자의 세포로 만든 바이오잉크를 쓰면 면역 거부반응을 일으키지 않는 맞춤형 장기를 만들 수 있다.[32]

---

31) "바이오 3D프린팅 활용 소이증 환자 귀 재건"/지디넷코리아
32) 3D프린팅 기반 의료·바이오 기술/한국과학기술기획평가원

| 프린팅 기법 | 바이오잉크 점성 | 세포 농도 | 속도 | 해상도 | 정확도 | 세포 생존도 | 구조 건전성 | 확장성 | 비용 |
|---|---|---|---|---|---|---|---|---|---|
| Laser 기반 | 1–300 mPa·s | $10^8$ cells/ml | 200–1600 mm/s | 50 μm | High | >95% | Low | Low | High |
| Inkjet | 3–12 mPa·s | $10^6$ cells/ml | 10,000 DPS | 50 μm | Medium | >80% | Low | High | Low |
| EHD-jetting 기반 | 1–1,000 mPa·s | $10^6$ cells/ml | 10–500 mm/s | 100 nm | Low | >80% | High | High | High |
| Acoustic | – | $10^6$ cells/ml | 10,000 DPS | 37 μm | Medium | >90% | Low | Medium | Medium–High |
| Microvalve | 1–200 mPa·s | $10^6$ cells/ml | 1,000 DPS | – | Medium | >80% | Low–Medium | High | Medium |
| Extrusion 기반 | ~600 kPa·s | $10^8$ cells/ml | 10–50 μm/s | 100 μm | Low | 40–95% | High | High | Low–Medium |
| Stereolithography | ~5 Pa·s | >$10^6$ cells/ml | High | 200 nm–6 μm | High | 25–85% | Medium–High | Medium–High | Medium |

[그림 121] 3D 바이오프린팅 기법의 특징 비교

다양한 3D 바이오프린팅 기법의 특징을 살펴보면, Laser 기반 바이오프린팅 및 Stereolithography 바이오프린팅은 출력 해상도가 가장 높지만, 확장성이 부족하여 인체 규모의 조직 및 장기를 인쇄하는 데 사용할 수 없다. 액적 기반 바이오프린팅인 Inkjet, Acoustic, Microvalve 바이오프린팅은 공동 배양 또는 다배양 플랫폼에서 세포를 정밀하게 패턴화하는 데 사용할 수 있어 인체 규모 조직의 바이오프린팅이 가능하지만 기술적 난이도가 높아 상용화하기에 어려운 단점이 있다.

Extrusion 기반 바이오프린팅은 모든 바이오프린팅 기법 중에서 해상도가 가장 낮지만 인체 규모의 조직 및 장기를 바이오프린팅 할 수 있다. 따라서 완전한 기능을 가진 조직 혹은 장기를 구현하기 위해서는 여러 바이오프린팅 기법을 융합한 하이브리드 바이오프린팅 기법 개발이 필요하다.

다음은 다양한 조직/장기 개발에 사용된 바이오프린팅 사례를 나타낸다.

[표 67] 다양한 조직/장기 개발에 사용된 바이오프린팅 사례

| 조직 | 프린팅 기법 | 바이오잉크 | 세포 | 세포농도 (cells/mL) | 세포 생존도 |
|---|---|---|---|---|---|
| 골 조직 | Microvalve | Agarose/collagen | hMSCs | $1.6×10^6$ | 98% after 21 days |
| 골 조직 | Laser 기반 n | nano hydroxy apatite-collagen | BMSCs | $1.2×10^8$ | Viable up to 42 days |
| 연골 | Extrusion 기반 | Nanocellulose/Alginate | iPSCs | $2×10^7$ | Viable up to 42 days |
| 근육 | Extrusion 기반 | Gelatin/fibrinogen /hyaluronic acid/glycerol hydrogel | Mouse C2C12 myoblasts | $3×10^6$ | >90% after 1 day |
| 신경 조직 | Extrusion 기반 | fibrin-factor XIII -hyaluronic acid hydrogel | Schwann cells | $2×10^5$ | >95% after 7 days |
| 피부 | Extrusion 기반 | Gelatin/alginate/fibrinogen hydrogel | Primary human dermal fibroblasts; primary human epidermal keratinocytes | $1×10^6$ | Viable up to 26 days |
| 폐 조직 | Microvalve | Cell culture media | A549 cells | $4.5×10^6$ | Viable up to 72 hours |
| 간 조식 | Stereolithography | hiPSC-HPCs in GelMA hydrogel; HUVECs and ADSCs in GelMA/GMHA hydrogel | hiPSC-HPCs; HUVECs; ADSCs | $2×10^5$ | >65% after 7 days |
| 신장 조직 | Extrusion 기반 | Gelatin/fibrin hydrogel | PTECs | $2×10^7$ | Viable up to 65 days |
| 심장 조직 | Extrusion 기반 | GelMA | human iPSCs | $2.6×10^7$ | Viable up to 40 days |

| 기업명 (국가) | 주요 기술 |
|---|---|
| Cyfuse Biomedical K.K. (일본) | • 세포에서 신체 부위를 재현할 수 있는 바이오 3D 프린터인 Regenova® 및 S-PIKE® 개발 |
| EnvisionTEC GmbH (독일) | • 피부, 장기, 혈관, 골 조직 제작이 가능한 3D 프린터와 소재 공급 |
| Cellink AB (스웨덴) | • 종합 Bioprinting 메이커 & 개발업체로서 세계 최초로 바이오 3D 프린팅 전용 Hydrogel 상용화<br>• 바이오 3D 프린터, Hydrogel, Scaffold, Bioink, 인공 조직 개발에 필요한 각종 소프트웨어와 training program 개발 |
| Poietis (프랑스) | • 2016년도부터 로레알 등의 대기업들과 합작하여 바이오 프린트로 만들어진 가발 등을 개발<br>• 4D 바이오 프린팅 플랫폼을 런칭하여 세포조직 모델링, 자동화된 바이오 프린팅 기술, 컴퓨터 기반 디자인, 실시간 프로세스 컨트롤 기술 개발 |
| Stratasys Ltd. (미국) | • 3D 프린팅 및 적층 제조 분야의 세계적인 선두주자 |
| Aspect Biosystems Ltd. (캐나다) | • British Columbia 대학(UBC)에서 파생된 업체로 미세유체 플랫폼을 기반으로 단일 노즐에서 다양한 바이오잉크를 적층하여 3D 인체 조직 개발 |
| Regenovo Biotechnology Co. Ltd. (중국) | • 3D 바이오프린터, 조직 및 장기 모델 개발 |
| Organovo Holdings Inc. (미국) | • 3D 바이오프린팅 기술을 기반으로 간 질환 모델링 플랫폼 및 간 치료 조직 개발 |
| Allevi (미국) | • 2014년에 설립되어 3D 바이오프린터 및 바이오잉크 개발 |
| FUJIFILM Wako Automation Corporation (미국) | • 3D 바이오프린터 개발 (조직공학, 재생의학, 신약개발) |
| REGENHU Ltd. (스위스) | • 3D 바이오프린터, 바이오잉크, 소프트웨어 제공 |
| Nano3D Biosciences Inc. (미국) | • 3D 세포 배양을 위한 키트 및 서비스 제공 |

[그림 122] 의료용 3D 프린팅 관련 세계 주요 기업

| 기업명 | 주요 기술 |
|---|---|
| 메디쎄이 | • 골 결손 부위 대체를 위한 정형용 임플란트 및 금속 소재 조직 지지체 개발 |
| 시지바이오 | • 세라믹 3D 프린터 고도화 |
| 로킷헬스케어 | • 3D 바이오프린터 판매: 경조직용 지지체와 연조직용 바이오잉크를 프린팅 |
| 티앤알바이오팹 | • 세포외기질을 원료로 하는 바이오잉크 및 3D 바이오프린터 판매<br>• 3D 바이오프린팅 기반 환자 맞춤 삽입형 구조체 상용화 |
| 팡세 | • 프린팅 헤드 제어 기술 기반 3D 바이오프린터와 바이오잉크 판매 |
| EDmicBio | • 신약 개발용 간, 간 질환, 근육 모델 제작<br>• 3D Organ-on-chips 제작 및 판매 |

[그림 123] 의료용 3D 프린팅 관련 국내 주요 기업

지난 20여 년 동안 의료용 3D 프린팅 기술은 '치과용 기기' 및 '수술계획용 인체 해부 모델'에서 큰 발전을 이루었으며, 3D 바이오프린팅 기반 약물' 및 '3D 바이오프린팅 기반 장기 이식' 분야에서 산업혁신을 이끌 것으로 기대하고 있다.

2022년 7월에 국내 교수팀이 제안한 '의료 영상 기반 의료 3D 프린팅 모델링' 국제 표준화가 승인됐다. 새로 승인된 제안은 '환자의 의료영상을 기반으로 한 3D 모델링 단계에서의 정밀도/정확도 오차 평가 방법(ISO/IEC 16466)'이다. 이는 올해 국제표준안으로 제정이 예상되는 '의료영상 기반 3D 프린팅을 위한 3D 모델링에 관한 일반 요구사항(ISO/IEC 3532-1)'에 대한 후속 연구다.

이번 공동 연구팀은 2019년부터 수술용 3D 프린팅 모델을 만드는 과정에 대한 표준화와 인공지능 기술을 적용해 자동화하는 방안에 관한 표준을 개발해 왔고, 이번에 추가로 정밀도/정확도 평가 체계와 방법 표준을 개발하게 됐다.

'의료 영상 기반 의료 3D 프린팅 모델링'이 완성되면 의료 3D 프린팅 모델링 소프트웨어에 대해 표준화된 절차와 방법으로 정밀도/정확도를 평가할 수 있어 국내외 의료 3D 프린팅 소프트웨어 인허가 및 품질평가 체계의 핵심 기준규격으로서 많은 도움이 될 것으로 예상된다. 또 의료 및 관련 산업에도 활용도가 높을 것으로 기대된다.

무엇보다 상용화가 되면 개인 건강 데이터를 기반으로 가상 시뮬레이션을 통해 치료 효과를 예측하고 최적의 약물을 처방하는 등 새로운 의료 패러다임을 구축하는 데 도움이 될 전망이다.[33]

---

33) 국내 교수팀 '의료 영상 기반 의료 3D 프린팅 모델링' 국제 표준화 제안 승인/메디컬월드뉴스

## 마. 의료용 가상·증강현실(VR/AR)기술[34]

국내의 경우 5G의 선도국으로 가상현실 기술에 필요한 기반기술이 구축되어 있어 가상현실 시장을 선점할 수 있는 유리한 고지 확보에 수월한 특징이 있다. 이에 가상·증강현실 분야에 대해 글로벌 시장에서 입지를 다지고자 관련된 정책들을 펼쳐 지원하고 있다. 또한 시장 니즈를 신속히 반영하여 기술개발에 투자함으로써 의료분야의 가상현실 산업에서 더욱 유리한 우위를 차지할 수 있도록 지속적인 정책적 뒷받침이 필요하다.

[그림 124]  국내 가상·증강 현실 분야 정책 동향

| 추진부처 | 주요 내용 |
| --- | --- |
| 과학기술정보통신부 | - '19년 디지털콘텐츠산업의 육성을 위해 의료 · 문화 · 스포츠 · 제조 · 국방 · 교육 분야에서 실감기술(VR/AR, 홀로그램, CG)을 활용한 콘텐츠개발 지원(총 303억 원 지원) |
| 산업통산자원부 | - '13대 산업 엔진' 중 하나로 가상현실을 선정, 의료훈련용 가상수술 · 중장비 · 스포츠 트레이닝 등 다양한 분야의 훈련시스템 개발 지원 |
| 법무부 | - '18년 1월부터 알코올 중독자 보호관찰 대상자를 상대로 가상현실 기술을 활용한 치료 프로그램을 운영 지원 |

*출처: IITP ICT SPOT ISSUE(2019), IITP 주간기술동향(2019)

세계 주요국들은 가상·증강현실 시장의 주도권 확보를 위해 적극적인 정책을 추진하며 가상·증강현실 제품 개발을 촉진하고 있는 상황이다. 의료분야에서의 가상현실 기술이 국가 성장 동력 수단으로 주목받게 되면서 세계 주요 국가들은 이를 위한 연구개발 투자를 확대하고 있다.

---

34) 2021년 9월 혁신의료기기 연구개발 정보지/한국의료기기안전정보원

[그림 125] 국외 의료용 가상·증강현실 분야 정책 동향

| 국가 | 정책 또는 프로그램 (기간) | 추진부처/ 추진정부 | 주요 내용 |
|---|---|---|---|
| 미국 | 연방 가상·증강현실 프로그램 ('17년) | 조달청 | - 프로그램을 통해 가상·증강현실 비즈니스 사례개선을 위한 연방부처 간 공동 파일럿 프로그램 수행<br>- 주요 가상현실 기술 응용 논의·개발 사례로 외상후 스트레스 장애 치료 포함 |
| | 가상의료센터 ('15.5년 ~ 현재) | 국가보훈처 | - 환자와 의료진을 위한 가상 퇴역자 병원 및온라인 협동 학습환경 제공<br>- 원격지의 퇴역 군인 환자에 대한 신속한 서비스 제공 |
| 유럽 연합 | Horizon 2020 | EU 집행위원회 | - 가상·증강현실이 의료, 문화, 제조, 로봇, 교육, 엔터테인먼트 등 다양한 산업에서 응용 서비스를 발생시킬 것으로 전망하고 EU 내 가상·증강현실 연구 과제 지원 |
| 일본 | 과학연구비조성사업 ('18년, 총예산 2,288 억 엔(약 2조 6,383 억 원)) | 문부과학성 | - 가상·증강현실 분야 연구개발 지원<br>- 이화화학연구소 연구 지원(4억 5,900만 엔(약 52억 9,084만 원))<br>  ※ 연구주제: 가상현실 공간 인식과 뇌 속 해마와 자폐증 유발 메커니즘 규명<br>- 유전자 기능 간의 관계 규명<br>- 리츠메이칸대 연구 지원(3억 9,500만 엔(약 45억 5,312만 원))<br>  ※ 연구주제: 가상현실 기반 다지점 협동 수술시스템 구축 |
| 중국 | 제13차 5개년 국가 전략형 신흥산업 발전 규획('16년) | 공신부 | - 헬스, 제조, 교육, 문화, 상업 분야에서 가상현실 기술 응용 추진 |
| | 가상현실산업발전 가속화지도의견('18년) | | |
| | 5G 산업개발 실행계획('19년) | 허난성 | - 5G용 가상·증강현실 애플리케이션, 하드웨어, 시스템, 플랫폼, 개발 도구, 콘텐츠 및 기타 터미널 애플리케이션 개발 적극 지원<br>- 의료, 스마트 제조, 산업, 및 건축 설계, 게임, 엔터테인먼트, 여행경험, 문화 등의 분야에서 5G 기반 가상·증강현실 애플리케이션 개발 촉진 |

출처: IITP 보고서(2019)

가상·증강현실 기술 적용 의료기기는 MRI, CT, 초음파 등을 통해 수집된 환자의 3차원 영상을 수술 중 환부에 중첩 시켜 표시함으로써 오차 없이 정밀하게 절개가 가능하도록 도와줄 수 있다.

구체적으로 가상현실은 헤드마운트와 같은 장비를 이용하여 3차원의 가상현실을 통해 재활 또는 수술계획을 할 수 있도록 도와주며, 증강현실은 스마트 안경과 같이 두 대의 외부 카메라나 렌즈 또는 단일 카메라를 통해 실제 비디오 프레임을 획득한다. 획득된 영상은 소프트웨어를 통해 수술 계획 중에 도출된 가상 3D 모델을 카메라 프레임의 실제 데이터와 병합하고 두 대의 내부 감시기에 결과를 전송한다.

[그림 126] 증강현실 적용 수술 시뮬레이션 기술 원리

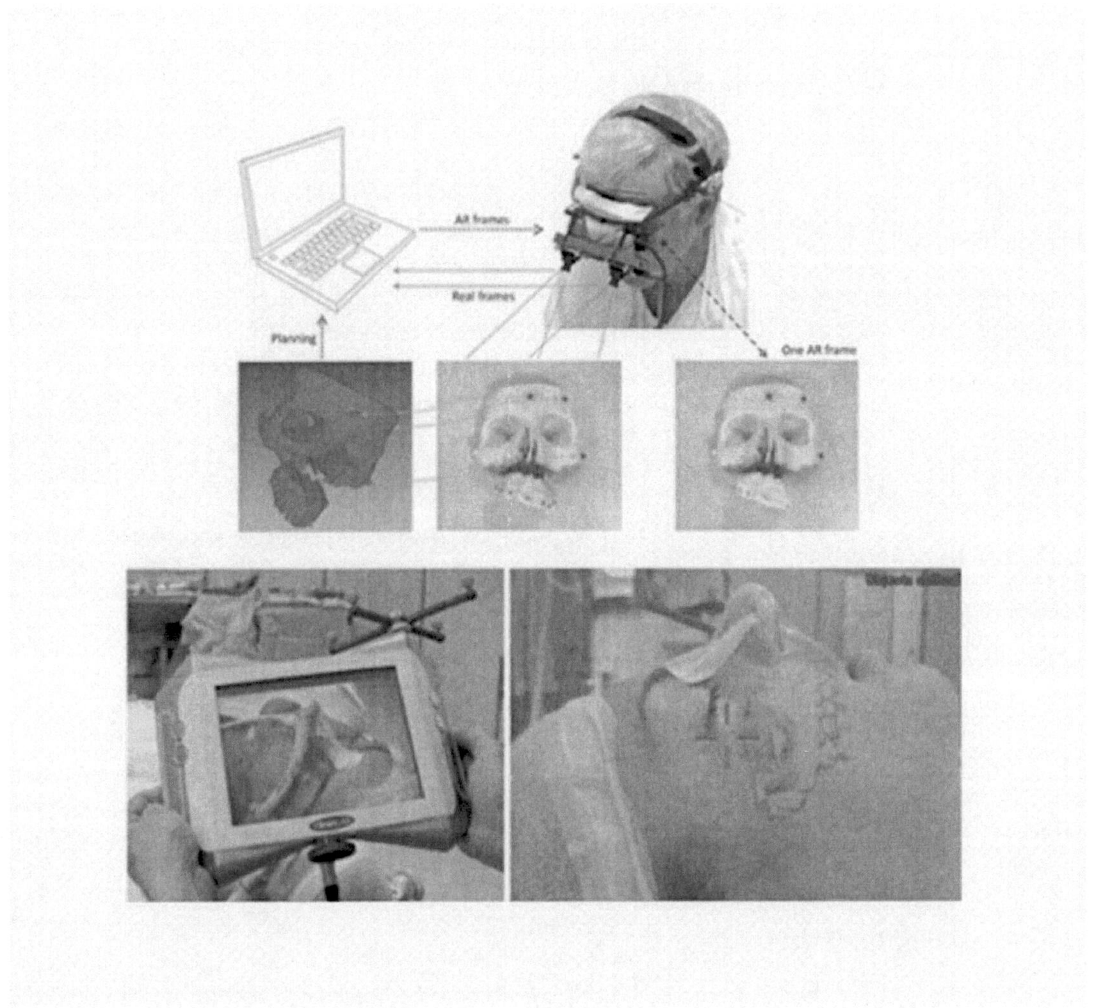


*출처 : Virtual reality and augmented reality in plastic surgery: a review, APS, 2017


의료용 가상·증강현실의 산업 분야에서 다양한 수술 및 시술을 위해 개발되고 있으나 안전성 확보의 문제로 현재까지는 훈련용 또는 시뮬레이션용으로 개발되고 있는 실정이다. 또한 재활치료 분야에서 현재 일상생활 적응을 목적으로 다양한 형태로 개발되어 활용되고 있는 추세이다.

[그림 127] 국외 의료용 가상·증강 현실 기술 개발 사례

| 솔루션/앱 | 내용 | 비고 |
|---|---|---|
| ARanatomy | · 뼈에 대한 영상과 정보를 제공하는 응용 프로그램<br>· 사용자는 증강현실 (AR) 대상의 뼈 모형을 자유자재로 조작 | |
| Vipaar | · 증강현실 기반 비디오 지원 도구로서, 전문의가 디스플레이에 손을 투사 하여 제어를 할 수 있음<br>· 스마트 글래스를 착용한 현장에서 수술을 맡은 의사에게 가이드를 제공 | |
| Surgical Navigation Advanced Platform | · 의사가 정밀하고 안정적인 수술 계획을 수립할 수 있도록 지원하는 증강현실 솔루션 | |
| zSpace | · 의과대학 해부학 교육에서 가상·증강 현실을 사용하여 수업을 진행 | |
| smARtsKin | · 방사선 요법을 받는 환자의 실시간 카메라 피드에 해당 환자의 신체 윤곽을 오버랩하여 증강현실을 구성 | |
| MindMotion Pro | · 재활 환자가 증강현실 공간에서 팔을 들거나 손가락을 움직이는 방법을 훈련할 수 있도록 지원 | |
| Saagara | · 증강현실 기술을 사용하여 개인의 전반적인 신체적, 정신적 건강 및 웰빙을 지원하는 앱 | |
| Brain Power | · 자폐증을 앓고 있는 어린이와 성인에게 증강현실 기술을 활용해 일상생활의 기술을 가르치는 솔루션 | |

| 솔루션/앱 | 내용 | 비고 |
| --- | --- | --- |
| VR monitor | · VR monitor를 이용하여 원거리에 있는 환자에 대한 원격 수술이 가능해져 국가 간 의료장벽을 허물 수 있을 것으로 기대 | |
| Virtual Reality Education System | · 의과대학교에서 복잡한 수술 장면을 가상현실로 통해 의과대학생에게 교육하여 직접 수술실에 들어가지 않고도 생생한 수술 장면을 교육 받을 수 있다. | |
| Cardboard VR Headset | · 가상현실을 이용하여 침습적 수술의 실습이 가능해져 시신을 직접 해부하지 않아도 3차원적인 구조를 이해할 수 있음 | |
| Bracemind | · 임상 데이터를 기반으로 가상현실 프로그램을 구성해 군인들의 회상 후 스트레스장애(PTSD)를 치료<br>· 환자의 표정, 몸짓, 말투 등을 분석해 우울증 징후를 탐지하고 이에 걸맞은 가상현실 경험을 제공해 증상 완화를 지원 | |
| Snow World | · 환자가 가상세계의 설원에서 음악을 듣도록 함으로써 치료를 받는 동안 고통스러운 수술 과정에서 환자의 주의를 돌리도록 지원 | |
| Farmoo | · 암 환자가 화학요법 치료를 받는 동안 가상현실 게임을 하면서 고통을 완화 할 수 있도록 지원 | |

*출처: 보건산업브리프 Vol.251, 한국보건산업진흥원, 2017

 

 국내 가상·증강현실 기술의 경우, 기술적으로 난이도가 낮은 재활 치료용으로 다양하게 개발하고 있는 상황이다. 또한 수술 훈련용을 넘어 수술용 의료기기로 개발하기 위해 다양한 기술들을 융·복합하여 자동화 의료기기로 성장하는데 크게 기여할 것으로 전망된다.

[그림 129] 국내 의료용 가상·증강 현실 기술 개발 사례

| 솔루션/앱 | 내용 | 비고 |
|---|---|---|
| 분당<br>서울대학교<br>병원 | · 신규 의료진 및 의과대학생 교육 등 환자 안전을 위해 충분한 숙련도와 체험이 필요해 현장 교육에 제약이 큰 수술 분야에 가상현실 교육을 도입<br>· 고난도 대장암 수술을 가상현실 교육 콘텐츠로 제작해 전공의, 간호사, 의과대학생을 대상으로 한 교육에 활용 | |
| 대구경북과학<br>기술원 | · CT와 MRI 이미지를 3D로 구현한 뒤, 수술용 카메라가 포착할 실제 영상에 이 이미지를 겹쳐 나타내는 방식으로 증강현실 수술 내비게이션을 개발함<br>· 태블릿PC 카메라로 환자를 찍으면 종양의 위치 및 크기를 증강현실기술을 통해 실시간으로 환자의 신체상에 구현해 수술 정확도를 높임 | |
| 삼성전자 | · 특정 공포증을 극복하고자 하는 이들에게 도움을 주는 Be Fearless 프로그램을 선보임<br>· 공포의 대상을 가상콘텐츠로 반복 노출시켜 사용자의 두려움을 완화하는 방식 | |
| 분당<br>서울대학교<br>병원 | · 로봇 및 가상현실 기술을 이용한 뇌졸중 재활 평가 도구를 개발함 | |
| 가천대학교<br>길병원 | · 환자와 친숙한 공간을 3D 가상현실로 재현한 뒤 이 안에서 인지재활치료를 할 수 있도록 하는 시스템 개발 | |
| 삼성<br>서울병원<br>암병원 | · 암 진단과 치료과정에서 사회적·심리적 고통을 호소하는 환자들에게 고단한 병원생활을 잠시나마 잊고 활력과 심리적 안정을 얻는데 도움을 주기 위해 Healing U VR App을 개발 | |
| 삼성전자 | · 1급에서 6급의 시각장애인들을 위한 시각 보조 애플리케이션 릴루미노를 개발<br>· 삼성기어 VR에 장착된 스마트폰의 후면 카메라로 보이는 영상을 사용자 선택에 따라 변환해 시각장애인이 인식하기 쉬운 형태로 바꿔줌<br>· 윤곽선 강조, 색 밝기, 대비 조정, 색 반전 기능 등을 제공함 | |

국외의 의료용 가상·증강현실 기술 기반 의료기기 허가 제품 확인 결과 증강현실 기반의 의료기기가 대부분이며, 특히 외과 수술 분야의 비중이 높은 것으로 확인되었다. 가상현실 기반 허가된 의료기기의 경우, 증강현실 기술 대비 적은 것으로 파악되었지만, 최근 치매 예방의 목적인 가상현실 기술 기반 의료기기가 FDA 혁신의료기기(Breakthrough Device)로 지정되었다.

[그림 130] 국외 의료용 가상·증강현실 분야 개발 및 허가 현황

| 제품 | 회사 | 장치타입 | 적응증 | 특징 | 허가현황 |
|---|---|---|---|---|---|
| Lung Vision | BODY VISION MEDICAL LTD. | | 폐암 | 폐 부위 암조직의 실시간 시각화 제공 | FDA-De Novo (DEN160018) |
| Mind Motion Pro | MindMaze | | 재활 지원 | 가상현실 공간에서 팔을 들거나 손가락 움직이는 방법을 연습 | K162748 |
| SuRgical Planner (SRP) | Surgical Theater, LLC | | 수술 보조 장비 | 기존 의료영상을 통한 사전수술계획 수립 및 훈련 | FDA-510(k) (K170793) |
| OpenSight | Novarad | | 정형외과 질환 | 기존 의료영상을 3D 홀로그램 변환 | FDA-510(k) (K172418) |
| GLOW800 | Leica Microsy stems | | 수술 보조 장비 | 수술 시 혈관 및 주요 조직을 증강현실을 통해 표시 | K181537 |
| ClarifEye Needle | Philips Medical Systems | | 척추 질환 | 척추부위의 기존 의료영상을 3D 홀로그램 변환 | K201743 |
| Knee+ | Pixee Medical | | 수술보조장비 | 인공 슬관절 수술 시 절골 각도를 증강현실을 통해 확인 | K202750 |

| 제품명 | 회사 | | 적용분야 | 주요기능 | 승인 |
|---|---|---|---|---|---|
| ARVIS Surgical Navigation System | Insight Medical Systems | | 정형외과 질환 | 골반부위의 기존 의료영상을 3D 홀로그램 변환 | FDA-510(k) (K203115) |
| Altoida NMI | Altoida | | 치매 예방 | 증강현실 기반으로 사용자 훈련을 통한 치매 예방 | Breakthrough 지정 제품 |

*출처: FDA 및 Globaldata 데이터베이스 참고

가상·증강현실 기술과 관련된 국제표준을 제정하는 기구로는 ISO/IEC JTC 1/SC 24 와 SC 29를 포함한 공적 표준화기구와 IEEE, W3C 등의 사실 표준화기구로 구분할 수 있다. 가상·증강현실 기술의 표준화 작업은 기술의 쟁점화에 따라 많은 표준화 기구에서 해당 기술의 표준화를 위해 활동이 진행되고 있으나, 보건의료분야의 가상·증강현실 기술 표준화는 아직 미흡한 실정이다. ISO/IEC JTC 1/SC 24/WG 9에서는 MAR(Mixed and Augmented Reality) 참조 모델 표준(ISO/IEC 18039) 이후에 지속적으로 표준화 작업을 진행하고 있으며, 추진되고 있는 표준화 항목은 아래와 같다.

[그림 132] 가상·증강현실 기술 관련 국제 규격

| 순번 | 규격 번호 | 규격명 | 규격내용 |
|---|---|---|---|
| 1 | ISO/IEC CD 18038 | Sensor representation in mixed and augmented reality | 현실·가상세계에 존재하는 센서들의 정보를 미러링된 가상현실과 MAR 단어 사이의 도관으로 연결하는 방법을 기술 |
| 2 | ISO/IEC DIS 18039 | Mixed Augmented Reality(MAR) Reference Model | MAR(Mixed and Aurmented Reality) 관련된 일관되고 편리한 표준을 개발하기 위한 참조 모델을 제공 |
| 3 | ISO/IEC CD 18040 | Live actor and entity representation in mixed and augmented reality | 다양한 MAR 응용 서비스들 간에 이 객체들을 끊김 없이 교환하고, 또한 MAR 장면과 상호작용하기 위한 기술 제시 |
| 4 | ISO/IEC CD 18520 | Benchmarking of vison-based geometric registration and tracking methods for MAR | MAR 환경에 적용 가능한 비전기반 공간 등록 및 추적 기법들의 벤치마킹을 위한 참조 모델을 제시 |

*출처 : 혼합현실 기술과 표준화 동향, 정보통신기획평가원, 2019

식품의약품안전처는 2018년 7월 「의료기기 허가·신고·심사 등에 관한 규정 (식품의약품안전처 고시)에 근거하여 「가상·증강현실 기술이 적용된 의료기기의 허가·심사 가

이드라인」을 마련하였으며 가이드라인에 대한 간략한 내용은 아래와 같다.

[그림 133] 가상·증강현실 기술이 적용된 의료기기의 허가·심사 가이드라인

| 판단기준 | 의료기기 판단 일반원칙 | • 가상·증강현실 기술이 적용된 제품의 의료기기 해당 여부는 제품의 사용목적에 따라 판단, 이때 의료기기 법 제2조에 부합하는 경우 의료기기로 판단<br><br>**의료기기기법 제2조 (정의)** ① 이 법에서 "의료기기"란 사람이나 동물에게 단독 또는 조합하여 사용되는 기구·기계·장치 · 재료 · 소프트웨어 또는 이와 유사한 제품으로서 다음 각호의 어느 하나에 해당하는 제품을 말한다. 다만, 「약사법」에 따른 의약품과 의약외품 및 「장애인복지법」 제65조에 따른 장애인보조기구 중 의지(義肢) · 보조기(補助器)는 제외한다.<br><br>1. 질병을 진단·치료·경감·처치 또는 예방할 목적으로 사용되는 제품<br>2. 상해(傷害) 또는 장애를 진단·치료·경감 또는 보정할 목적으로 사용되는 제품<br>3. 구조 또는 기능을 검사·대체 또는 변형할 목적으로 사용되는 제품<br>4. 임신을 조절할 목적으로 사용되는 제품 |
| | 의료기기 판단 기준 | • 가상·증강현실 기술이 적용된 제품 중 의료기기에 해당하는 제품 사례는 아래의 문항 참고<br><br>**< 의료기기 사례 >**<br><br>• CT, MRI 등으로 촬영한 종양의 위치나 크기를 증강현실 기술이 가능한 태블릿 PC에 입력해서 환자 수술 시 사용하는 기기<br>• CT 등 실제 환자의 영상정보를 이용하여 수술 전 또는 수술 중에 골절 또는 골변형 등에 대한 치료계획 수립 및 시뮬레이션 기기<br>• CT 촬영상을 3D로 재구성하여 진단목적으로 대장 등을 가상으로 보여주는 소프트웨어<br>• HMD 기기와 생체신호(뇌파, 근전도)가 연동되어 재활치료에 활용하는 기기<br>• 가상 · 증강 기술이 주기능으로 재활치료에 적용되어 치료 효과가 임상적으로 입증된 재활기기 |
| | 비의료기기 판단 기준 | • 가상· 증강현실 기술이 적용된 제품 중 의료기기에 해당하지 않는 제품을 일반적으로 3가지로 구분<br><br>1) 의료인의 교육·훈련 목적의 기기/소프트웨어<br>2) 일상적인 건강관리 목적의 가상·증강현실 기술이 적용된 기기/소프트웨어*<br>3) 기능성게임 등을 통해 사회생활 적응에 도움을 주기 위한 목적의 가상·증강현실 기술이 적용된 기기/소프트웨어<br>* 세부내용은 「의료기기와 개인용 건강관리(웰니스) 제품 판단기준」 참조 |

|  |  | • 공통사항 |
| 허가·심사 방안 | 안전성검증 | 1) 사용 중 조작자 또는 긴급한 상황에서 종료할 수 있는 비상정지장치 또는 대체 할 수 있는 기능이나 대응 방안 필요 |

• 공통사항

1) 사용 중 조작자 또는 긴급한 상황에서 종료할 수 있는 비상정지장치 또는 대체 할 수 있는 기능이나 대응 방안 필요

• 하드웨어

1) 전기를 사용하는 의료기기의 경우 아래의 규격을 적용
- 「의료기기의 전기 . 기계적 안전에 관한 공통기준규격」
- 「의료기기의 전자파 안전에 관한 공통기준규격」
- 「의료기기 기준규격」

2) 인체 접촉, 삽입 등을 하는 의료기기 및 부분품의 경우 아래의 규격을 적용
- 「의료기기의 생물학적 안전에 관한 공통기준규격」

• 소프트웨어

1) 의료기기 소프트웨어 안전성은 위해요인 식별을 포함하는 위험분석, 위험평가, 위험 통제 및 잔여위험평가 등을 위험관리프로세스를 통해 검증

2) 가상·증상현실 기술에 경우에도 일반적인 의료기기 소프트웨어 안전성 검증방식 적용 가능

3) 가상·증상현실 기술이 '사이버보안 안전성 검증 대상'에 해당 될 시 사이버 보안을 포함하여 안전성을 검증*

---

### < 사이버보안 안전성 검증 대상 >

**유·무선 통신이 가능한 의료기기 중 다음 각호의 어느 하나에 해당하는 의료기기에 적용**

1) 유·무선 통신을 이용하여 환자의 생체정보 등 개인의료정보를 송수신하는 의료기기
2) 유·무선 통신을 이용하여 기기를 제어할 수 있는 의료기기
3) 유·무선 통신을 이용하여 펌웨어 또는 소프트웨어 업데이트 등 유지보수하는 의료기기

---

* 안전성 검증의 세부기준은 「의료기기의 사이버보안 허가·심사 가이드라인」 참조

---

**성능검증 필수성능 식별 절차**

• 위험관리프로세스에 따라 가상·증강현실 기술이 적용된 의료기기의 필수성능을 우선적으로 식별

### < 가상·증강현실 기술이 적용된 의료기기 필수성능 식별 절차 >

1) 의료기기의 기본안전과 관련한 것을 제외한, 임상적 기능을 식별
2) 정상상태와 단일 고장상태에서 식별된 임상적 기능이 모두 발휘될 때와 기능이 모두 상실될 때 사이의 성능 제한치를 규정
3) 성능 제한치를 벗어나 임상적기능이 상실 혹은 저하 되었을 때의 위험을 평가하고, 해당 위험이 허용할 수 없는 경우 식별된 임상적기능은 해당 의료기기의 필수성능이 됨

| 허가·심사<br>방안 | 성능검증<br>특성 별<br>필수성능 | • 정확도<br><br>1) 정의: 가상·증강 현실 트래킹이 실제 값과 얼마큼 가까운지 나타내는 기준<br><br>2) 정확도는 영상과 환자의 정합 정확도에 의해 결정되며 오차는 2mm 이내를 만족*<br><br>3) 증강현실에서 가상 객체가 실제 공간에서 정합되는 정확도는 수 mm 이내여야 함<br><br>* 정합 정확도의 세부 내용은 ISO10360-1, ASTM F2554:10 참조<br><br>• 반응속도<br><br>1) 정의: 사용자의 시선과 동작을 반영하여 가상의 영상으로 갱신하는 속도<br><br>2) 별도의 입력장치가 있는 경우: 60ms 이내<br><br>3) 별도의 입력장치가 없는 경우: 20ms 이내<br><br>---<br><br>• 영상 재현 성능<br><br>1) 화각: HMD 장비에서 보여주는 영상의 시야각으로 각도로 표시<br><br>2) 해상도: HMD 장비에서 보여주는 영상의 해상도를 가로x세로 픽셀의 개수로 제시<br><br>3) 프레임률: 가상현실 소프트웨어의 초단 프레임은 최소 30fps, 그래픽 기반은 60fps 이상으로 재현<br><br>• 기타<br><br>1) 감시, 생성 및 선택을 위한 감지 기술 및 소프트웨어 알고리즘 적용 시 「재활로봇 허가·심사 가이드라인」참고<br><br>**< '감시', '생성' 및 '선택' 기능의 정의 >**<br><br>• 감시(monitor) : 조작자(환자 포함) 혹은 의료기기가 상호 변화를 포함한 주변 환경 변화를 인지하기 위해 필요한 정보를 수집하고 해석하는 것<br><br>• 생성(generate) : 조작자(환자 포함) 혹은 의료기기가 감시 결과에 기반하여 미리 정의된 목표를 달성하기 위해 수행 가능한 옵션을 만들어 내는 것<br><br>• 선택(select) : 조작자(환자 포함) 혹은 의료기기가 생성된 옵션 중 하나의 특정 옵션을 실행하기로 결정하는 것 |
| --- | --- | --- |

*출처 : 가상·증강현실 기술이 적용된 의료기기의 허가·심사 가이드라인, 식품의약품안전처, 2018

 의료용 가상현실(VR)과 증강현실(AR) 기술은 보건산업 분야에서 활용되어 고부가가치 산업을 창출할 수 있는 주요 영역으로 부상하고 있으며, 만성질환의 증가, 인구 고령화 및 전문 인력 부족과 같은 문제점을 해결할 수 있는 수단으로써 가상·증강현실 기술을 활용하여 3가지 영역(수술·진료·의료훈련, 재활치료, 환자 정서관리)에 걸친 효율적인 헬스케어 서비스 제공 및 확대되는 추세이다.

특히 의료용 가상·증강현실 시장의 성장 촉진 중 주요 동력으로 환자의 빠른 회복을 도모할 수 있는 최소침습수술에 대한 선호 확대이며, 정밀한 수술계획 수립을 위해 가상·증강현실 기술의 수요가 증가하고 있다.

그러나 가상·증강현실 기술개발 및 초기단계 시스템 구축에 있어 고비용 소요 및 사용자의 기술에 대한 이해 및 지식 부족 등 시장 확대의 부정적인 여러 문제점들이 남아있는 실정이다.

상술한 문제점의 주요 발생요인은 가상·증강현실 장치 및 소프트웨어의 표준화 미비이며, 적극적인 표준화 조성으로 상호 운용 가능한 가상·증강현실 시스템 개발의 기반을 마련해야 한다.

식품의약품안전처에서는 「가상·증강현실(VR,AR) 기술이 적용된 의료기기의 허가·심사 가이드라인」을 발간하여 앞으로 가상·증강현실 기술에 대해 연구·개발자, 의료기기 업체들이 제품을 신속하게 개발하고, 더 나아가 산업발전에 지원될 것으로 판단된다.


## 바. 인공지능 의료기기[35]

인공지능 의료기기는 인공지능(Artificial Intelligence, AI)으로 의료 데이터를 분석하여 질병의 진단 또는 예측 등을 목적으로 하는 소프트웨어를 말한다.

인공지능(AI)은 지능형 기계, 특히 지능형 컴퓨터 프로그램을 만드는 과학 및 공학으로 광범위하게 정의되며, 이는 데이터의 통계 분석을 기반으로 하는 모델, 주로 if-then 문에 의존하는 전문가 시스템 및 기계 학습을 비롯한 다양한 기술을 사용하고 있다.

기계 학습(Machine Learning, ML)은 데이터에서 학습하고 데이터를 기반으로 작동하는 소프트웨어 알고리즘을 설계하고 훈련하는 데 사용할 수 있는 인공지능(AI) 기술이다. 소프트웨어 개발자는 기계 학습을 사용하여 기능이 변경되지 않도록 '고정'되거나 새로운 데이터를 기반으로 시간이 지남에 따라 동작이 변경될 수 있도록 '적응형' 알고리즘을 만들 수 있다.

기계 학습(ML)으로 알려진 인공지능(AI)의 하위 집합을 통합하는 소프트웨어는 점점

---

35) 의료기기와 인공지능 (Artificial Intelligence)에 대한 규정/한국바이오경제연구센터

더 많은 의료 기기에서 중요한 부분이 되었다. 기계 학습(ML)의 가장 큰 잠재적 이점 중 하나는 매일 의료 서비스를 제공하는 동안 생성되는 방대한 양의 데이터에서 새롭고 중요한 통찰력을 생성할 수 있다는 것이다.

 최근 몇 년 동안 기계 학습(ML) 기능을 통합한 의료 기기에 대한 관심이 높아졌다. 향후 AI는 로봇지원 수술, 가상 간호조무사, 행정절차 지원, 사기탐지, 약물복용 오류 감소, 커넥티드 장비, 임상실험 참가자 식별, 예비진단, 자동영상진단, 사이버보안 등에 적용될 전망이다. 또한 전통적인 하드웨어 및 첨단 기술 기반의 융복합 의료기기 개발뿐 아니라 의료기기용 소프트웨어(SaMD), 의료 빅데이터 공통데이터 모델(CDM), 디지털 치료, 유전자 분석, 웨어러블 기술 등으로 영역 확대될 전망이다.

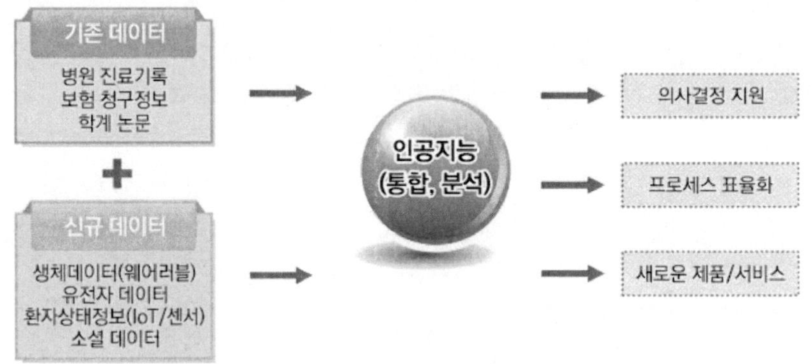


[그림 136] 인공지능 기반 의료기기 기술개발의 장점

우리나라 식약처는 2017년 11월 전 세계 최초로 '빅데이터 및 인공지능 기술이 적용된 의료기기의 허가 및 심사 가이드라인'을 발표해 이런 인공지능 기반의 솔루션이 의료기기로 활용될 수 있는 경로를 마련했다. 이를 통해 2018년 5월 의료인공지능 기업 뷰노의 골연령(뼈 나이) 판독 인공지능 솔루션인 '뷰노메드 본에이지'가 인공지능 소프트웨어 의료기기(AI-based Software Medical Device, AIMD)로서 국내 최초로 식약처 품목허가를 받았다.

 그 이후 미국 FDA의 경우 2020년 말 기준 220개 이상의 AIMD가 승인됐으며, 유럽 의료기기 인증(CE)의 경우도 240개의 달하는 제품이 AIMD 제품이 인증을 받은 것으로 알려졌다.

2021년 8월 현재

| 구분 | 2017년 | 2018년 | 2019년 | 2020년 | 2021년 | 계 |
|---|---|---|---|---|---|---|
| 허가 | 0 | 4 | 10 | 50 | 15 | 79 |
| 임상 | 3 | 6 | 17 | 19 | 6 | 51 |

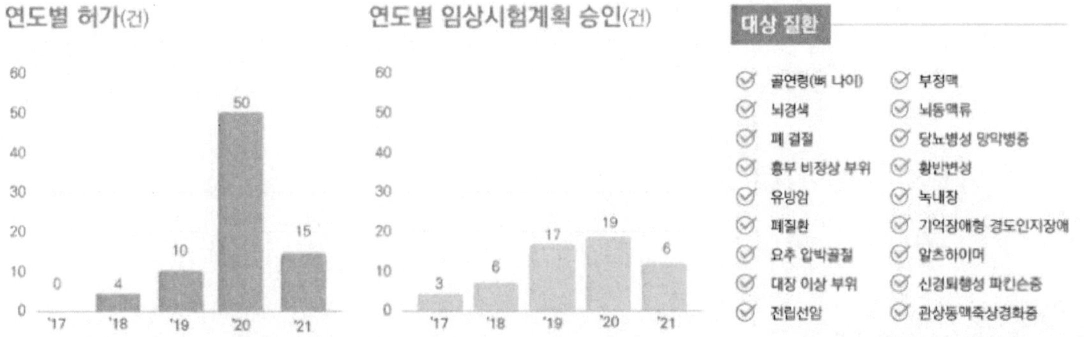

연도별 허가(건)

연도별 임상시험계획 승인(건)

대상 질환

골연령(뼈 나이), 뇌경색, 폐 결절, 흉부 비정상 부위, 유방암, 폐질환, 요추 압박골절, 대장 이상 부위, 전립선암, 부정맥, 뇌동맥류, 당뇨병성 망막병증, 황반변성, 녹내장, 기억장애형 경도인지장애, 알츠하이머, 신경퇴행성 파킨슨증, 관상동맥축상경화증

출처 : 식약처(2021)

[그림 137] 인공지능 의료기기 허가 및 임상시험계획 승인 현황

　국내의 경우 2021년 8월 말까지 79개 제품이 AIMD로서 식약처 인허가를 획득한 것으로 발표됐으며, 51개 제품이 임상시험에 들어가 있다. AIMD 제품은 최초 허가를 받은 골연령 판독 보조뿐 아니라 흉부 X선 영상이나 유방촬영술 영상, 안저 영상 내 비정상 소견 탐지와 같은 진단 보조 솔루션과 뇌 MRI 기반 뇌위축 정량화를 통한 치매 위험도 측정 등 다양한 영역으로 확대·적용되고 있다.

　또한 식약처가 전 세계 의료기기에 대한 규제를 선도하는 국제의료기기당국자포럼(IMDRF)의 인공지능 분과 초대 의장국으로 선임될 정도로 규제적인 면에서 선도하고 있다. 산업적인 면에서도 JLK를 시작으로 뷰노, 딥노이드 등의 의료 인공지능 기업들이 IPO를 통해 기술 고도화와 사업화를 적극적으로 진행하고 있다.[36]

---

36) [전문가 칼럼] 의료 인공지능 어디까지 왔나/W브릿지

[그림 138]  AI의 주요 응용분야 및 향후 시장 잠재력

| 로봇지원<br>수술<br>$40B | 가상 간호<br>조무사<br>$20B | 행정 절차<br>지원<br>$18B | 사기 탐지<br>$17B | 약물복용<br>오류 감소<br>$16B |
| --- | --- | --- | --- | --- |
| 커넥티드<br>장비<br>$14B | 임상실험<br>참가자식별<br>$13B | 예비 진단<br>$5B | 자동영상<br>진단<br>$3B | 사이버<br>보안<br>$2B |

37)

*자료 : Intellectsoft

혁신성과 효능, 안전성을 인정받은 국내 인공지능(AI) 기반의 의료기기가 4년간 총 110개에 달하며, 이중 1등급은 단 2개, 3등급은 19개인 것으로 나타났다.

식품의약품안전처로부터 제출받은 인공지능 기반 의료기기 허가 현황 자료에 따르면, 2022년 4월 기준으로 뷰노의 골연령 판단 영상분석 소프트웨어부터 메디컬아이피의 장기 분할 소프트웨어까지 110개 품목이 허가를 받았다.

가장 먼저 허가 받은 제품은 2018년 5월 뷰노의 골연령 판단 영상분석 소프트웨어로, 2등급 의료기기다. 이는 환자의 좌측 손 X-ray 영상에 대한 골연령을 분석한 후 의료인이 환자의 골연령을 판단하는 것을 지원하기 위한 목적의 소프트웨어다.

뷰노는 해당 제품 외에도 분석한 생체신호들을 전자의무기록 또는 환자중앙감시장치 등의 모니터링 장비 혹은 별도 사용자 인터페이스에 전송하는 소프트웨어(2등급), 특정색, 염색강도, 세포크기, 패턴, 모양에 따라 특정세포를 검출해 분류·분석·저장하는 소프트웨어(2등급) 등도 있다.

등급별로는 대다수 제품이 2등급으로 받았고, 3등급 19개, 1등급은 단 2개 뿐이다. 1등급을 받은 민트랩스의 의료영상전송장치 소프트웨어는 AI 딥러닝 기술을 적용해 기존보다 빠르게 촬영한 저품질 MRI 영상을 저장·확대·축소·조회·전송 처리하는 장치 및 출력하는 장치에 사용되는 소프트웨어다.

---

37) 글로벌 인공지능 병리 ·영상의료기기 산업 ·제도 동향/한국보건산업진흥원

또다른 1등급 제품은 에어스메디컬의 의료영상전송장치 소프트웨어로, AI 딥러닝 기술을 적용해 기존 보다 빠르게 촬영한 저품질 MRI 영상을 저장·확대·축소·조회·전송 처리하는 장치 및 출력하는 장치에 사용되는 소프트웨어다.

현재 식약처는 이 같은 인공지능 소프트웨어를 비롯해 정보통신기술, 바이오기술, 나노기술 등 첨단 기술을 적용해 기존 의료기기나 치료법에 비해 안전성·유효성을 개선했거나 개선할 것으로 기대되는 의료기기를 대상으로 혁신의료기기로 지정하고 있다.

이는 지난 2020년 5월 의료기기산업법에 근거한 제도로, 다른 의료기기 보다 우선 심사를 받거나 개발 단계별로 나눠 심사를 받는 특례가 적용돼 심사 기간을 단축시킬 수 있다. 현재까지 총 18건의 혁신의료기기를 지정했으며, 이중 인공지능 기술을 적용해 질병의 진단을 보조하는 소프트웨어 의료기기는 10건이다.

[표 68] 국내 인공지능 의료기기 품목허가 목록

| 업체명 | 품목명(등급) | 사용목적 |
| --- | --- | --- |
| ㈜뷰노 | 의료영상분석소프트웨어(2) | 환자의 좌측 손 X-ray 영상에 대한 골연령을 분석하여 의료인이 환자의 골연령을 판단하는 것을 지원하기 위한 목적의 소프트웨어 |
| ㈜제이엘케이 | 의료영상진단보조소프트웨어(3) | 환자의 뇌 MR 영상자료와 임상자료를 바탕으로 뇌경색 진단결정을 보조하는 데 사용하는 소프트웨어 |
| ㈜루닛 | 의료영상검출보조소프트웨어(2) | 흉부 촬영(X-ray) 영상에서 폐 결절로 의심되는 부위를 검출 진단 보조하는 소프트웨어 |
| ㈜클라리파이 | 2등급의료영상전송장치소프트웨어(2) | 저선량(고잡음) CT영상을 전송받아 딥러닝 방식으로 잡음이 제거된 이미지를 출력, 전송하는 소프트웨어 |
| ㈜이우소프트 | 치과용영상전송장치소프트웨어(2) | 치과용 영상을 저장, 확대, 축소, 조회와 함께 분석, 전송 처리하는 장치 및 출력장치에 사용되는 소프트웨어(치아구조 및 얼굴구조 분석) |
| 삼성전자㈜ | 의료영상검출보조소프트웨어(2) | 흉부 촬영(X-ray) 영상에서 폐 결절 의심 부위를 검출해 진단 결정을 보조하는데 사용하는 소프트웨어 |
| ㈜루닛 | 유방암영상검출·진단보조소프트웨어(3) | 유방촬영술 영상(Mammography)에서 의심 부위를 검출해 위치를 표시, 악성 병변 존재 가능성을 확률 값으로 나타내 판독 진단을 보조하는 소프트웨어 |

| 업체명 | 품목명(등급) | 사용목적 |
|---|---|---|
| ㈜제이엘케이 | 의료영상분석장치소프트웨어(2) | 의료영상(뇌 MRI 영상)을 획득해 모의 치료, 모의 시술, 진단에 사용 가능하도록 분석하는 장치에 사용하는 소프트웨어(대뇌 하위구조의 부피와 대뇌피질의 위축 정도 분석) |
| ㈜뷰노 | 2등급의료영상검출·진단보조소프트웨어(2) | 인공지능(AI) 기술을 이용해 사람의 흉부 X-ray 영상에서 이상부위(폐경화, 기흉)를 검출, 진단 결정을 보조하는 소프트웨어 |
| ㈜딥노이드 | 의료영상검출보조소프트웨어(2) | 요추 단순촬영(X-ray) 영상에서 요추 압박골절로 의심되는 이상 부위를 검출, 진단 결정을 보조하는 소프트웨어 |
| ㈜제이엘케이 | 의료영상분석장치소프트웨어(2) | 의료영상을 획득해 모의 치료, 모의 시술, 진단에 사용 가능하도록 분석하는 장치에 사용하는 소프트웨어 (폐 영상 분석) |
| ㈜제이엘케이 | 의료영상분석장치소프트웨어(2) | 의료영상을 획득해 모의 치료, 모의 시술, 진단에 사용 가능하도록 분석하는 장치에 사용하는 소프트웨어 (위 내시경 영상 분석) |
| ㈜제이엘케이 | 의료영상분석장치소프트웨어(2) | 의료영상을 획득해 모의 치료, 모의 시술, 진단에 사용 가능하도록 분석하는 장치에 사용하는 소프트웨어 (대장 내시경 영상 분석) |
| ㈜루닛 | 의료영상검출보조소프트웨어(2) | 흉부 촬영(X-ray) 영상에서 폐 결절로 의심되는 부위를 검출해 의료인의 진단 결정을 보조하는 소프트웨어 |
| ㈜이우소프트 | 치과영상분석소프트웨어(2) | 치과용 영상을 저장, 확대, 축소, 조회와 함께 분석, 전송 처리하는 장치 및 출력장치에 사용되는 소프트웨어 (치아구조 및 얼굴구조 분석) |
| ㈜제이엘케이 | 의료영상전송장치소프트웨어(2) | 의료영상을 저장, 확대, 축소, 조회와 함께 분석, 전송 처리하는 장치 및 출력하는 장치에 사용되는 소프트웨어 (폐 영상 분석) |
| ㈜제이엘케이 | 의료영상분석장치소프트웨어(2) | 의료영상을 획득해 모의 치료, 모의 시술, 진단에 사용가능하도록 분석하는 장치에 사용하는 소프트웨어 (폐 영상 분석) |
| ㈜코어라인소프트 | 의료영상분석소프트웨어(2) | 의료영상을 저장하고, 영상의 확대, 축소, 분할, 정합 기능을 사용해 조회, 분석한 결과를 전송 및 출력하는 장치에 사용되는 소프트웨어(폐 영역 자동 분할) |
| ㈜인피니트헬스케어 | 의료영상검출보조소프트웨어(2) | 대장내시경 영상에서 이상부위(융기 또는 함몰패턴)이 포함된 영역을 표시하는데 사용하는 소프트웨어 |

| 업체명 | 품목명(등급) | 사용목적 |
| --- | --- | --- |
| ㈜크레스콤 | 의료영상분석장치소프트웨어(2) | 환자의 좌측 손 X-ray 영상에 대한 골연령을 분석하여 의료인이 환자의 골연령을 판단하는 것을 지원하기 위한 목적의 소프트웨어 |
| ㈜헬스허브 | 의료영상분석소프트웨어(2) | 환자의 좌측 손 X-ray 영상에 대한 골연령을 분석하여 의료인이 환자의 골연령을 판단하는 것을 지원하기 위한 목적의 소프트웨어 |
| ㈜뷰노 | 안과영상검출·진단보조소프트웨어(3) | 안저 카메라로 촬영한 환자의 안저영상을 바탕으로 병증(녹내장, 나이 관련 황반변성, 당뇨병성 망막병증) 유무를 분석하여 의료인의 진단 결정을 보조하는데 사용하는 소프트웨어 |
| 딥노이드 | 의료영상분석소프트웨어(2) | 의료영상을 획득해 모의 치료, 모의 시술, 진단에 사용가능 하도록 분석하는 장치에 사용하는 소프트웨어 (X-ray 둥근 형태를 띄는 밝은 영역의 모양과 크기, 위치 등을 찾아내는 기능) |
| ㈜제이엘케이이 | 의료영상분석장치소프트웨어(2) | 의료영상을 획득하여 모의 치료, 모의 시술, 진단에 사용 가능하도록 분석하는 장치에 사용하는 소프트웨어<br>(안저 영상의 배안(optic cup), 시신경 유두(optic disc), 밝은 영역 분석) |
| ㈜제이엘케이이 | 의료영상분석장치소프트웨어(2) | 의료영상을 획득하여 모의 치료, 모의 시술, 진단에 사용 가능하도록 분석하는 장치에 사용하는 소프트웨어(복부 CT 영상의 지방 및 근육 영역 분석) |
| ㈜제이엘케이이 | 의료영상분석장치소프트웨어(2) | 의료영상을 획득하여 모의 치료, 모의 시술, 진단에 사용 가능하도록 분석하는 장치에 사용하는 소프트웨어 (뇌 CT 영상의 밝은 영역 분석) |
| ㈜제이엘케이이 | 의료영상분석장치소프트웨어(2) | 의료영상을 획득하여 모의 치료, 모의 시술, 진단에 사용 가능하도록 분석하는 장치에 사용하는 소프트웨어 (뇌 CT 영상의 어두운 영역 분석) |
| ㈜제이엘케이이 | 의료영상분석장치소프트웨어(2) | 의료영상을 획득하여 모의 치료, 모의 시술, 진단에 사용가능하도록 분석하는 장치에 사용하는 소프트웨어 (유방영상의 밝은 영역 분석) |
| ㈜사이넥스 | 홀터심전계(2) | 단일 채널 심전도 신호를 기록, 저장 및 전송하는 제품으로 측정된 신호는 알고리즘을 통해 정상 상태, 심방 세동, 서맥, 빈맥 등을 분석하여 의료인의 진단을 보조하는데 사용 |

| 업체명 | 품목명(등급) | 사용목적 |
| --- | --- | --- |
| ㈜리스템 | 의료영상획득장치(2) | 의료용 영상을 저장, 확대, 축소, 조회와 함께 분석, 전송 처리하는 장치 및 출력하는 장치 또는  소프트웨어 (골연령 분석 및 흉부 이상부위 검출) |
| 삼성메디슨㈜ | 의료영상분석장치소프트웨어(2) | 의료영상을 획득하여 모의 치료, 모의 시술, 진단에 사용가능 하도록 분석하는 장치에 사용하는 소프트웨어  (태아 표준 심장 초음파 영상 분류, 분할, 측정에 대한 정보 제공) |
| 딥노이드 | 의료영상검출보조소프트웨어(2) | 환자의 뇌 MRA 영상에서 뇌동맥류로 의심되는 이상부위를 검출하여 의료인의 진단결정을 보조하는데  사용하는 소프트웨어 |
| 라온피플㈜ | 2등급치과영상전송장치소프트웨어(2) | 치과용 영상을 저장, 확대, 축소, 조회와 함께 분석, 전송 처리하는 장치 및 출력장치에 사용되는  소프트웨어(측면 X-ray 영상을 통해 학습된 54개의 랜드마크 자동 추출) |
| ㈜코어라인소프트 | 의료영상검출보조소프트웨어(2) | 흉부 촬영(X-ray) 영상에서 폐 결절로 의심되는 부위를 검출하여 의료인의 진단 결정을 보조하는데  사용하는 소프트웨어 |
| ㈜코어라인소프트 | 의료영상분석소프트웨어(2) | 흉부 촬영(CT)에서 장기를 부위 별로 분할하여 제공하는  소프트웨어 |
| 딥노이드 | 의료영상검출보조소프트웨어(2) | 흉부 촬영(X-ray) 영상에서 폐 결절로 의심되는 부위를 검출하여 의료인의 진단 결정을 보조하는데 사용하는 소프트웨어 |
| ㈜레이언스 | 의료영상획득장치(2) | 컴퓨터 방사선영상 장치(CR), 디지털 방사선영상장치(DR) 등을 이용하여 의료영상을 디지털로 변환하여 영상을 저장, 전송하는 장치 |
| 모니터코퍼레이션㈜ | 의료영상진단보조소프트웨어(3) | 폐 CT 영상에서 폐결절(Nodule)을 검출하고 결절에 대한 정량적인 정보를 제공함으로써 영상을 판독하는 의료인의 진단 결정을 보조하기 위한 목적의  소프트웨어 |
| ㈜메디웨일 | 의료영상검출보조소프트웨어(2) | 안저 카메라로 촬영한  환자의 안저영상을 바탕으로 병증(녹내장, 나이 관련 황반변성, 당뇨병성 망막병증) 유무를 분석하여 의료인의 진단 결정을 보조하는데 사용하는  소프트웨어 |
| ㈜딥노이드 | 의료영상분석소프트웨어(2) | 의료영상을 획득해 모의 치료, 모의 시술, 진단에 사용 가능하도록 분석하는 장치에 사용하는 소프트웨어  (척추뼈 내의 주변보다 어두운 영역을 자동으로 검출) |

| 업체명 | 품목명(등급) | 사용목적 |
| --- | --- | --- |
| ㈜딥노이드 | 의료영상분석장치소프트웨어(2) | 의료영상을 획득해 모의 치료, 모의 시술, 진단에 사용 가능하도록 분석하는 장치에 사용하는 소프트웨어 (유방촬영영상의 둥근 형태를 띄는 밝은 영역을 표시) |
| ㈜딥노이드 | 의료영상분석장치소프트웨어(2) | 의료영상을 획득하여 모의 치료, 모의 시술, 진단에 사용 가능하도록 분석하는 장치에 사용하는 소프트웨어 (만곡의 양 끝 척추뼈를 자동으로 검출) |
| ㈜딥노이드 | 의료영상분석장치소프트웨어(2) | 의료영상을 획득하여 모의 치료, 모의 시술, 진단에 사용가능하도록 분석하는 장치에 사용하는 소프트웨어 (뇌 밝은 영역을 자동으로 검출) |
| ㈜딥노이드 | 의료영상분석장치소프트웨어(2) | 의료영상을 획득해 모의 치료, 모의 시술, 진단에 사용가능하도록 분석하는 장치에 사용하는 소프트웨어 (치아 뿌리 근처 어두운 영역을 자동 검출) |
| ㈜딥노이드 | 의료영상분석장치소프트웨어(2) | 의료영상을 획득해 모의 치료, 모의 시술, 진단에 사용가능하도록 분석하는 장치에 사용하는 소프트웨어 (위 내시경의 융기 영역을 표시) |
| ㈜딥노이드 | 의료영상분석장치소프트웨어(2) | 의료영상을 획득해 모의 치료, 모의 시술, 진단에 사용가능하도록 분석하는 장치에 사용하는 소프트웨어 (대장 내시경의 융기 영역을 표시) |
| ㈜딥노이드 | 의료영상분석장치소프트웨어(2) | 의료영상을 획득해 모의 치료, 모의 시술, 진단에 사용 가능하도록 분석하는 장치에 사용하는 소프트웨어 (흉부X-ray 영상의 폐영역을 자동 검출) |
| ㈜아이메디신 | 뇌파분석소프트웨어(2) | 기억장애형 경도인지장애를 선별하는 온라인 뇌파분석기반의 경도인지장애 분류 소프트웨어 |
| 지멘스헬시니어스㈜ | 유방암영상검출·진단보조소프트웨어(3) | 유방촬영술 영상(Mammography)에서 유방암 의심 부위를 검출해 악성 병변으로 의심되는 위치를 표시, 악성 병변의 존재 가능성을 확률 값으로 나타내어 판독의 진단을 보조하는 소프트웨어 |
| ㈜딥노이드 | 의료영상분석장치소프트웨어(2) | 의료영상을 획득해 모의 치료, 모의 시술, 진단에 사용가능하도록 분석하는 장치에 사용하는 소프트웨어(척추측면 MRI 영상에서 척추간판을 자동으로 검출, 시각화) |

| 업체명 | 품목명(등급) | 사용목적 |
| --- | --- | --- |
| ㈜딥노이드 | 의료영상분석장치소프트웨어(2) | 의료영상을 획득하여 모의 치료, 모의 시술, 진단에 사용가능하도록 분석하는 장치에 사용하는 소프트웨어(흉부 CT 영상 중 폐 영역의 시각화) |
| ㈜메디칼써프라이 | 초음파방광용적측정기(2) | 초음파를 이용하여 방광용적을 측정하는 기기(초음파 이미지의 방광 영역 표시) |
| 지이헬스케어코리아㈜ | 범용초음파영상진단장치(2) | 환부에 초음파에너지를 전송, 반사 신호를 수신하여 영상화하는 일반적인 초음파 영상 진단장치(심장영역의 이완기 심실내격막 등 거리측정, 영역 라벨링, 이미지를 인식해 어떤 종류의 측정이 필요할지 식별하고 해당하는 Auto Doppler를 측정) |
| ㈜에임즈 | 의료영상진단보조소프트웨어(3) | 안저카메라로 촬영한 환자의 안저영상을 바탕으로 녹내장 유무를 자동으로 표시하는 소프트웨어로 의료인의 진단 결정을 보조하는데 사용 |
| ㈜클라리파이 | 의료영상분석소프트웨어(2) | 의료용 영상을 저장, 확대, 축소, 조회와 함께 분석, 전송 처리하는 장치 및 출력하는 장치에 사용되는 소프트웨어 (간 영역을 자동으로 분할한 다음 ROI를 표시. 저 선량 CT영상의 잡음 저감) |
| ㈜루닛 | 2등급의료영상검출·진단보조소프트웨어(2) | 인공지능(AI) 기술을 이용하여 사람의 흉부 X-ray 영상에서 이상부위(폐경화, 기흉)를 검출하여 의사의 진단 결정을 보조하는데 사용하는 소프트웨어 |
| 지이헬스케어코리아㈜ | 범용초음파영상진단장치(2) | 환부에 초음파에너지를 전송, 반사 신호를 수신하여 영상화 하는 일반적인 초음파 영상 진단장치(태아의 중추신경계(CNS)부위를 자동으로 감지해 표시) |
| ㈜딥노이드 | 의료영상분석소프트웨어(2) | 의료영상(유방 MRI 영상)의 분석에 사용하기 위한 소프트웨어(유방 섬유유선조직 영역 면적을 시각화) |
| ㈜뷰노 | 의료영상분석소프트웨어(2) | 의료영상을 획득해 모의 치료, 모의 시술, 진단에 사용가능하도록 분석하는 장치에 사용하는 소프트웨어 (전립선 MR 영상을 자동으로 분석하여 저신호강도 영역을 표시) |
| ㈜뷰노 | 뇌영상검출·진단보조소프트웨어(3) | 뇌 MR 영상을 자동으로 분석하여 알츠하이머병 가능성을 수치화함으로써 의료인의 진단 결정을 보조하기 위한 목적의 소프트웨어 |
| (주)베리안메디컬시스템즈코리아 | 방사선치료계획소프트웨어(2) | 의료 영상을 이용하여 방사선 모의 치료 및 모의 시술에 사용되는 소프트웨어 |

| 업체명 | 품목명(등급) | 사용목적 |
| --- | --- | --- |
| 주식회사 메디픽 | 심혈관영상분석소프트웨어(2) | 심혈관 조영 영상에서 심혈관 협착이 의심되는 이상부위를 검출하여 병변 부위의 직경, 길이, 혈관 막힘 정도, 적합한 스텐트 정보 추천 등 의료인의 진단결정을 보조하는데 사용하는 소프트웨어 |
| (주)에이아이인사이트 | 안과영상검출·진단보조소프트웨어(3) | 안저카메라로 촬영한 환자의 안저영상을 바탕으로 녹내장 유무를 자동으로 표시하는 소프트웨어로 의료인의 진단 결정을 보조하는데 사용 |
| (주)에이아이인사이트 | 안과영상검출·진단보조소프트웨어(3) | 안저카메라로 촬영한 환자의 안저영상을 바탕으로 나이관련 황반변성 유무를 자동으로 표시하는 소프트웨어로 의료인의 진단 결정을 보조하는데 사용 |
| (주)에이아이인사이트 | 안과영상검출·진단보조소프트웨어(3) | 안저카메라로 촬영한 환자의 안저영상을 바탕으로 당뇨병성망막병증 유무를 자동으로 표시하여 의료인의 진단 결정을 보조하는데 사용하는 소프트웨어 |
| 주식회사 에어스메디컬 | 1등급의료영상전송장치소프트웨어(1) | AI 딥러닝 기술을 적용하여 기존보다 빠르게 촬영한 저품질 MRI 영상을 저장, 확대, 축소, 조회, 전송 처리하는 장치 및 출력하는 장치에 사용되는 소프트웨어 |
| 뉴로핏(주) | 뇌영상분석소프트웨어(2) | 의료영상을 획득해 모의 치료, 모의 시술 진단에 사용 가능하도록 분석하는 장치에 사용하는 소프트웨어 |
| ㈜휴런 | 뇌영상검출·진단보조소프트웨어(3) | 뇌 MR 영상을 자동으로 분석해 의료진의 신경퇴행성 파킨슨증 진단결정을 보조하는데 사용하는 소프트웨어 |
| ㈜제이엘케이 | 전립선암영상검출·진단보조소프트웨어(3) | 전립선암이 의심되는 환자의 영상자료를 기반으로 영상을 자동으로 분석하고 전립선암 위치를 검출하여 의료진의 진단결정을 보조하는데 사용하는 소프트웨어 |
| 주식회사 피노맥스 | 의료영상분석소프트웨어(2) | CT 영상(흉부)에서 장기(폐 영역)를 부위 별로 분할하여 제공하는 소프트웨어 |
| (주)어셈블써클 | 치과영상치료계획소프트웨어(2) | 치과영상을 이용하여 모의치료 및 모의시술에 사용되는 소프트웨어 |
| ㈜휴런 | 뇌영상분석소프트웨어(2) | 환자의 뇌 MR 영상을 자동으로 분석해 정량적인 정보를 표시, 의료진에게 제공하는 소프트웨어 |
| 주식회사 뷰노 | 기타체외진단관련소프트웨어Ⅱ(2) | 조직 또는 세포 검체 슬라이드의 디지털 스캔 된 디지털 이미지를 특정색, 염색강도, 세포크기, 패턴, 모양에 따라 특정세포를 검출하여 분류, 분석, 저장하는 소프트웨어 |

| 업체명 | 품목명(등급) | 사용목적 |
| --- | --- | --- |
| ㈜클라리파이 | 2등급의료영상전송장치<br>소프트웨어(2) | 저선량(고잡음) CT영상을 전송 받아 딥러닝 방식으로 잡음이 제거된 이미지를 출력, 전송하는데 사용되는 소프트웨어 |
| ㈜코어라인소프트 | 심혈관영상검출·진단보조소프트웨어(3) | CT영상으로부터 관상동맥석회화 동반한 관상동맥죽상경화증의 유무를 인공지능 기반 검출, 의료인의 진단결정을 보조하는 데 사용하는 소프트웨어 |
| ㈜제이엘케이 | 뇌영상분석소프트웨어(2) | 환자의 뇌 MRA 영상에서 뇌혈관 부분을 자동으로 분석하여 뇌혈관 부분의 위치와 길이, 부피 등 정량적인 값을 표시하여 의료진에게 제공하는 소프트웨어 |
| ㈜에이아이인사이트 | 안과영상검출·진단보조소프트웨어(3) | 안저 카메라로 촬영한 환자의 안저영상을 바탕으로 병증(녹내장, 나이 관련 황반변성, 당뇨병성 망막병증) 유무를 분석하여 의료인의 진단 결정을 보조하는데 사용하는 소프트웨어 |
| ㈜클라리파이 | 뇌영상분석소프트웨어(2) | 의료영상을 획득해 모의 치료, 모의 시술, 진단에 사용 가능하도록 분석하는 장치에 사용하는 소프트웨어 (뇌 CT 영상의 밝은 영역 분석) |
| 주식회사 뷰노 | 생체신호분석소프트웨어(2) | 분석한 생체신호들을 전자의무기록 또는 환자중앙감시장치 등의 모니터링 장비 혹은 별도 사용자 인터페이스에 전송하는 소프트웨어 |
| SK㈜ | 뇌영상검출·진단보조소프트웨어(3) | 인공지능 기술을 사용해 환자의 뇌 CT 영상으로부터 뇌출혈을 검출(뇌출혈 유무, 뇌출혈량)해 의료진의 뇌출혈 진단을 보조하는 소프트웨어 |
| ㈜아이에이드 | 의료영상분석소프트웨어(2) | 복부 CT 영상에서 복부 지방 및 근육 영역을 자동 분석하고 부피를 계산하여 제공하는 소프트웨어 |
| 광림메디텍 | 내시경영상검출·진단보조소프트웨어(2) | 대장내시경 영상에서 이상부위(융기 또는 함몰패턴)이 포함된 영역을 표시하는 내시경영상분석소프트웨어 |
| ㈜아이에이드 | 의료영상분석소프트웨어(2) | 허벅지 지방 및 근육 영역을 자동 분석하고 부피를 계산해 제공하는 소프트웨어 |
| ㈜딥노이드 | 2등급의료영상검출·진단보조소프트웨어(2) | 인공지능(AI) 기술을 이용하여 사람의 흉부 X-ray 영상에서 이상부위(폐경화, 기흉)를 검출하여 의사의 진단 결정을 보조하는데 사용하는 소프트웨어 |

| 업체명 | 품목명(등급) | 사용목적 |
| --- | --- | --- |
| 주식회사 메디픽셀 | 심혈관영상분석소프트웨어(2) | 심혈관 조영 영상에서 심혈관 협착이 의심되는 이상부위를 검출하여 병변 부위의 직경, 길이, 혈관 막힘 정도, 적합한 스텐트 정보 추천 등 의료인의 진단결정을 보조하는데 사용하는 소프트웨어 |
| ㈜딥바이오 | 병리조직진단보조소프트웨어II(3) | 전립선암 위치를 검출해 의료진의 진단결정을 보조하는 소프트웨어 |
| ㈜휴런 | 뇌영상분석소프트웨어(2) | 뇌 MR 영상에서 뇌 영역을 분할하고, 부피와 대뇌피질 두께를 계산한 뒤 정상인과 계산 결과를 비교하여 뇌 위축 정보를 의료인에게 제공하는 소프트웨어 |
| 지멘스헬시니어스㈜ | 2등급의료영상검출·진단보조소프트웨어(2) | 폐 CT 영상에서 폐결절(Nodule)을 검출하고 결절에 대한 정량적인 정보를 제공함으로써 영상을 판독하는 의료인의 진단 결정을 보조하기 위한 목적의 소프트웨어 |
| ㈜에이아이인사이트 | 안과영상검출·진단보조소프트웨어(3) | 안저 카메라로 촬영한 환자의 안저영상을 바탕으로 병증 유무를 분석해 의료인의 진단 결정을 보조하는 소프트웨어 |
| 주식회사 팬토믹스 | 심혈관영상분석소프트웨어(2) | 심장 MR 영상 분석 후 심근 영역을 분할하여 제공하는 소프트웨어 |
| 주식회사 팬토믹스 | 심혈관영상분석소프트웨어(2) | 심장 MR 영상 분석 후 심근 영역을 분할하여 제공하는 소프트웨어 |
| ㈜딥노이드 | 의료영상분석소프트웨어(2) | 손목 X-ray 영상에서 손목 뼈 내에 어두운 영역이나 불연속적인 부분의 유무를 표시하여 제공하는 소프트웨어 |
| ㈜코어라인소프트 | 뇌영상검출·진단보조소프트웨어(3) | 인공지능 기술을 사용하여 환자의 뇌 CT 영상으로부터 뇌출혈을 검출(뇌출혈 유무, 뇌출혈량)하여 의료진의 뇌출혈 진단을 보조하는 소프트웨어 |
| 제이피아이헬스케어㈜시화현장 | 2등급의료영상검출·진단보조소프트웨어(2) | 흉부 X-ray 영상에서 이상부위를 검출하여 판독의의 진단결정을 보조하는데 사용하는 소프트웨어 |
| ㈜엔도아이 | 내시경영상검출·진단보조소프트웨어(2) | 대장내시경 영상에서 이상부위(융기 또는 함몰패턴)이 포함된 영역을 표시하는 내시경영상분석소프트웨어 |
| 모니터코퍼레이션 주식회사 | 2등급초음파영상검출·진단보조소프트웨어(2) | 의료영상 내에서 정상과 다른 이상 부위를 검출한 후 색상 또는 지시선 등으로 표시하여 의료인의 진단 결정을 보조하는 데 사용하는 소프트웨어 |
| 에이치디엑스㈜ | 의료영상분석소프트웨어(2) | CT 영상에서 장기를 부위 별로 분할하여 제공하는 소프트웨어 |

| 업체명 | 품목명(등급) | 사용목적 |
|---|---|---|
| 주식회사 민트랩스 | 1등급의료영상전송장치소프트웨어(1) | AI 딥러닝 기술로 저품질 MRI 영상을 저장, 확대, 축소, 조회, 전송 처리하는 장치 및 출력하는 장치에 사용되는 소프트웨어 |
| 주식회사 웨이센 | 내시경영상분석소프트웨어(2) | 대장내시경 영상에서 이상부위(융기 또는 함몰패턴)이 포함된 영역을 표시하는 내시경영상분석소프트웨어 |
| 주식회사 웨이센 | 내시경영상분석소프트웨어(2) | 대장내시경 영상에서 이상부위(융기 또는 함몰패턴)이 포함된 영역을 표시하는 내시경영상분석소프트웨어 |
| (주)휴런 | 뇌영상검출·진단보조소프트웨어(3) | 뇌 CT 영상을 자동 분석해 출혈성 뇌졸중 의심여부를 제공, 진단 결정을 보조하는 소프트웨어 |
| 올림푸스한국㈜ | 내시경영상분석소프트웨어(2) | 대장내시경 영상에서 이상부위(융기 또는 함몰패턴)이 포함된 영역을 표시하는 내시경영상분석소프트웨어 |
| 주식회사 온코소프트연구소 | 의료영상분석소프트웨어(2) | CT 영상에서 장기를 부위 별로 분할하여 제공하는 소프트웨어 |
| 주식회사 뷰노 | 의료영상분석소프트웨어(2) | 흉부 CT영상을 자동으로 분석하여 영징적인 패턴을 보여주는 부분을 시각화하고, 관련 폐영역을 분할한 정량화 분석 정보를 제공해주는 소프트웨어 |
| 지멘스헬시니어스㈜ | 2등급의료영상전송장치소프트웨어(2) | 폐 CT 영상으로부터 폐를 폐엽 수준으로 자동 분할하여 (우측 3개의 폐엽, 좌측 2개의 폐엽) 시각화 및 폐 밀도 수치를 제공하는 소프트웨어 |
| 메디컬아이피㈜ | 의료영상분석소프트웨어(2) | CT 영상에서 장기를 부위 별로 분할하여 제공하는 소프트웨어 |

38)

## 사. 전자약39)

 전자약은 미국이 최고기술국으로 평가되었으며, 나라별 기술수준을 살펴보면 EU가 77.8%, 일본 69.2%, 한국 63.2%, 중국 61.5% 순으로 평가된다. 우리나라는 최고기술국과의 기술격차는 2.8년으로 분석되며, 중소기업의 기술경쟁력은 최고기술국 대비 59.2%, 기술격차는 3.3년으로 평가된다.

38) 뷰노·루닛·딥노이드 등 식약처 인공지능 의료기기 허가 받은 110개 품목은/메디게이트뉴스
39) 중소기업 전략기술 로드맵 2022-2024, 의료기기

배터리 기술의 발전으로 유연하고 소형화된 에너지원을 통해 전자약이 소형화되고 있으며 생체적합성 소재를 사용하여 조직 손상을 최소화함으로써 이물 반응이 일어나지 않도록 하여 체내 이식과 체외 부착에 적합한 소재를 이용한 최적화된 구조의 전자약으로 발전 중이다.

전자약은 뇌신경계 질환, 심혈관계 질환, 피부재생, 만성질환, 난치병 등 다양한 질환에 응용되고 있으며 치료 메커니즘에 대한 이해와 치료효과에 대한 분석을 위해 임상연구가 이루어지고 있으며, 이를 통해 전자약으로 제품화가 이루어진다.

체외부착형 전자약은 신축성 있고 유연한 소재를 이용하여 인체에 밀착하도록 개발됨으로써 다양한 물리적 자극을 피부에 손쉽게 가할 수 있는 방식으로 발전하였다. 체외부착형 전자약은 비침습적으로 자극을 가하여 체내 삽입형 전자약에 비해 안전하고 거부감이 적은 장점을 가지고 있으나, 물리적 자극을 원하는 세기로 원하는 위치에 전달하기가 어려운 단점을 가지고 있다.

생체신호 모니터링이 가능한 웨어러블 기기의 발전으로 환자의 상태를 실시간으로 모니터링 할 수 있어 이러한 데이터를 활용하여 적절한 물리적 자극을 가하는 체외착용형 전자약도 있다.

체내삽입형 전자약은 질병과 관련된 신경회로를 파악하여 해부학적인 부위를 확정하고, 기존의 전기 신호나 활동 전위를 식별하여, 국소적이고 적절한 세기의 물리적 자극을 제공한다.

체내삽입형 전자약은 물리적 자극원에 제공할 충분한 전력원을 갖추고, 무선으로 제어할 수 있으며 체내에서 전극의 부식이나 면역반응으로 발생하는 기능 장애를 최소화하고, 부드럽고 신축성 있는 소재로 체내의 어느 부분에서도 기능할 수 있는 방향으로 발전하였다.

초음파 에너지 집속을 통하여 국소적으로 고에너지를 집중시켜 생체 반응을 유도하는 집속초음파 전자약에 대한 연구개발이 진행중이며, 빛을 이용한 전자약에 대한 임상연구들도 활발히 이루어지고 있다. 국소적인 부위의 신경세포를 정밀하게 자극하여 세포의 기능을 조절하는 광 유전학과 광 역학 같은 광 치료 방법을 적용한 전자약 연구도 진행 중이다.

[표 78] 체내부착형 전자약 연구동향

| 분야 | 연구기관 | 연구내용 | 특징 |
|---|---|---|---|
| 체내 삽입 무선 중계 신경자극기 | (한국) 서울대학교 | - EMGs를 임계 값보다 훨씬 높은 수준으로 신경자극하여 신경 재생 및 기능성 회복 | - 손상된 말초신경 재생<br>- 체내에서 무선으로 제어할 수 있으며 신경자극 기능 종료 후 생분해 |
| 방광기능조절활성 신경 클립 | (싱가포르) 싱가포르 국립대학 | - 내장 골반 신경을 통한 방광 기능의 원격 변조를 위한 무선 클립 임플란트의 효능이 성공적으로 입증 | - 배뇨장애 치료<br>- 골반신경의 원격 변조로 배뇨, 방광 기능장애 개선 |
| 자체 구동 이식형 전기자극기 | (중국) 중국과학아카데미 | - 쥐의 움직임을 통해 마찰 전기를 이용하여 신경을 자극하여 골아세포 분화 촉진 | - 골다공증 치료<br>- 조골세포 부착, 증식, 분화, 세포내 칼슘이온수준 증가 촉진, 뼈 재형성 |
| 초음파 동력 무선 밀리미터 규모 신경자극기 | (미국) 캘리포니아 주립 버클리대학 | - 집적 회로는 초음파 전력을 효율적으로 수확하고 자극 파라미터에 대한 다운링크 데이터를 디코딩하고 전류 제어 자극 펄스 발생 | - 손상 말초신경 재생<br>- 무선 초음파 전력 및 데이터 전달을 통해 초음파 젤에서 70mm 깊이로 임플란트를 작동 |
| 자궁수축 억제하는 신경 전극 | (한국) 한국과학기술연구원 | - 신경 전극이 자궁 수축신호를 감지한 뒤 교감신경을 자극하는 전기신호를 발생하여 자궁수축현상 지연, 억제 | - 조산 방지<br>- 전자약을 통해서 전기자극 주는 동안 자궁 수축 신호가 억제 및 지연 |
| 체내 이식 생체흡수성 신경자극기 | (미국) 노스웨스턴 대학 | - 신경 손상의 설치류 모델<br>- 신경 재생의 향상과 기능적 근육 회복의 개선 | - 손상 말초신경/근육 재생<br>- 안테나로 전력을 전달하면 신경에 전기 자극 전달 |
| 적응형 자가 치유 전자 신경 외피 | (한국) 성균관대학교 | - 쥐의 좌골 신경에 전자약을 이식 7주 후에 전기 자극을 줘 안정적으로 운동 신경이 작동 | - 운동신경 재생<br>- 스스로 모양을 바로 잡아 신경을 누르지 않고 둘러싸는 형태 |
| 생체흡수되는 신경 재생 전기자극기 | (미국) 노스웨스턴 대학 | - 신경 주위에 Mg 전극과 PLGA 커프를 감싸 자극을 위한 전기 인터페이스가 설정 | - 말초신경 재생<br>- 감각 운동 회복속도 가속화<br>- 근육 퇴화 방지 후 생체 흡수 |
| 리드, 배터리 없는 심장 페이스메이커 | (미국) 노스웨스턴 대학 | - 배터리 없이 작동하고 외부에서 유도 코일로 제어 및 프로그래밍 가능<br>- 방실 결절 심장 차단의 치료 | - 서맥성 부정맥 치료<br>- 작동 시간 후에 체내에서 흡수되어 제거수술 필요 없음 |
| 실크 기반 생체흡수성 열 치료 전자장치 | (미국) 일리노이대학 | - 원격으로 생체내 수술감염 부위에 히터가 구동되어 열 치료로 감염관리 | - 수술부위 감염을 방지(황색 포도상구균)하고 생체 흡수됨 |

| 분야 | 연구기관 | 연구내용 | 특징 |
| --- | --- | --- | --- |
| 초음파 구동 말초신경 전기자극기 | (중국) 중국화중과학 기술대학 | - 배터리없이 인체 내부에서 에너지를 수확할 수 있는 이식형 압전 박막 나노 발전기로 말초신경 전기 자극 | - 손상된 말초신경 재생<br>- 무연 무기 압전 나노 와이어의 혼합물로 만든 압전 나노 발생기 |
| 박막 유도 가열 장치 | (일본) 도쿄기술원 | - 경막IH 장치로 조사하여 간의<br>- 온도가 41℃로 급격히 상승하여 국소 조직 염증 방지 | - 국소 조직 염증 방지<br>- 국소화 된 신속한 열 조사<br>- 최소 침습적인 열 치료를 제공 |
| 무선 공진 가열 스텐트 | (캐나다) 브리티시 컬럼비아 대학교 | - 스텐트 내 재 협착의 주요 원인인 신생 내막 증식을 억제하기 위해 스텐트 부위에 국부적으로 열을 가함<br>- 공기 중에서 30℃의 온도 상승 | - 스텐트 내 재 협착의 장기적인 억제 및 관리<br>- 무선 스텐트 온열 요법<br>- 무선 제어 가능 |
| 광 유전학 빛 유도 하이드로 젤 | (미국) 하버드대학 | - 당뇨병 걸린 쥐에 세포 함유 하이드로겔을 이식<br>- 혈액 GLP-1 수준이 약 2배 증가 | - 당뇨병 치료<br>- 당뇨병을 가진 쥐에 빛 통제 치료를 실시하여 향상된 포도당 항상성 |
| 광유전학용 세포 규모 광전자 | (미국) 일리노이대학 | - 미세 전극은 세포 전압 신호 측정 및 자극<br>- 국소가열로 마이크로히터 사용 | - 생리적 매개변수 응답으로 빛 자극을 변조하는 센서(온도, 빛, 포텐셜)와 함께 작동하는 폐쇄 루프 시스템 |
| 광 유전학 치료용 신축성 광전자 | (미국) 일리노이대학 | - 말초 및 척추 통증 회로를 변조, 말초 및 척추 통증 회로 둘 다 구체적으로 가역적으로 활성화 | - 만성 통증, 가려움증 및 기타 신경 질환 치료<br>- 척추와 말초신경계 광 유전학 변조 |
| 멀티채널 안테나 광 유전학 치료 | (미국) 일리노이대학 | - 정전 용량 금속 추적을 통해 RF 전원을 수확하여 오버랩핑 공진 주파수를 제공하는 소형 멀티채널 안테나 | - 뇌 영역 광 유전학 치료<br>- 수면 각성(궤적) 및 선호도/혐오 뇌 영역 연구 |
| 광 유전학 근거리 무선 피하 광전자 | (미국) 일리노이대학 | - LED연결된 피하성 자기코일 안테나를 UV에서 청, 녹 황, 적색 파장에서 작동 기능 결합 | - 신경정신장애 치료<br>- 신경회로 해부 연구 |
| 체내 무선 광 역학 치료 | (싱가포르) 싱가포르 국립대학 | - 광민감제가 암 치료하는 활성 산소종을 발생 | - 종양 치료<br>- 광 역학적 활성으로 종양 파괴 |
| 조직접착 무선 메트로놈 광역학 치료 | (일본) 와세다대학 | - 광 역학 치료(PDT), 원하는 광 세기로 표적병변을 지속적으로 조사하여 항종양효과 | - 표적 병변 치료<br>- 수술이나 방사선 요법에 의한 주변의 조직, 신경, 혈관 손상위험 최소화 |
| 광 유전학 무선 폐회로 시스템 | (미국) 노스웨스턴대학 | - 마이크로스케일 무기 발광 다이오드를 이용하여 옵신을 활성화시키는 광학 자극 인터페이스 | - 배뇨장애 치료<br>- 자동화된 폐쇄 루프 광 유전학 신경변조는 방광 기능을 정상화 |

| 분야 | 연구기관 | 연구내용 | 특징 |
|---|---|---|---|
| 무선 마이크로 LED 광학자극 치료기기 | (미국) 워싱턴대학 | - 쥐의 척추관의 마이크로 LED를 통해 쥐의 척수회로를 무선으로 광학조작 | - 행동적 적응에 다기능성 제공<br>- 화학유전학 등 다양한 우수한 시간 및 공간해상도 |
| 무선 배터리 체내이식형 광 유전학 장치 | (한국) KAIST | - 완전이식형 목표 신경회로의 광 자극을 위하여 스마트폰 조작으로 여러 동물을 무선으로 제어, 무선충전 가능 | - 신경 광 자극 치료. 무선충전식, 스마트폰 블루투스 무선 기술로 원격으로 제어하는 소프트 광전자 시스템 |

*출처 : 비약물적 치료기술, 전자약 기술개발 동향(한국과학기술연구원, 2021)

[표 81] 체외부착형 전자약 연구동향

| 분야 | 연구기관 | 연구내용 | 특징 |
|---|---|---|---|
| 약한 전류흐름으로 수술부위의 회복시간 단축하는 전자약 밴드 | (미국) 위스콘신-매디슨 대학 | - 테플론과 구리로 덮인 플라스틱<br>- 환자의 움직임에 따른 마찰 전기발생 밴드 개발 | - 피부의 외상 상처가 아무는데 걸리는 시간을 4분의 1로 단축<br>- 세포 성장을 촉진하고 조직에 해로운 활성산소를 억제 |
| 발광다이오드와 배터리가 있는 전자약 패치 | (한국) 한국과학기술원 | - 배터리 모듈과 OLED 모듈을 적층하여 웨어러블 PBM 패치를 제작하는 동시에 전기적 구동 | - 상처치료, 빛을 내는 밴드는 세포 증식과 이동을 각각 58%, 46% 높여 상처회복효과 |
| 모놀리식 AlGaInP 발광다이오드 광 자극으로 모발 재성장 | (한국) 한국과학기술원 | - 적색광(650 nm)의 정기적인 조사는 청색과 녹색광의 짧은 파장에 비해 피부 조직을 깊이 침투할 수 있어서 피부 아래 모낭의 국소 자극을 도움 | - 머리카락 성장<br>- 쥐 실험에서 모발 성장의 신뢰할 수 있는 평가<br>- 광 자극 받은 쥐가 더 넓은 모발 재성장 면적을 보임 |
| 웨어러블 동작 활성화 전기자극으로 모발 재생 | (미국) 위스콘신-매디슨 대학 | - 전기적 펄스를 발생시키는 전 방향 마찰전기발전기와 상호 구분된 드레싱 전극으로 구성된 모발 재생을 촉진하는 웨어러블 전기자극장치(80 mV~720 mV) | - 머리카락 성장<br>- 비침습적 전기자극으로 혈관 내피 성장 인자와 각질 세포 성장인자의 분비 개선, 모낭장애 완화, 모낭 수 증가 |
| 병렬 적층의 유연한 유기발광다이오드를 이용한 광역학치료 | (한국) 한국과학기술원 | - 병렬 적층의 OLED의 파장 모양, 전류 효율 및 전력 제어 가능<br>- 저전압(<8V) 고전력(35mW/cm2) 착용형 광전자 애플리케이션 | - 종양 치료, 단일 항산소 발생 비율이 기준 OLED보다 3.8배 증가하여 광역학치료 가능성 확인<br>- 0.5시간 조사 후 체외 흑색종 암세포 생존율 24% 감소 |
| 마이크로 니들 보조 광 요법 장치 | (미국) 노스웨스턴대학 | - 국소화 된 경피종에서 치료 반응에 연루 된 UV 반응 유전자의 향상된 효과적인 변조 | - 피부질환(건선, 아토피성피부염, 액티미닉 각막염)에 도움<br>- 광독성이 적음 |

| 광 치료를 위한 유연한 유기 LED 기반 부착 가능한 포토닉(광자) 드레싱 | (한국) 한국과학 기술원 | - 6μm의 유연한 OLED를 수술 상처에 인공피부 형태로 부착하여 드레싱과 광선 용법 동시 적용<br>- 피부의 미토콘드리아에 효과적 도달하여 세포 대사 증가 효과 | - 피부 재생 치료. 유연한 OLED의 파장(670nm)과 10~20분 동안 조사 간격을 최적화하여 인공피부의 재생 효과를 70% 향상<br>- 작동 100시간 이상 |
|---|---|---|---|

*출처 : 비약물적 치료기술, 전자약 기술개발 동향(한국과학기술연구원, 2021)

다음으로 해외기업과 국내기업의 전자약 제품을 살펴보자.

[그림 139] 해외 기업의 전자약 제품

| 기업 | 제품 | 질환 | 특징 |
|---|---|---|---|
| Boston Scientific | Vercis Gevia | 파킨슨병 | • 뇌에 전기자극을 전달해 이상운동증상을 개선하는 두개 강내 신경자극기(DBS)로 16개 전극이 독립적으로 제어되어 의도치 않은 영역에는 자극을 피하며, 배터리 재충전이 가능하여 추가적인 배터리 교환에 대한 부담을 현저하게 줄임 |
| Cala Health | Trio | 파킨슨병 | • 파킨슨병 증상 개선 및 치료 손목시계 형태 전자약(FDA허가)으로 손목을 지나는 중앙 신경과 요골 신경을 전기신호로 자극하여 시상의 복부중간핵에 자극을 전달해 수전증 감소 |
| Abott | Infinity IPG | 파킨슨병 | • DBS제품으로 방향성 리드를 이용하여 부작용 최소화, 세그먼트 전극을 사용하여 전 방향성 또는 표적화된 자극을 제공 할 수 있는 시스템이며 무선 IOS소프트웨어 플랫폼을 이용 하여 환자에 개인화된 치료 관리가 가능 |
| Novocure | Optune | 악성 뇌종양 | • 종양 부위에 저전력 전기장을 발생시켜 암세포 분열을 억제하며, 교모세포종 치료의 경우 4개의 패치를 종양이 위치한 부위의 두피에 부착, 18시간 착용. 기존 항암제와 병용하여 머리 부착형 뇌종양 치료기로 FDA승인 |
| Inspire | Inspire | 폐쇄성 무호흡증 | • 수면 중 상기도 개방이 가능하며, 흉부에 부착한 호흡센서는 목부위 이식된 전기발생장치에 신호를 전달하여 설하 신경을 자극하여 지속적 호흡을 유지 |
| electroCore | 감마코어사파이어 | 코로나 | • 감마코어를 목에 대면 저전압 전류가 폐·심장·소화관에 연결된 미주신경을 자극, 기도 수축을 억제(FDA 긴급사용허가) |
| Tear Science | LipiFlow treatment | 안구건조증 | • 물리적 자극(열 파동)으로 각막 표면의 눈물 층 정상화 |
| Enteromedics | Maestro Rechargeable System | 비만 | • 중증비만치료 전자약(2015년 FDA허가)으로 위장을 관장하는 신경 다발에 이식하면 식욕을 차단시켜 포만감 유도 |
| Bluewind Medical | BlueWind Stimulator | 과민성방광 증후군 | • 과민성 방광 증후군 환자에게 임상실험 결과 화장실 가는 횟수가 절반 이하로 감소 |
| Medtronic | InterSim | 변실금 | • 항문 괄약근, 골반 근, 대장의 움직임을 관장하는 천골 신경에 경미한 전기자극. 임상 환자의 83%는 변실금 발생 횟수가 절반으로 감소, 이식 1년 후 환자 47% 완치. 과민성방광과 비 폐쇄성 요폐 증상 치료 |

* 출처 : 비약물적 치료기술, 전자약 기술개발 동향(한국과학기술연구원, 2021)

[그림 140] 국내 기업의 전자약 제품

| 기업 | 제품 | 질환 | 특징 |
|---|---|---|---|
| 와이브레인 | MINDD | 우울증 | • 미세전류를 뇌에 흘려 뇌기능을 조절하는 무선 체외착용형 뇌전기자극 시스템 |
| | 두팡 | 편두통 | • 이마에 부착하는 형태를 지닌 삼차 신경 저주파 자극 기반의 편두통 완화 기기로 모바일과 연동되어 사용 기록과 두통 일기를 통한 편두통 증상 관리 가능 |
| 리메드 | ALTMS | 우울증 | • 전기장을 두부에 인가하여 성인 환자의 우울증을 치료<br>• 비침습적으로 국소대뇌피질 자기장을 통해 자극하고 뇌조직에 유도 전류를 발생하여 신경세포를 동작하는 원리 |
| 앞썬아이앤씨 | Wireless Pro | 편 마비 | • 편 마비(유병 기간 6개월이내) 보행기능훈련용 표면전극 기능식 근육전기자극장치로 관절가동범위의 유지 및 증대를 위한 기능 훈련과 척수손상 환자의 관절가동범위의 유지 및 증대, 보행기능훈련에 적용 |
| | VitalStim Plus | 삼킴 장애 | • 연하장애가 있는 환자를 대상으로, 전기 치료와 바이오피드 백훈련 기능이 있으며, 근전도 값을 기준으로 전기적인 자극을 제공하여 능동 운동을 유도할 수 있는 치료기 |
| Cybermedic | Walking Man II | 편 마비 | • EMG-triggered FES 장치로 바이오피드백 치료가 가능한 기능식 전기자극장치 |
| 대양의료기 | WorkStimA | 뇌졸중환자의 족 하수 | • 기능식 전기자극장치로 0.1초 내 정밀제어 가능<br>• 뇌졸증환자의 보행 중 움직임을 개선하여 족 하수 예방 |
| 스트라텍 | STF-3300<br>STF-5500 | 삼킴 장애 | • 연하보조용 저주파 자극기(2채널, 4채널)<br>• 대칭적 Biphasic 직각 파형으로 자극 주파수 80Hz 고정 |
| 뉴아인 | ELEXIR | 편두통 | • 이마부착형태, 비침습적 방법으로 삼차 신경 미세 전류 자극 |

* 출처 : 비약물적 치료기술, 전자약 기술개발 동향(한국과학기술연구원, 2021)

전자약 기술의 과거 20년간 출원 동향을 살펴보면 소폭의 증감을 반복하며 지속적으로 출원이 증가하는 추세이다. 최대 출원국인 미국이 전체의 57% 출원비중 차지하며, 전체 동향과 추세를 현재까지 주도하고 있고, 일본 16%, 유럽 15%, 한국 12%의 출원 비중을 차지한다.

[그림 141] 전자약 특허출원의 기술-산업 분류 분석

**IPC 특허분류별 출원건수**

|  |  |
| --- | --- |
| (A61N) 전기치료, 자기치료, 방사선치료, 초음파치료 | 4,742 |
| (A61B) 진단, 수술, 개인 식별 | 186 |
| (A61H) 물리적인 치료 장치 | 98 |
| (A61F) 혈관에 이식할 수 있는 필터, 보철, 장치 | 63 |
| (G06F) 전기에 의한 디지털 데이터처리 | 45 |
| (G16H) 헬스케어 인포매틱스 | 45 |
| (A61M) 인체 내부 또는 표면에 매체를 도입하기 위한 장치 | 34 |
| (A61K) 의약용, 치과용 또는 화장용 제제 | 24 |

| | |
| --- | --- |
| • (A61N) 전기치료, 자기치료, 방사선치료, 초음파치료 | 4,742 |
| • (A61B) 진단, 수술, 개인 식별 | 186 |
| • (A61H) 물리적인 치료 장치 | 98 |
| • (A61F) 혈관에 이식할 수 있는 필터, 보철, 장치 | 63 |
| • (G06F) 전기에 의한 디지털 데이터처리 | 45 |

**KSIC 산업분류별 출원건수**

|  |  |
| --- | --- |
| (C27112) 전기식 진단 및 요법 기기 제조업 | 4,623 |
| (C21300) 의료용품 및 기타 의약 관련제품 제조업 | 144 |
| (C27192) 정형 외과용 및 신체 보정용 기기 제조업 | 54 |
| (C27199) 그 외 기타 의료용 기기 제조업 | 33 |
| (C21102) 생물학적 제제 제조업 | 27 |
| (C21210) 완제 의약품 제조업 | 20 |
| (C21101) 의약용 화합물 및 항생물질 제조업 | 19 |
| (C29299) 그 외 기타 특수 목적용 기계 제조업 | 11 |

| | |
| --- | --- |
| • (C27112) 전기식 진단 및 요법 기기 제조업 | 4,623 |
| • (C21300) 의료용품 및 기타 의약 관련제품 제조업 | 144 |
| • (C27192) 정형 외과용 및 신체 보정용 기기 제조업 | 54 |
| • (C27199) 그 외 기타 의료용 기기 제조업 | 33 |
| • (C21102) 생물학적 제제 제조업 | 27 |

전자약에 대한 Subclass 기준 IPC 분류결과, (A61N) 전기치료, 자기치료, 방사선치료, 초음파치료로 분류된 특허가 대부분을 차지하는 것으로 조사되며, KSIC 산업분류 결과 수의 특허가 (C27112) 전기식 진단 및 요법 기기 제조업에 해당 산업으로 분류되는 것으로 조사되었다.

# 5 의료기기 관련 기업

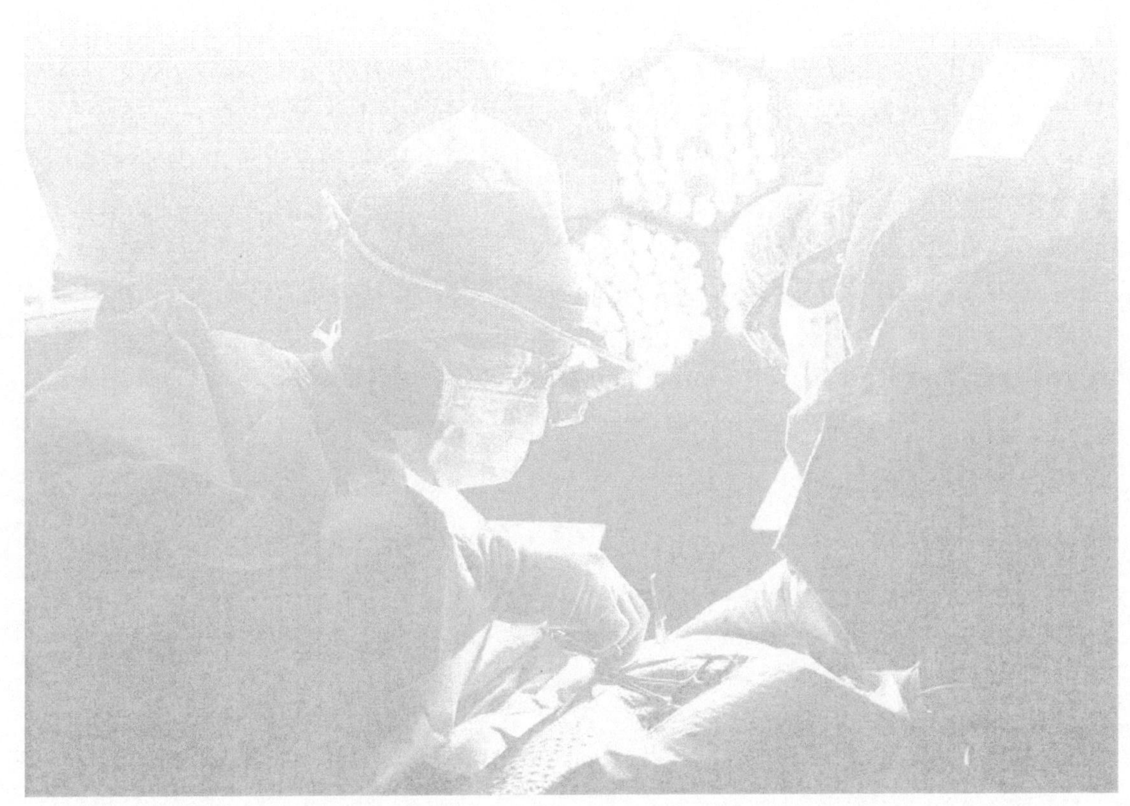

# 5. 의료기기 관련 기업

## 가. 국외기업

### 1) Medtronic

# Medtronic

[그림 143] Medtronic

1949년 설립된 Medtronic(이하 메드트로닉)은 전 세계 150개 이상의 국가에서 심장 및 혈관 질환, 최소 침습 치료, 척추와 뇌 질환, 당뇨치료 등 다양한 분야에서 의료기기, 솔루션 및 서비스를 제공하고 있는 글로벌 1위 의료기기 기업이다.

메드트로닉의 치료 방법 및 요법은 기도 및 폐, 뇌, 소화기 및 위장관, 이비인후인과, 심장 및 혈관, 통증, 척추 및 정형외과, 비뇨기 및 생식기, 당뇨에 이르기까지 다양하다. 이 중 심혈관 치료가 가장 많은 매출액을 달성하고 있으며, 그 뒤를 최소 침습 치료, 재건 치료, 당뇨가 따르고 있다.

의료기기 산업 최강자 메드트로닉이 2020년에 이어 2021년에도 의료기기 업체 매출 1위를 차지했다. 2021년 매출은 2020년 대비 4.2% 증가했다. 2021년 인터섹트 ENT(Intersect ENT)를 11억 달러에 인수하여 ENT 시술 포트폴리오를 강화했다. 이 회사는 공중 보건 당국과 협력하여 의료 교육을 강조하면서 코로나19 선별 및 진단 검사를 제공했다.[40]

---

40) 의료기기 글로벌 최강 '메드트로닉'…매출 300억 달러 돌파/M메디소비자뉴스

## 2) General Electric 헬스케어

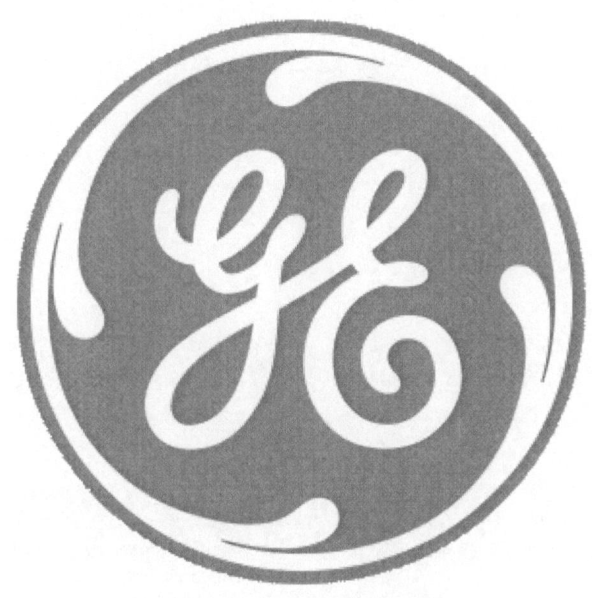

[그림 144] General Electric

  에디슨이 1878년 설립한 전기조명 회사를 모체로 성장한 세계 최대의 글로벌 인프라 기업인 General Electric 헬스케어(이하 GE 헬스케어)는 전력, 항공, 헬스케어, 운송 등의 다양한 분야의 사업을 진행하고 있다. GE헬스케어는 헬스케어 산업 부문에서 연 매출 167억 달러(약 19.6조 원) 규모의 글로벌 선도기업으로, 정밀 의학과 헬스케어 부문의 디지털화를 주도하고 있다.

  과거 GE 헬스케어는 CT검사의 방사선량을 줄이는 IT솔루션 '도즈워치'를 선보였다. 의사가 도즈워치의 안내에 따라 환자의 체형에 맞게 CT검사를 진행하면 낭비되는 방사선량을 줄일 수 있다. 회사 관계자는 "CT 검사 전에 도즈워치를 활용하면 CT검사 시 노출되는 방사선량(2~25미리시버트)을 절반 수준으로 줄일 수 있다"고 말했다.[41]

  최근 GE 헬스케어는 엑스레이 장비 플랫폼에 루닛이 개발한 인공지능(AI) 기반의 보조진단 소프트웨어 '루닛 인사이트(Lunit Insight)'를 탑재한 제품을 선보였다. 이는 의료진의 부담을 줄이고 진단의 정확도를 개선할 수 있는 접근법이다.[42]

  GE헬스케어가 2022년 3월 플로리다 올랜도에서 개최된 HIMSS글로벌 헬스 컨퍼런스& 전시회 2022(HIMSS Global Health Conference & Exhibition)에서 에디슨 디지털 헬스 플랫폼(Edison Digital Health Platform) 도입 계획을 발표했다. 이 디지

---

41) 지멘스·필립스·GE '의료기기 빅3', 진단 정확성 높이고 건강관리 돕는 IT솔루션 경쟁/조선비즈
42) 루닛, GE헬스케어와 파트너십.."GE 장비에 'AI 진단' 탑재"/바이오스펙테이터

털 플랫폼은 벤더에 구애 받지 않고 호스팅이 가능하게 설계되어 다방면에서 데이터를 취합하며 통합형 인공지능(AI) 엔진으로 구동된다. 환자 케어 전반에 특화된 워크플로우, 분석 및 임상 앱을 쉽게 사용할 수 있도록 설계되어 서비스 제공자의 효율성을 개선해 환자를 위한 더 나은 치료를 구현하는데 기여할 것이다.[43]


## 3) 지멘스 헬시니어스

[그림 145] 지멘스 헬시니어스

지멘스 헬시니어스는 독일에 본사를 둔 의료 산업에 첨단기술을 제공하는 세계 최대의 기업으로서 영상의학, 실험진단사업, 의료 IT 부문의 최신 기술개발을 선도하고 있다. 170년 이상의 역사를 가진 지멘스 그룹은 2016년 헬스케어 부문의 이름을 헬시니어스(healthcare+engineer+pioneer)로 변경했다.

지멘스 헬시니어스는 디지털 에코시스템(Digital Ecosystem)을 바탕으로 의료기관과 서비스 솔루션 제공업체들을 위한 디지털 플랫폼을 구축해 다양한 의료서비스를 제공하고 있다. 지멘스 헬시니어스 디지털 에코시스템은 전 세계의 다양한 의료 네트워크의 데이터와 지식을 효과적으로 통합하고 상호 연결함으로써, 데이터 기반 통찰력을 통해 의사결정 기능을 향상시키는 데 도움을 주고 있다.

과거 지멘스 헬시니어스는 컴퓨터가 의사 대신 진단하는 빅데이터 솔루션 '팀플레이'를 선보였다. 이 솔루션은 CT, MRI 등 검사정보를 실시간으로 분석해 환자의 예상 질환을 자동으로 알려준다. 의사가 확진을 내리기 전 의심해볼 수 있는 희귀질환도 안내한다.[44]

지멘스 헬시니어스는 다양한 환자의 신체적 조건과 특징에 맞춰 촬영하는 첨단 기술이 적용된 초음파 장비 및 영상 진단 포트폴리오를 보유하고 있다. 2020년 런칭한 아

---

43) GE헬스케어, 강스템바이오텍, 마크로젠, 세일즈포스 등 소식/메디칼월드뉴스
44) 지멘스·필립스·GE '의료기기 빅3', 진단 정확성 높이고 건강관리 돕는 IT솔루션 경쟁/조선비즈

쿠손 레드우드(ACUSON Redwood)는 차세대 플랫폼을 탑재해 높은 성능의 이미지와 다양한 기능 및 자동화 측정 툴을 보유해 여러 임상과에서 빠르고 쉽게 정밀한 진단이 가능한 제품이다.[45)

지멘스 헬시니어스는 최신 128채널 CT장비 "소마톰 고 탑(SOMATOM go.Top)"의 신규 버전인 'VA40'을 출시했다. 어드마이어(ADMIRE) 반복 재구성법을 통한 최적의 영상 품질 지원, 방사선량 최소화 기술, 인텔리전트 기술을 활용한 검사 과정의 자동화, 모바일 기기 기반 편의성 증대를 특징으로 한다. 이와 더불어 마이이그젬 컴패니언(myExam Companion) 이라는 인텔리전트 스캔(Intelligent Scan) 기능을 탑재하여 수천 건의 스캔 및 프로토콜에 대한 요약된 지식을 기반으로 최적의 패턴을 인식하여 의사결정을 지원한다. 이로써 사용자의 기술적 숙련도에 상관없이 영상획득 과정의 일관성을 제공하고 다양한 조건의 고난이도 환자 검사에서도 최적의 영상 품질을 제공할 수 있다는 큰 장점을 가지고 있다. 지멘스 헬시니어스는 소마톰 고 탑 VA40의 출시로 선도적인 CT 영상 촬영 기술을 한 단계 더 높이게 되었다.[46)

## 나. 국내기업

### 1) 오스템임플란트[47)

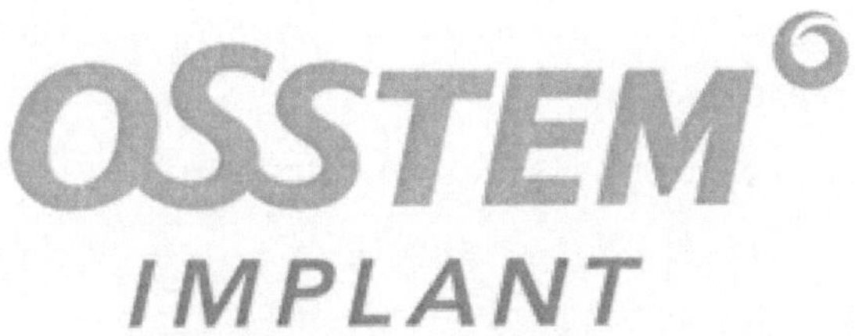


[그림 146] 오스템임플란트

1997년에 설립된 오스템임플란트(주)(이하'동사')는 치과용 임플란트, 유니트체어, CT 등 각종 기자재, 프로그램 및 IT 솔루션, 임플란트 교육(AIC연수) 등 치과에서 필요한 모든 제품과 솔루션, 서비스를 종합적으로 제공하는 치과 토탈 솔루션 전문기업이다.
오스템임플란트의 사업분야는 임플란트 사업을 중심으로 치과 기자재사업, 치과 IT

---

45) 지멘스 헬시니어스·동국생명과학, 초음파 제품 국내 판매 계약 체결/조선비즈
46) 지멘스 헬시니어스, '소마톰 고 탑 VA40 버전' 출시/약업신문
47) 오스템임플란트(048260)/한국IR협의회

사업과 임상교육사업 등 치과 진료수준을 향상할 수 있는 치과 Total Solution을 제공할 수 있도록 구성되어 있다. 오스템임플란트의 대표적인 사업 분야는 임플란트 사업으로 기술과 품질 측면에서 탄탄한 경쟁력을 확보하고 있는 다양한 임플란트 시스템을 보유하고 있으며, 골유착 성능을 향상시키기 위한 초친수성 표면, 약한 골질을 위한 표면기술 등을 개발하고, 임플란트 시술을 안전하고 편리하게 할 수 있는 다양한 기구를 출시하고 있다.

오스템임플란트는 10개의 치과 관련 기술 연구소를 보유하고 20년 이상 축적된 다양한 임상 Case를 바탕으로 지속적인 연구개발을 통해 세계 최고 수준의 표면처리 기술 및 디자인 경쟁력을 갖춘 Fixture를 공급하고 있다.

오스템임플란트가 개발한 세계 최고 수준의 골유착 기술인 SOI 코팅 기술을 적용한 Fixture의 사업화는 제품 경쟁력 향상에 크게 기여할 것으로 예상되어 향후에도 지속적인 임플란트 매출 증가가 기대된다. 또한 세계 치과의료기기 시장에서 가장 높은 성장률을 보이고 있는 디지털 덴티스트리 추세에 부응하여 동사의 10개 치과 관련 연구소를 중심으로 임플란트 이식에 필요한 전 과정을 디지털화하는 디지털 덴티스트리 풀 라인업 구축을 위해 기술개발 및 사업화에 R&D 투자를 강화하고 있다.


오스템임플란트는 임플란트 기술의 핵심인 치료시간의 단축을 위한 생체활성물질을 탑재한 임플란트의 사업화를 통한 매출 증가에 노력하고 있다. 최근 치과재료에 생체활성 물질을 탑재하여 조기 골유착 및 안정성을 높이는 제품에 대한 요구가 증가하고 있어 치과용 바이오임플란트 시스템에 대한 연구가 활발하게 진행 중에 있다.

오스템임플란트는 차별화된 연구개발 역량과 기존의 Fixture 및 표면처리기술 개발 경험을 바탕으로 SOI 표면처리 기술의 개발에 성공하여 제품화를 추진하고 있으며, 향후 시장 선점을 통한 매출 증대에 지대한 기여를 할 것으로 전망된다. 특히, 해당 기술은 약한 골질에도 초기 고정력을 증가시킬 수 있는 임플란트 제품으로 임상에서도 가장 필요로 하는 임플란트의 이상적인 모델로 기대된다.

또한, 오스템임플란트는 임플란트 치료와 관련해 직접 시술에 필요한 기기 및 재료에 대한 연구를 지속적으로 늘려가는 한편, 동사의 뼈과학연구소는 우수한 연구 인력과 전문가 네트워크를 통해 뼈 재생 핵심가치를 창출해 세계시장을 선도할 골이식재 제품군을 지속해서 개발하고 있다.

오스템임플란트는 치과 진료의 패러다임이 디지털 덴티스트리로 변화되고 있는 점에 대응하여 선제적으로 동사의 10개 연구소의 개발성과 및 필요한 제품군의 융합을 통해 디지털플랫폼 기반의 정확하고 용이한 치료시스템인 디지털 덴티스트리 구축을 추진 중에 있다.

오스템임플란트는 디지털 덴티스트리 플랫폼을 통해 임플란트 및 재료에 S/W기능을 통합한 치과 치료를 보편화 할 수 있는 시스템을 제공하는 한편, 치과에서 필요한 On/Off 통합 맞춤형 AIC 교육과 디지털 덴티스트리에 필요한 제품, S/W 구매 기능을 연계함으로써디지털 덴티스트리시장에서 선도기업으로 성장할 것으로 기대된다.

오스템임플란트는 2022년 2분기 연결기준 영업이익이 562억원으로 전년 동기 대비 64.2% 증가했다. 매출은 2654억원으로 지난해 같은 기간에 비해 31.7% 늘었다.

오스템임플란트는 2021년 12월 사내 직원의 2000억원대 횡령 사건이 적발되며 주식 매매 거래가 정지됐다. 거래는 지난 4월 28일 재개됐다. 증권업계는 횡령 관련 비용, 중국 코로나19 록다운(전면 봉쇄) 등으로 2분기 실적 악화를 예상했지만 증권사 평균 예상치(350억원)를 두 배 가까이 웃도는 깜짝 실적을 내며, 3분기 연속 20% 이상 영업익률을 달성했다.

오스템임플란트 측은 2분기 실적 개선 이유에 대해 해외에서의 성장을 꼽았다. 오스템임플란트는 임플란트뿐만 아니라 치과용 유니트 체어(진료대)와 CBCT(Cone Beam CT, 환자를 중심으로 회전해 원뿔 형태로 X선의 빔을 쏘아 영상을 만드는 촬영장비) 등의 영상장비, 골대체재, 치아 미백제 등의 각종 치과재료를 출시해 제조·판매하는 회사다. 현재 미국, 중국, 러시아, 독일, 일본, 인도, 호주, 멕시코 등 전 세계 70개국에 제품을 수출하고 있다.

이와 관련 오스템임플란트는 2022년 6월 치과 의료장비 중 하나인 유니트체어 'K3'를 5년간 이집트 정부에 납품하기로 했다. 수량은 최소 1500대 이상으로 알려졌다. 보통 유니트 체어의 가격은 수 백만원 수준이다.[48]

---

48) '70개국 수출의 힘'…오스템임플란트, 2분기 영업익 '껑충'/블로터

## 2) 디오[49]

DIO

[그림 147] 디오

디오의 전신은 주차설비, 자동화설비, 자동포장기계의 생산과 판매 등을 영위할 목적으로 1988년 1월 설립된 동서기계로, 2000년 2월 디에스아이로 상호를 변경한 뒤, 같은 해 6월 코스닥에 상장했다. 이후 주력 사업의 성장 한계에 따라 2002년 자회사를 설립하여 치과용 임플란트 분야의 사업을 시작하였고, 2005년 치과용 임플란트 사업을 하던 자회사를 영업양수 형태로 합병한 후 2008년 7월 상호를 주식회사 디오로 변경하였다.

디오는 국내 치과용 임플란트 시장에서 후발 주자이나, 치과용 임플란트 시장에 디지털 임플란트 영역을 개척하여 미국, 중국 세계 70여 개국에 수출하는 디지털 임플란트 전문기업으로 성장했다.

디오는 2014년 국내 기업 중 가장 먼저 치과용 디지털 임플란트인 디오나비를 출시하여 국내 누적 25만 이상의 임상 데이터를 확보하고 이를 바탕으로 정밀도 높은 수술 가이드를 제공하고 있다. 치과용 디지털 임플란트는 의사의 숙련도에만 의지했던 일반 치과용 임플란트보다 시술의 용이성, 정확성, 그리고 환자와 의사의 편리성 등에서 경쟁력을 가지고 있다.

디오는 UV 임플란트, 디지털 임플란트 시술 가이드를 중심으로 원데이(1Day) 임플란트 보철을 완성할 수 있는 체어 사이드 솔루션까지 시술자와 환자의 니즈를 충족하고 시장을 선도하는 기술력을 갖추고 있다. 디오가 개발한 디지털 임플란트 시스템은 3D 컴퓨터 시뮬레이션 시술과 최소 절개 시술로 환자의 통증을 최소화하고, 무치악, 발치 후 즉시 식립, 상악동 거상술 등 광범위한 적응증에 적용할 수 있는 범용성을 갖추고 있다.

---

49) 디오/한국IR협의회

디오는 2020년 디지털 보철사업을 신규 사업으로 개시하였고, 2021년 빅데이터와 인공지능 기술의 융합으로 완전히 새롭게 설계된 디지털 보철 솔루션 'DIO Ecosystem'을 공개했다. 구강스캐너, 디오 에코 캐드 소프트웨어(DIO ECO CAD Software), 디오 프로보 Z(DIO PROBO Z, 3D프린터), 디오나비-C&B Z (DIOnavi-C&B Z, 영구 보철용 신소재) 등의 라인업으로 구성된 DIO Ecosystem은 진료 과정의 효율성과 편의성을 극대화했다.[50]

디오는 2022년 5월 미국 내 약 10만개의 치과 거래선을 보유한 대형 유통사와의 공급계약에 이어 세계 1위 기업형 치과(이하 DSO)인 H社와도 제품교육 및 공급 계약을 체결했다. 회사 측은 1500개 치과병원 의사를 대상으로 디지털 임플란트 '디오나비' 교육을 실시하고 제품을 공급하는 것이 골자다. 또한 디오는 이번 계약을 기반으로 올해 내 미국 내 2·3위권 기업형 치과업체와 추가 계약을 성사시키고 3000개 치과 네트워크를 확보할 계획이다.[51]


### 3) 바텍[52]



[그림 148] 바텍

바텍은 계측장비 등의 제조, 판매 등을 목적으로 1992년 4월 4일 설립되었으며, 2006년 9월 29일 코스닥 시장에 상장되었고, 덴탈 이미징(Dental Imaging)[53] 사업을 주력으로 치과용 방사선 촬영장치의 개발, 제조 및 판매를 통합·운영한다. 세계 유일 치과용 엑스레이 영상장비 전문회사인 바텍은 해외법인 17개, 100여개 국가에 글로벌 판매망을 확보하며, 국내 대표기업으로 자리매김했다.

바텍은 치과용 방사선 촬영장치의 개발, 제조 및 판매업을 주요 사업으로 영위하고

---

50) ㈜디오, 빅데이터와 인공지능 기술 융합된 '디지털 보철 솔루션' 런칭/헬스인뉴스
51) 교정·임플란트… 치과 치료도 '디지털' 됩니다/쿠키뉴스
52) 바텍/한국IR협의회
53) 치과용 방사선 촬영장치(Dental Radiology Equipment) 사업을 덴탈 이미징(Dental Imaging) 사업 이라고도 함.

있으며, 주요 제품은 구강외 방사선 촬영장치와 구강내 방사선 촬영장치로 구분된다. 바텍의 구강외 방사선 촬영장치는 2D/2.5D 제품군인 'PaX-i Series'와 3D 제품군인 'Green Series'로 구분되며, 구강내 방사선 촬영장치는 IOX(Intra-Oral X-ray)인 'EzRay'제품군과 IOS(Intra-Oral Sensor)인 'EzSensor Soft', Intra-Oral Scanner 인 'EzScan'이 대표적이다.

바텍은 1994년부터 현재까지 기업부설연구소를 운영중이며, 산학협력을 통한 공동개 발에도 지속적으로 참여하고 있다. 바텍의 대표적인 연구개발 성과로는 파노라마, 세 팔로, CT를 하나의 장비로 결합한 3 in 1 장비, 저선량 고감도 방사선 촬영장치, 벤 더블 구강 센서 등이 있다. 바텍은 관계회사와의 기술협력을 통해 방사선 촬영장치의 핵심부품, 하드웨어, 소프트웨어 등과 관련한 기술 내재화를 이루었다.

바텍의 주요 제품인 치과용 방사선 촬영장치는 과잉치 또는 매복치의 위치파악 및 주변 치아와의 관계평가, 임플란트 식립부위 및 골채취부위 평가, 치주질환에 의한 골 파괴평가 및 골이식 평가, 상악동 질환평가, 악골기형 및 악교정 수술환자평가 등을 목적으로 사용되고 있다.

바텍은 치과용 진단기기인 방사선 촬영장치의 개발, 제조 및 판매업을 주요 사업으 로 영위하고 있다.

바텍은 2002년 국내 최초 디지털 파노라마 'PaX-200'을 출시한 이후 2005년 세계 최초로 3 in 1(파노라마, 세팔로, CT 기능이 결합된 하나의 방사선 촬영장치)를 출시 하여 세계 시장에 진입하였다. 바텍은 이후 저선량 고감도 방사선 촬영장치, 벤더블 구강센서, 의료용 CNT 장비 및 AI 기반의 덴탈 진단용 소프트웨어를 개발하는 등 다 양한 연구개발성과를 이뤄내었다.

바텍의 치과용 방사선 촬영장치는 앞서 언급하였듯 2D, 3D 장비와 구강센서, 구강 스캐너로 구분된다. 바텍의 2D 제품군은 크게 파노라마 제품과, 파노라마-세팔로 결 합형 제품으로 나뉘는데, 파노라마 제품은 치열을 한 눈에 볼 수 있도록 장비로 충 치, 발치 치료와 같은 일반 치과 진료에 사용된다. 바텍의 2D 제품은 가격에 민감한 신흥 시장이나 일반 진료에 수요가 높은 지역에서 판매 비중이 높게 나타난다. 파노 라마- 세팔로 결합형 제품은 파노라마 기능에 교정 치료를 목적으로 얼굴을 측정하는 세팔로 기능이 추가된 제품으로, 국내뿐만 아니라 해외 국가에서도 수요가 높은 것으 로 확인된다.

바텍의 2021년 매출은 전년대비 38.7% 증가한 3,389.8억 원, 영업이익은 전년대비 109.6% 증가한 661.9억 원을 기록했다. 매출·영업이익은 물론 법인세차감전순이익

(747.5억 원)·당기순이익(614.3억 원)까지 모두 역대 최대치를 달성했다. 또 코로나19 이전인 2019년과 비교해 매출·영업이익·당기순이익은 각각 24.8%·54.5%·72.6% 증가했다.

특히 2021년 4분기 매출은 958.3억 원으로 역대 분기 중 최대 실적을 기록했고, 분기 매출 900억 원, 연 매출 3천억 원을 최초로 초과했다.
바텍에 따르면, 주력 상품인 치과용 CT를 비롯해 디지털 2D 파노라마, 구강센서, 탄소나노튜브 기반 엑스레이 발생장치 등 전 품목 매출이 상승한 것으로 나타났다. 수출 비중이 전체 매출의 89.6%, 수출 국가도 100곳이 넘어 글로벌 시장에서의 성장 역시 두드러졌다. 대륙별 매출도 북미(26.0%) 유럽(27.9%) 아시아(한국 제외·25.9%)에 지역 편중 없이 고르게 분포했다.

바텍은 차별화된 고객 서비스 제공이 매출 성장에 주효한 것으로 분석했다. 고객 감동을 목표로 코로나 이전부터 정보통신 기술을 활용해 재고 및 고객서비스 관리체계를 구축한 바텍은 북미와 유럽시장에서 어떤 상황에서도 원하는 시기에 제품과 서비스를 받을 수 있는 유일한 기업으로 인식된다.

바텍은 영상장비와 신사업분야에서 시장지배력을 한층 강화한다는 방침이다. 이를 위해 보급형 CT '바텍에이나인'(VatechA9)과 프리미엄 CT '그린엑스'(GreenX)를 지난해 하반기부터 올해까지 국가별 순차적으로 출시하고 있다. 이는 가격에 민감한 신흥시장은 물론 선진의료시장 틈새수요까지 잡겠다는 전략이다. 강력한 브랜드를 기반으로 지르코니아(치과용 보철소재)와 구강스캐너를 포함해 치과 디지털화를 위한 신제품 개발과 출시를 확대해 나갈 계획이다.[54]

바텍은 세계 최대 의료기기 시장인 미국은 물론, 50년 이상 기업이 즐비한 유럽에서도 높은 점유율을 보이고 있다. 세계 의료기기 시장 중 최대 규모를 자랑하는 미국시장의 경우 치과용 3D CT 분야에서 수 년 동안 1위를 기록하고 있다.

미국시장에서의 인기요인은 방사선 노출량에 예민한 선진 의료시장에 특성에 맞춰 저선량임에도 높은 품질의 엑스레이 촬영 영상 제공, 편리한 소프트웨어(SW) 등이다.

또한 등 아시아권 국가에 매출이 편중된 일부 여타 의료기기 기업과 달리 세계 고른 수출 비중을 보이고 있으며, 한국을 제외한 아시아 매출 25.9%, 북미 매출 26.0%, 유럽 매출이 27.9%을 차지한다.

바텍 관계자는  신흥 시장 중심으로 판매가 급증하고 있는 소형 엑스레이 장비(IOX,

---

54) 바텍, 작년 매출 3천억·영업익 662억 달성/라포르시안

구강센서) 군의 유통 보강과 보증기간 확대 등을 통해 각 시장에서 리더십을 확고하고, 바텍엠시스와 협업해 치아 보철용 소재로 독자 개발한 지르코니아 수출 등 신사업 확산에도 박차를 가할 것이라고 밝혔다.55)


### 4) 제노레이56)

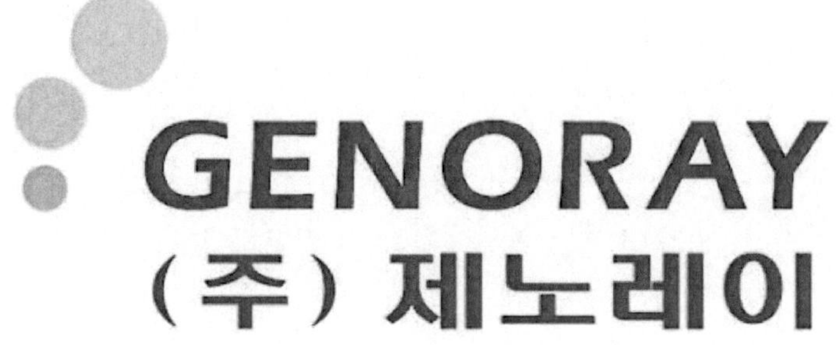

[그림 149] 제노레이

제노레이는 2001년 4월 12일 설립되어, 병원 및 치과와 같은 의료 환경에서 환자를 진단하기 위해 사용하는 각종 X-ray 영상 진단 장비를 연구 개발하고 제조·판매하는 사업을 영위하고 있으며, 2018년 5월 28일자로 코스닥 시장에 상장된 중소벤처기업이다.

제노레이는 자사 원천기술을 기반으로 2002년 국내 최초 'C-arm'제품군을 개발하여 메디컬 산업의 선두주자로 자리매김해 왔으며, 메디컬 점유율 부동의 1위 자리를 차지하고 있다. 또한 오랜 사업 경험을 통해 축적된 역량을 바탕으로 엑스레이 시스템을 내재화하는데 성공하였고, 이의 누적된 기술적 역량을 바탕으로 2013년 덴탈 산업에 진출하여 성공적인 성과를 지속적으로 만들어 가고 있다.

제노레이는 병원(Medical) 용도의 X-ray와 치과(Dental) 용도의 X-ray를 모두 직접 개발하고 제조하여 판매하는 기업으로, 이에 필요한 기술력과 생산 제반 시설 및 판매-영업 네트워크를 모두 자체적으로 보유하고 있다.

제노레이는 의료용 및 치과용 X-ray 장비와 이를 구동시키고 사용하기 위한 사용자 소프트웨어들의 주요 인증들을 각 국가별로 진행하며 취득한 경험과 역량을 보유하고

---

55) [종목voyage] 바텍, 美 치과용 3D CT 분야 기술력 1위 '주목'/프라임경제
56) 제노레이/한국 IR협의회

있으며, 자료 준비 및 실사 절차와 같은 고난이도의 작업은 외부 컨설팅 업체 등에 의존하지 않고 자체 인증전담부서를 통해 인증 업무를 직접 수행하고 있다.

제노레이의 주요 제품 라인업인 C-arm (Fluoroscopy), Mammography, Panoramic & Cephalometric X-ray, 3DCT, Portable X-ray 모두 Full Digital X-ray로 구축되어 있고 또한, 이러한 기기들은 개발 사용자 소프트웨어 및 PACS와 같은 각종 의료용 소프트웨어들과의 연동·호환 기능을 구비하고 있다.
제노레이는 High-end 제품 확대를 통해 시장점유율 및 수익성을 극대화하고 있다. 메디컬 사업의 경우, 2018년에 본격적으로 출시된 프리미엄 C-ARM 제품인 OSCAR Series를 통해 미국, 유럽 등 선진국 중심의 High-end 시장에 진출하고 있다. 또한 고속 3D CT 및 혈관조영 등의 신기술을 적용한 Angiography Machine급 장비를 추가로 개발 중에 있는데 C-ARM 제품이 영상진단 영역에 국한된 것이 아니라 좀더 치료의 영역에까지 조력자로서 기여할 수 있게 될 것이다.

Mammography 또한 3차원의 DBT(Digital Breast Tomosynthesis) 기능을 갖춘 고사양 Mammo 제품 개발을 통해 고부가가치 시장에 신규로 진입할 수 있을 것으로 보인다.

특히 제노레이는 국내에서 메디컬 장비인 C-arm(이동형 엑스레이 투시 촬영장치) 분야 1위로써 입지를 공고히 하고 있으며, 매출액의 70%이상을 수출로 이뤄내어 C-arm분야에서 세계 5위 수준의 시장점유율을 달성했다.

의사뿐만 아니라 환자 입장에서도 편리하게 사용 가능한 시스템들을 적용해 덴탈 장비의 프리미엄화를 진행하고 있으며, 제품력을 인정받아 2021년 말에는 일본 내 글로벌 치과기기 업체인 GC코퍼레이션과 파트너십을 통해 일본 치과용 엑스레이 시장에도 진출했다.

제노레이의 2021년 연간 매출액은 전년대비 20.4% 늘어난 743억원, 영업이익은 34.6% 증가한 150억원을 달성했다. 2021년 4분기 매출액은 전년 동기대비 60.8% 늘어난 259억원, 영업이익은 151.7% 증가한 59억원을 시현하면서 분기 최대 실적을 보여줬다. 아시아가 97억원, EMEA가 81억원으로 전년 동기대비 각각 50%, 115% 고성장하면서 전사 외형확대를 견인했다.[57]

---

57) "제노레이, 매년 꾸준한 실적 성장… 그냥 이뤄지지 않았다"/뉴스투데이

## 5) 뷰웍스58)

# VIEWORKS

[그림 150] 뷰웍스

뷰웍스는 1999년 9월 (주)레이시스라는 사명으로 설립되었으며, 2006년 10월 현재의 명칭인 (주)뷰웍스로 변경하고 X선 의료장비용 디텍터 및 산업용 카메라 제조업체로 엑스레이 디텍터, 산업용 카메라 등 디지털 영상 솔루션을 설계, 개발, 생산한다.

뷰웍스는 주요 원재료인 CCD(광학Sensor), TFT-Pannel, CsI(형광막), 렌즈류 등을 미국과 일본의 주요 거래처에서 구매하여 의료용 카메라(CCD Type DR용 Detector, FP Type DR용 Detector) 및 산업용 카메라를 생산하여 미국, 일본, 중국, 대만, 유럽 등으로 수출 및 국내업체에 판매하고 있다.

뷰웍스는 지난 20여 년 동안 의료 영상 처리, 광학 신호 처리, 이미지 센서 등 다양한 분야의 영상 기술에 대해 연구개발을 진행중으로 세계 최초 AED(Automatic Exposure Detection) 기술 상용화에 성공하고, 하이브리드 TDI(Time Delayed Integration) 센서를 개발하는 등 동사는 차별화된 기술 리더십으로 디지털 디텍터, 산업용 카메라, 바이오 영상 시스템에 적합한 솔루션을 개발, 공급하여 글로벌 시장에서 영상 전문 기업으로 성장하고 있다.

뷰웍스는 2008년 픽셀 시프트 기술을 이용하여 초고해상도 산업용 카메라 출시를 시작으로 2011년 세계 최초로 2억 6천만 화소급 산업용 카메라 개발에 성공하였다. 이는 센서의 물리적 한계를 뛰어넘어 더욱더 높은 해상도를 얻는 기술로 작은 픽셀 하나의 오류까지도 잡아낼 수 있는 동사의 독보적인 기술인바, 열전냉각 기술을 이용한 카메라는 센서의 온도를 주변 온도보다 최대 20도까지 낮춰줘 영상의 품질을 균일하게 유지할 수 있는 기술이다.

또한, 뷰웍스가 세계 최초로 개발한 하이브리드 TDI(Time Delayed Integration) 센서는 CMOS 센서와 CCD 센서의 장점만을 결합한 센서로 업계 최고의 성능을 보이고 있다.

---

58) 뷰웍스/한국IR협의회

뷰웍스는 2021년 독일 렌즈기업 슈나이더와 하이엔드 산업용 렌즈 시리즈 공동 개발을 완료하며 세계 최초 '1억 5200만 화소' 산업용 카메라 출시했다. 대용량·고속 데이터 전송이 가능한 CXP-12 인터페이스를 적용한 다양한 카메라 제품도 출시했으며 기존의 디스플레이 검사 시장에서 영역을 확대해 반도체와 2차 전지 및 키오스크, 물류 산업 등 다양한 신규 사업 분야에 진출할 예정이다.

뷰웍스는 앞으로 부가가치가 높은 동영상 엑스선 디텍터로 사업을 확장해 해당 분야에서 세계 1위 기업이 되기 위해 노력한다는 방침이다. 고해상도 디스플레이 검사 분야에 집중된 기존 산업용 카메라 응용분야를 스포츠, 메타버스 등 다양한 분야로도 확장할 계획이다.

바이오 검사 장비 사업을 확장하기 위해 다양한 투자도 진행하고 있다. 최근 라만 분광기술을 이용한 다양한 질병의 진단 표적 물질을 연구하고 있는 모던밸류의 유상증자에 참여해 지분 17% 확보로 2대 주주가 됐다. 라만 분광기술은 레이저가 시료를 조사되어 발생한 산란광을 분석해 분자의 종류를 알아내는 첨단 기술로 유전자 증폭 과정을 거치지 않고 실시간으로 현장에서 바이러스나 병원균을 검출할 수 있는 시스템이다.[59]

뷰웍스의 2021년 연간 매출액은 1931억원으로 전년 대비 21% 증가했다. 같은 기간 영업이익은 2020년 291억원에서 2021년 348억원으로 20% 늘었다. 엑스레이 디텍터와 산업용 카메라 모두 견조한 성장세를 보이며 성장을 이끌었다. 뷰웍스는 설립된 이후 22년간 단 한번도 마이너스 성장을 기록한적이 없을 뿐만 아니라, 특히 2009년 코스닥 상장 이후에는 연평균 18.4%의 가파른 성장세를 이어가게 됐다.

매출 성장이 높았던 제품은 동영상(치과) 디텍터와 산업용 카메라로 전년 대비 각각 49%, 47% 증가했다. 특히 산업용 카메라는 코로나19로 인한 스크린골프 이용자 수 증가에 따른 골프 시뮬레이터 카메라 매출의 증가로 전년 대비 큰 성장을 이뤘다. 정지영상 디텍터의 경우 전년 대비 6% 증가했는데, 상대적으로 성장 폭이 작았던 건 지난 2020년 정지용 디텍터 매출이 전년 대비 33% 성장한 영향이다.

뷰웍스는 2021년 기준 매출의 73%를 차지하는 의료용 이미지 솔루션(엑스레이 디텍터)은 정지영상 엑스레이 디텍터와 동영상 엑스레이 디텍터 등이 있으며 의료 영상 진단에 사용된다. 나머지 27%는 고성능 초고해상도 카메라 등의 산업용 이미징 솔루션 매출이다.

수출 매출 비중은 76%다. 주요 수출국은 유럽, 북미, 중아시아로 각각 24%, 15%,

---

59) [CEO초대석] 김후식 뷰웍스 대표 "세계 최고 영상솔루션 전문기업 도약"/머니에스

15%의 비중을 차지하고 있다. 뷰웍스는 지난 2008년 산업용 카메라를 출시한 해부터 해외 수출을 시작했고 연평균 17% 성장률을 보이며 꾸준한 성장을 보이고 있다. 업계에 따르면 지난 2020년, 2021년 유럽과 중아시아 매출 성장이 두드러졌는데, 2020년에 출시한 저가형 디텍터의 니즈가 부합했던 것으로 해석된다.[60]

## 6) 레이언스[61]

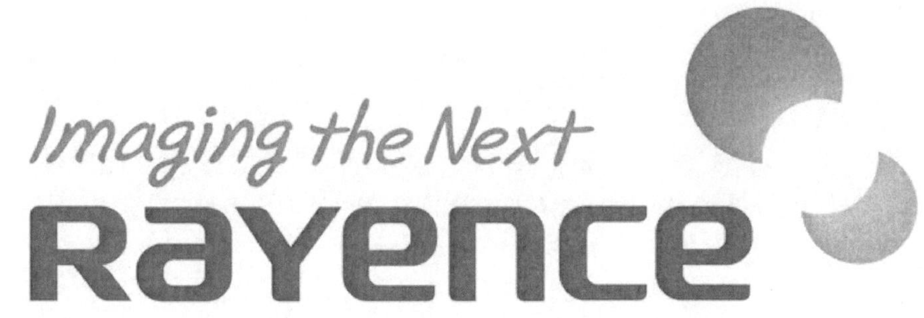

[그림 151] 레이언스

레이언스는 2011년 5월 ㈜바텍의 DR(Digital Radiography) 사업본부가 물적분할하여 설립된 회사로, 2016년 4월 코스닥 시장에 상장되었다. 레이언스는 2012년 ㈜휴먼레이와 합병하여 현재까지 디지털 엑스레이 디텍터(이하 디텍터)의 연구개발, 설계, 제조 및 판매업을 영위하고 있다.

레이언스는 세계 최초로 의료용(치과용 포함), 동물용, 산업용 엑스레이 디텍터 제품의 Full-Line up을 구축하였으며, 핵심기술로 CMOS Wafer 설계기술, TFT 패널 기술개발, 방사선 검출에 사용되는 섬광체의 핵심 증착기술을 보유하고 있다. 또한, 레이언스는 디텍터 제품과 디지털 영상 구현을 위한 소프트웨어 기술도 확보하고 있어, 효과적인 디지털 솔루션을 찾고자 하는 고객의 요구사항을 반영한 맞춤형 디지털 이미지 솔루션 제공이 가능하다.

레이언스는 약 10여 년간 쌓아온 디텍터 설계기술 노하우를 기반으로 오늘날 디지털 엑스레이 디텍터 분야 국내 1위 기업으로 성장하였다. 레이언스의 핵심기술은 TFT 패널 독자개발기술과 CMOS Wafer 설계기술, 섬광체 증착기술이며, 레이언스는 TFT, CMOS 디텍터 그리고 구강센서 기술생산 역량을 모두 확보한 세계 유일 기업

---

60) [스몰캡 V차트] 뷰웍스, 매년 외형 성장…올해도 10% 성장 전망/아이투자
61) 레이언스,/한국IR협의회

이다.

레이언스는 2008년 TFT 디텍터 Xmaru1717을 론칭(당시 (주)바텍의 DR 사업본부)한 이래 의료용 시장뿐만 아니라 동물용, 치과용, 산업용까지 사업을 확장하고 있고, 특히 10x12인치 제품을 활용한 동물용 시장에서는 높은 점유율을 확보하고 있다.

레이언스의 CMOS 디텍터는 치과용 시장에서 구강센서, 벤더블 구강센서를 포함한 엑스레이 디텍터 제품군으로 지속적으로 매출을 확보하고 있다.
또한, 세계 최초로 출시한 유방암 검진용 CMOS 디텍터의 기술력을 인정받아 현재 영상진단기기 전문기업 GE Healthcare에 유방촬영장치용 CMOS 디텍터 제품을 납품하고 있다.

레이언스는 오스트리아 빈에서 개최된 유럽 영상의학회(ECR 2022)에 참가해 '휘어지는 엑스레이 디텍터(Rayence Bending X panel)'를 선보였다. 2015년 세계 최초로 휘어지는 구강용 엑스레이 센서(Intra-oral Sensor)를 출시이후, 이번에 30㎠ 크기의 휘어지는 평판 디텍터 시제품을 선보였다.

디텍터는 엑스레이 의료기기나 산업용 검사 장비에 사용되는 핵심 부품으로 영상을 처리하는 센서 역할을 한다. 신제품은 곡면 촬영에 유리하도록 화상면적이 휘어진다. 평판 디텍터와 비교해 곡면 촬영 시 촬영 횟수 및 왜곡 보정에 걸리는 시간을 최소화한다. 의료용 시스템에 적용할 경우 평판형 디텍터 대비 왜곡이 적다. 산업용 엑스레이 검사 시장에서는 중공업이나 선박 플랜트 등에 많이 사용되는 파이프 곡면 용접부를 검사하는 데 유리하다. 휘어지는 엑스레이 디텍터는 평판 디텍터로 곡면 촬영 시보다 최대 40% 촬영횟수를 줄일 수 있다.[62]

2022년 1분기 매출액이 361억원으로 전년 동기 대비 14.7% 증가했다. 1분기 사상 최대 매출이다. 영업이익은 전년동기보다 1.7% 증가한 61억2000만원, 당기순이익은 21.1% 감소한 50억3000만원으로 집계했다.

치과용 엑스레이·CT 수요 증가에 힘입어 치과용 디텍터 판매가 전년동기 대비 9% 늘었고, 의료용 엑스레이 디텍터 매출도 수출 호조로 전년 동기 대비 25% 성장했다. 주력 분야인 의료·치과용 디텍터 시장에서 고른 성장을 이룬 한편 산업용과 동물용 등 신시장 영역에서 각각 12%, 16%씩 성장해 사업 전분야 매출이 고르게 증가했다.

특히, 모회사인 바텍을 통해서 공급하고 있는 치과용 디텍터의 매출이 크게 늘었다. 전체 매출의 약 45%를 차지하고 있는 치과용 디텍터 매출은 2020년 412억원에서

---

62) 레이언스, 유럽 학회서 휘어지는 엑스레이 디텍터 첫 선/한경닷컴

2021년 611억원으로 48% 증가했다. 업계에 따르면 글로벌 치과용 엑스레이 수요 증가와 연동하여 바텍향 공급 물량이 증가하고 있으며 2022년 바텍이 중국 현지 공장에서 CAPA 확대 모멘텀이 유효해 올해도 기대감이 높다.

레이언스는 1분기 매출 성장 요인으로 국내·북미·유럽 지역의 신규고객 확대를 꼽았다. 찾아가는 고객 서비스와 제품 보증 전략을 강화해 해외 고객 수가 증가했다는 설명이다. 하반기 역시 주도적인 고객 서비스로 북미·유럽 사업을 확대하고, 산업용 시장에서는 글로벌 공급처 확보에 주력할 계획이다. 레이언스 CMOS(상보형 금속산화물 반도체) 디텍터는 고해상도·초고속 강점에 힘입어 산업용 검사장비(AXI) 시장에서 유수의 전자부품 및 배터리 검사장비 기업들이 사용하고 있다. 항공·우주 산업 분야의 고정밀 비파괴 검사 시장에서도 고해상도 CMOS 디텍터의 도입 문의가 이어지고 있어 하반기 신규 고객 확대가 기대된다고 밝혔다.[63]


### 7) 레이[64]

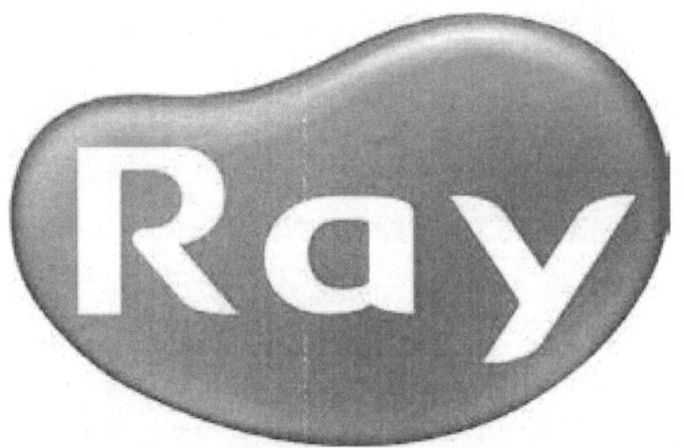

[그림 152] 레이

레이는 2004년 10월 디지털 치과용 치료솔루션 및 진단시스템의 개발과 제조 및 판매를 목적으로 상호명 씨티아이로 설립되었으며, 2007년 1월 레이로의 상호명 변경 등 과정을 거쳐 2019년 8월 코스닥시장에 상장하였다.

레이의 사업은 크게 디지털 치료솔루션 사업과 디지털 진단시스템 사업으로 나눌 수 있다. 디지털 치료솔루션 사업은 치과용 3D스캔, AI기반의 CAD, 3D 프린터 장비 및 생체적합 레진 기술을 통해 투명교정장치, 영구치아 등을 제작하기 위한 솔루션을 제

---

63) 레이언스 1분기 매출 361억, 전년比 15%↑…"1분기 사상 최대"/머니투데이
64) 레이/한국IR협의회

공하는 사업이며, 디지털 진단시스템 사업은 디지털 X-ray, 3D CT, 센서의 개발과 제조가 주요 사업영역이다.

레이의 디지털 치료솔루션 사업은 치과 등 병원에서 임시치아, 보철, 교정, 임플란트 수술 등을 시행하기 위해 필요했던 인상체 획득, 석고 모델 제작 등의 절차를 아날로 그 방식에서 디지털 방식으로 전환하고, 기공소에서의 별도 제작 절차를 생략할 수 있도록 3D스캔, 프린팅, 치과용 CAD 등의 기술을 통합한 기술로, 환자와 의사에게 안전하고 신속한 치과 치료를 할 수 있도록 기술을 제공한다. 이는 진료와 수술에 필 요한 시간을 절감하고, 치아 성형, 양악수술, 교정 등의 복잡하고 정교한 치료도 가능 하도록 한다.

레이는 치과용 CT의 영상재구성 알고리즘 기술을 보유한 대표이사의 전문성과 적극 적인 연구개발 투자를 통해 Micro CT와 덴탈 CT를 이용한 인공치아 제조방법에 관 한 원천기술 등을 확보하였다.

레이는 이러한 원천기술을 응용하여 치과용 X-ray 영상진단시스템을 상용화하였고, 지속적인 업그레이드를 통해 시장 내 품질경쟁력을 갖추어 글로벌 기업으로 성장하였 다. 또한, 치과 치료의 디지털화 트렌드에 대비하여 스캔, CAD, 3D 프린팅 등 분야 에 대한 기술개발 역량을 집중하여, 2017년에는 디지털 치료솔루션 사업을 성공적으 로 론칭하였으며, 2019년 기준 해당 사업부문의 매출은 전체 매출의 58% 수준인 422억을 기록하였다.

레이는 디지털 덴티스트리로서 글로벌 점유율 확대를 위해 중국 및 인도 시장진출, 투명교정장치와 진단, 치료에 필요한 소모성 제품 상용화 등을 수행하였으며, 기술개 발을 통한 영구치아 상용화, 생산시설 증대를 통한 해외시장 수요 대응 등의 전략을 검토하고 있다.

2021년 매출액은 전년 대비 64% 증가한 903억원, 영업이익은 26% 줄어든 34억원 으로 시장기대치 대비 부진했다. 하지만, 해외 디지털 치료솔루션 수요 지속, 구강 스 캐너 신사업 개시, 현재 추진중인 중국 법인인 레이차이나 매출 발생 등에 힘입어 올 해는 큰 폭의 실적 성장할 것으로 보인다.

레이는 현재 70여 국가에 수출하고 있는 수출주도형 기업으로 전체 매출의 90% 이 상이 해외에서 발생하고 있으며, 국국제금융공사(CICC)와 함께 합작법인(JV) 레이 차 이나 설립을 추진하고 있다. 이를 통해 중국에서 치과용 소재·부품 생산업체, 치과 유 통업체 및 치과병원 등을 인수하고, 레이의 장비와 소재를 공급하는 수직 계열화된 종합 덴탈솔루션을 지향하고 있다.

　레이 차이나의 중국 공장 완공이 예정된 2022년 하반기부터 매출 증가 효과가 커질 것으로 기대되며, 레이 매출의 약 30%를 차지하는 중국 시장의 매출 비중은 보다 확대될 것으로 예상된다.[65]

---

65) 레이, 올해 중국 진출 본격화는 추가 성장 엔진"/뉴스투데이

# 06

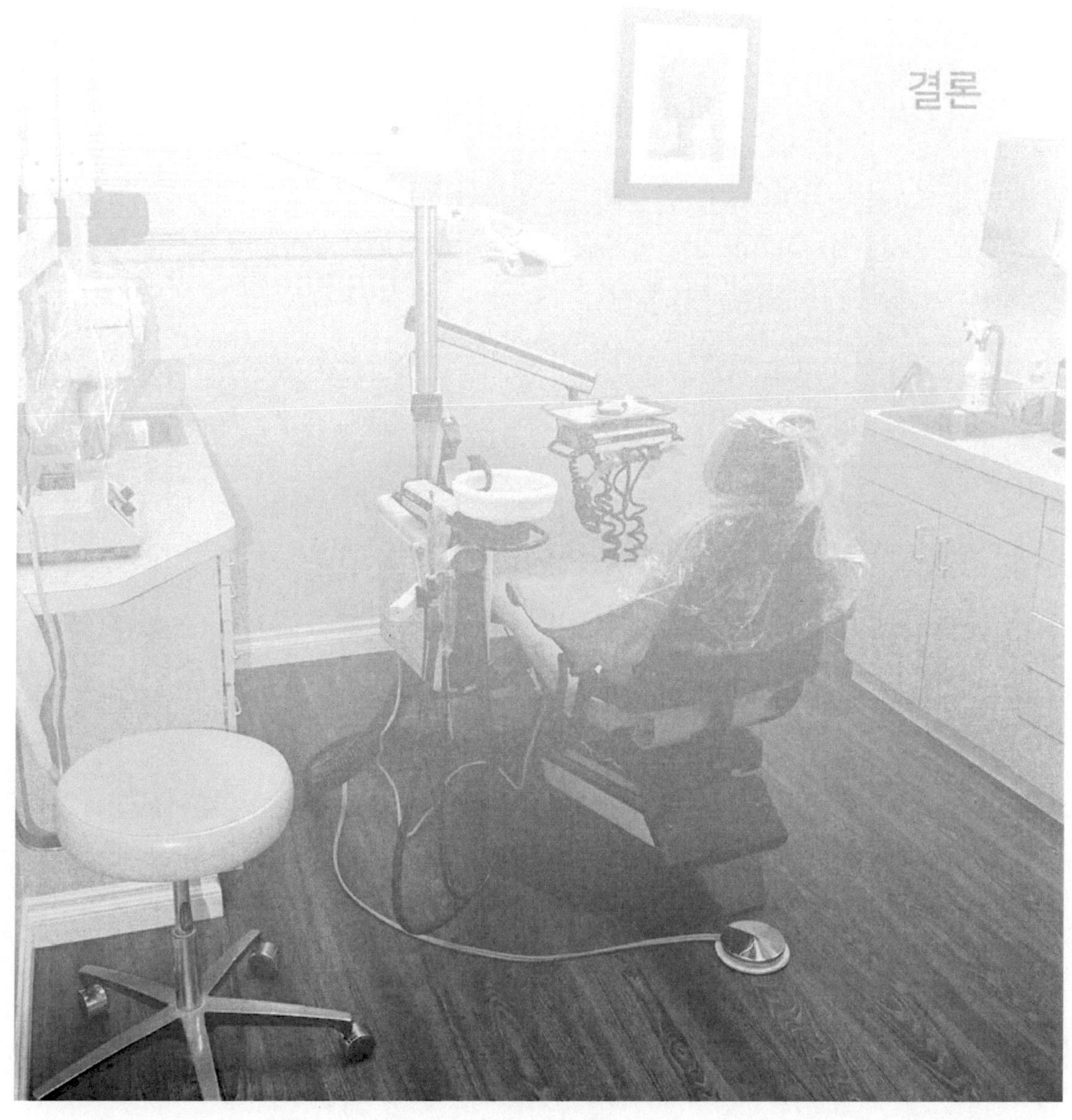

# 6. 결론

  우리나라는 4차산업혁명의 다양한 기술을 겪고 있으며 선두에 나서고 있다. 4차 산업혁명이라는 것은 자동차, AI, 빅데이터 등의 혁신적이며 혁명적인 기술의 발전을 총칭하는 것이며 그것들은 IT발전을 통해 다지털 전화를 이뤄내 우리나라에는 새로운 기회를 제공하였다. 또한 실제와 가상이 통합된 메타기술의 발전은 우리에게 또다른 변화를 예고한다.

  하지만 우리나라 의료기기산업은 아직 걸음마 단계이다. 우리나라 의료기기산업은 80% 이상이 소규모기업 또는 스타트업으로 구성돼 있어 산업생태계가 균형을 이루고 있지 못한다.

  우리 의료기기산업이 당면한 이런 과제를 극복하기 위해 정부와 기업체들 그리고 많은 연구자들이 노력하고 있다. 정부는 4차산업혁명의 유망분야로 의료기기산업을 육성·지원하고 혁신의료기기의 제품화 촉진을 통해 의료기기산업의 경쟁력을 강화하고자 약칭 「의료기기산업법」을 제정했다.

  또한 범부처전주기의료기기연구개발사업단을 설립해 흩어져 있던 의료기기관련 국가연구개발사업을 사업단 중심의 일관된 시스템으로 통합하고, 기술개발에서부터 제품화·임상시험·인허가·사업화·보험등재·해외진출에 이르는 일련의 과정을 전주기로 지원하는 프로세스를 구축했다. 하지만, 의료기기에 대한 부분 중 제조에 대한 부분은 여전히 열악한 상황이다.

  기술은 혁신과 투자 없이는 발전이 불가능하다. 새로운 시장이 시간을 놓치게 되면 결국 축적에 의해 초격차가 완성되는 순간부터는 늘 따라만 가야하는 신세로 전락하게 된다.

  우리나라는 현재 코로나로 인해 전례 없는 새로운 위기와 기회를 맞이하고 있으며 포스트코로나를 대비한 새로운 기회가 열리고 있다. 코로나 시대를 통해 비대면에 대한 요구가 커졌으며 그런 요구 비대면 진료까지 한시적으로 허용되는 환경을 경험했다. 우리는 위기를 기회로 맞이할 준비를 해야 한다.

  우리나라를 이끌 산업으로 키워나가기 위한 골든타임이 지나가고 있다. ICT와 의료의 접목, 디지털 대전환 대랄 넘어 디지털 가속화 시대네 퍼스널랩을 향화 의료진과 의료기기산업계, 정부의 노력이 결실을 맺기를 기대한다.[66]

---

66) "위기를 기회로, 포스트 코로나 시대 준비"/데일리메디

# 07

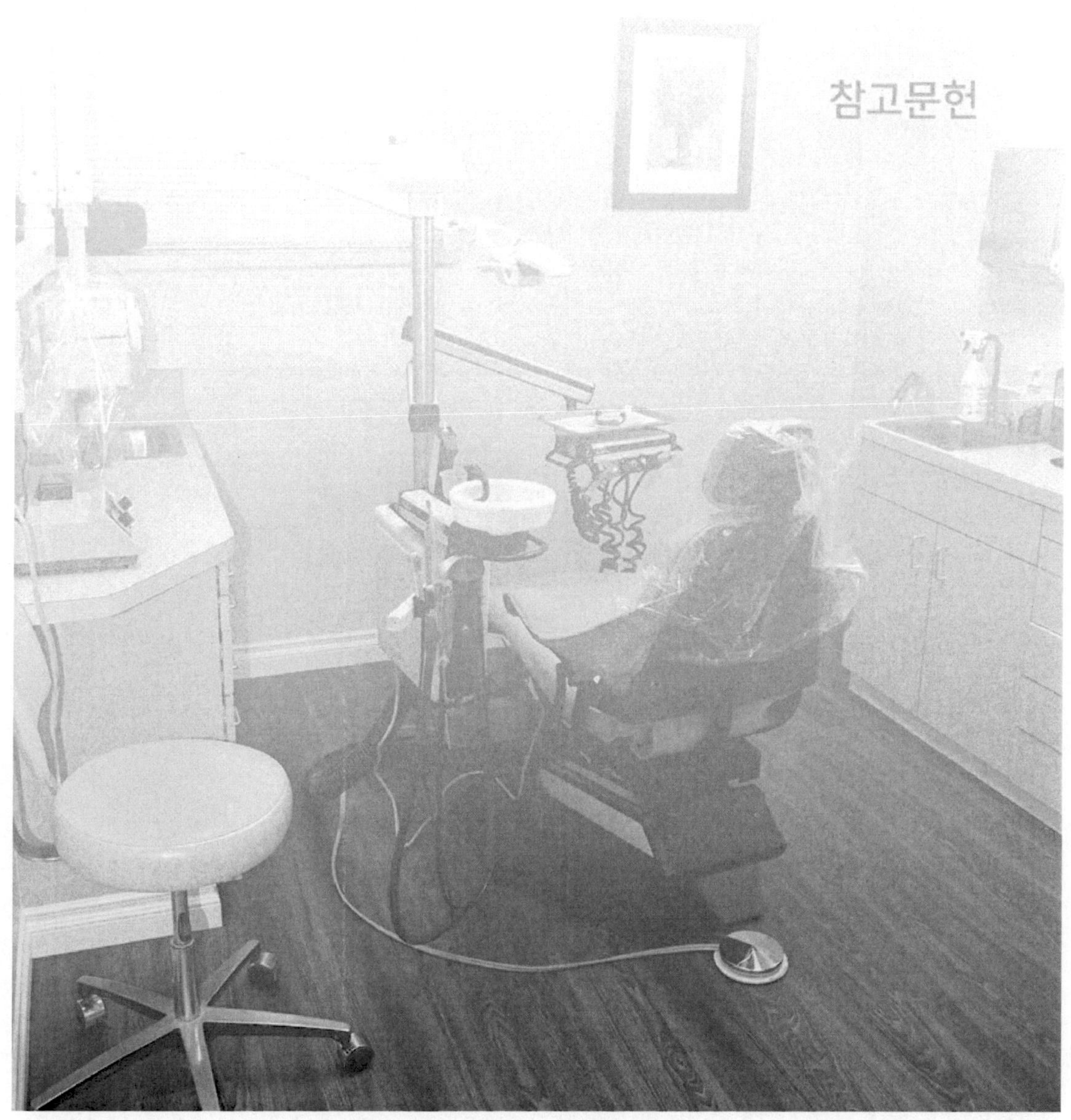

참고문헌

# 7. 참고문헌


1) 2019 의료기기산업 분석 보고서/한국보건산업진흥원
2) 2020 의료기기산업 분석 보고서/한국보건산업진흥원
3) 중소기업 전략기술로드맵 2022-2024, 의료기기
4) 2022년 미국 의료기기 시장 트렌드는?/코트라 해외시장뉴스
5) 2021 의료기기 산업동향 보고서/한국의료기기안전정보원
6) 2021년 일본 의료기기 산업 정보/코트라
7) 2021 의료기기 산업동향 보고서/한국의료기기안전정보원
8) 중국 의료기기 시장현황/코트라 해외시장뉴스
9) 중국 의료기기 시장, 2022년 1조 위안 돌파/팜뉴스
10) 중국,2022년 체외진단 의료기기 시장규모 1,500억 위안 육박/팜뉴스
11) 2021년 말레이시아 의료기기 산업 정보/코트라
12) 2020년 신개발 의료기기 전망 분석 보고서/식품의약품안전평가원
13) 220620 식약처 의료기기 소프트웨어 그 외 사항 사후보고작성자 맹고
14) 글로벌 디지털병리 산업 동향/한국보건산업진흥원
15) 2021 의료기기 산업동향 보고서/한국의료기기안전정보원
16) 글로벌 시장동향보고서 "디지털 치료 시장"/연구개발특구진흥재단
17) 220620 식약처 의료기기 소프트웨어 그 외 사항 사후보고작성자 맹고
18) 3D 프린팅 의료기기 시장/연구개발특구진흥재단
19) "적극적인 '표준화' 조성으로 의료 VR·AR 시장 기반 마련해야"/메디컬투데이
20) 글로벌 시장동향보고서 '의료용 인공지능(AI) 시장'/연구개발특구진흥재단
21) "AI의료기기 시장, 2027년 약 1천억 달러 규모될 것"/약업신문
22) 중소기업 전략기술 로드맵 2022-2024, 의료기기
23) 2020년 신개발 의료기기 전망 분석 보고서/식품의약품안전평가원
24) 2021 의료기기 산업동향 보고서/한국의료기기안전정보원
25) 중소기업 전략기술 로드맵 2022-2024, 의료기기
26) 2021 의료기기 산업동향 보고서/한국의료기기안전정보원
27) 디지털 PCR 테스팅/네이버지식백과
28) 바이오티엔에스, 국내 최초 미세 액체방울 기반 디지털 PCR 출시/매일경제
29) 의료기기 제조분야에서의 3D 프리팅/연구개발특구진흥재단
30) 의료용 3D프린팅 기술 동향/BRIC View 동향리포트, 이동진
31) "바이오 3D프린팅 활용 소이증 환자 귀 재건"/지디넷코리아
32) 3D프린팅 기반 의료·바이오 기술/한국과학기술기획평가원
33) 국내 교수팀 '의료 영상 기반 의료 3D 프린팅 모델링' 국제 표준화 제안 승인/메디컬월드뉴스
34) 2021년 9월 혁신의료기기 연구개발 정보지/한국의료기기안전정보원
35) 의료기기와 인공지능 (Artificial Intelligence)에 대한 규정/한국바이오경제연구센터
36) [전문가 칼럼] 의료 인공지능 어디까지 왔나/W브릿지
37) 글로벌 인공지능 병리 ·영상의료기기 산업 ·제도 동향/한국보건산업진흥원
38) 뷰노·루닛·딥노이드 등 식약처 인공지능 의료기기 허가 받은 110개 품목은/메디게이트뉴스
39) 중소기업 전략기술 로드맵 2022-2024, 의료기기
40) 의료기기 글로벌 최강 '메드트로닉'…매출 300억 달러 돌파/M메디소비자뉴스
41) 지멘스·필립스·GE '의료기기 빅3', 진단 정확성 높이고 건강관리 돕는 IT솔루션 경쟁/조선비즈
42) 루닛, GE헬스케어와 파트너십.."GE 장비에 'AI 진단' 탑재"/바이오스펙테이터
43) GE헬스케어, 강스템바이오텍, 마크로젠, 세일즈포스 등 소식/메디칼월드뉴스

44) 지멘스·필립스·GE '의료기기 빅3', 진단 정확성 높이고 건강관리 돕는 IT솔루션 경쟁/조선비즈

45) 지멘스 헬시니어스·동국생명과학, 초음파 제품 국내 판매 계약 체결/조선비즈

46) 지멘스 헬시니어스, '소마톰 고 탑 VA40 버전' 출시/약업신문

47) 오스템임플란트(048260)/한국IR협의회

48) '70개국 수출의 힘'…오스템임플란트, 2분기 영업익 '껑충'/블로터

49) 디오/한국IR협의회

50) ㈜디오, 빅데이터와 인공지능 기술 융합된 '디지털 보철 솔루션' 런칭/헬스인뉴스

51) 교정·임플란트… 치과 치료도 '디지털' 됩니다/쿠키뉴스

52) 바텍/한국IR협의회

53) 치과용 방사선 촬영장치(Dental Radiology Equipment) 사업을 덴탈 이미징(Dental Imaging) 사업
    이라고도 함.

54) 바텍, 작년 매출 3천억·영업익 662억 달성/라포르시안

55) [종목voyage] 바텍, 美 치과용 3D CT 분야 기술력 1위 '주목'/프라임경제

56) 제노레이/한국 IR협의회

57) "제노레이, 매년 꾸준한 실적 성장… 그냥 이뤄지지 않았다"/뉴스투데이

58) 뷰웍스/한국IR협의회

59) [CEO초대석] 김후식 뷰웍스 대표 "세계 최고 영상솔루션 전문기업 도약"/머니에스

60) [스몰캡 V차트] 뷰웍스, 매년 외형 성장…올해도 10% 성장 전망/아이투자

61) 레이언스,/한국IR협의회

62) 레이언스, 유럽 학회서 휘어지는 엑스레이 디텍터 첫 선/한경닷컴

63) 레이언스 1분기 매출 361억, 전년比 15%↑…"1분기 사상 최대"/머니투데이

64) 레이/한국IR협의회

65) 레이, 올해 중국 진출 본격화는 추가 성장 엔진"/뉴스투데이

66) "위기를 기회로, 포스트 코로나 시대 준비"/데일리메디

**초판 1쇄 인쇄** 2020년 7월 7일
**초판 1쇄 발행** 2020년 8월 1일
**개정판 발행 2022년 8월 29일**

**편저** ㈜비피기술거래
**펴낸곳** 비티타임즈
**발행자번호** 959406
**주소** 전북 전주시 서신동 832번지 4층
**대표전화** 063 277 3557
**팩스** 063 277 3558
**이메일** bpj3558@naver.com
**ISBN** 979-11-6345-376-5(93510)
**가격 66**,000원

이 도서의 국립중앙도서관 출판예정도서목록(CIP)은 서지정보유통지원시스템 홈페이지
(http://seoji.nl.go.kr)와국가자료공동목록시스템(http://www.nl.go.kr/kolisnet)에서  이용하
실 수 있습니다.